やわらかアカデミズム
〈わかる〉シリーズ

# よくわかる
# 看護組織論

久保真人/米本倉基/勝山貴美子/志田京子
[編著]

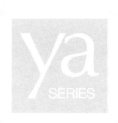

ミネルヴァ書房

# はじめに

■よくわかる看護組織論

　本書は，看護師を目指す学生さんはもとより，すでに看護師として働いている人たちにも役立つ「看護組織論」のスタンダードな教科書となることを目指し編集しています。

　基本構想は，編者の大学院ゼミでの議論から生まれました。そこでは，医療や介護の現場に実際に関わってきた社会人学生も加わり，「サービス職に特有のストレス要因は何か」「サービス職の人事考課のあり方とは」「異なる職種間のコミュニケーションの問題とは」など，具体的，刺激的な議論が日々積み重ねられてきました。現在の「組織論」の体系は，企業組織，公共組織の事例をもとにした知見が集積されたものであり，企業でも行政機関でもない「ヒューマンサービス組織」（ここでは「公共サービスを提供する組織」という狭義の意でこの言葉を用います）に，必ずしも当てはまるとは限りません。様々な議論を重ねながら，何が共通で，何を新たに加える必要があるのか，について，わかりやすくまとめられている書籍がほとんどなく，「ヒューマンサービス組織」に焦点を当てた「組織論」のテキストの必要性を痛感しました。

　そこでまず，現在大学の看護組織分野で教鞭をとる米本倉基先生（藤田保健衛生大学教授）に声をかけ，これまでにない「看護組織論の入門書」の構想をスタートさせました。読者対象の中心となる学生さんや看護の現場で働いている方々の視点に立ち，適切な切り口となるよう，構想を進める中で看護の現場にも精通している勝山貴美子先生（横浜市立大学教授），志田京子先生（大阪府立大学教授）にも編者として加わっていただきました。お二人からは「学生には，実用に供する知識だけではなく，専門分野にとらわれない教養としての組織論もきちんとあわせて学んでもらいたい」との意見をいただき，「看護の現場に即した，かつ組織論の基本的事項を網羅したテキスト」という基本構想が決まりました。

　上記の構想を実現するため，本書は，組織論の基本事項と看護組織の特徴をバラバラに提示するのではなく，この「やわらかアカデミズム」シリーズの特徴である側注部分において，丁寧に重要語句などを解説し，さらにクロスリファレンスを用いて，関連あるテーマを相互に結びつけ，全体を俯瞰できる構成にしています。最初から通読して体系的に理解を進めることができ，また同

時に，用語辞典的に使用することも可能な構成であり，自学自習をする人にも極めて利用しやすい形式となっています。

　こうして，看護組織のトピックスと組織論の基本概念を結び，理解することで，読者の皆さんは，看護組織の特徴を，既存の組織論のどの理論で説明できるのか，既存の枠組みと対応させながら学ぶことができます。また本書で基本をしっかりと理解した次のステップとして，さらに組織論の専門書などに当たることで，看護組織の現状の問題点を認識し，その解決策の検討にまで，学習・研究を進めることもできるでしょう。

　本書が，看護師養成課程の学生の皆さんはじめ，現場組織で活躍されている方々にとって，看護組織を正しく理解するための一助となること，そして，組織論やその関連領域への興味の橋渡しになれば，編者たちにとって望外の喜びです。

2017年3月

編者を代表して　久保真人

# もくじ

■よくわかる看護組織論

はじめに

## 第1部　組織論と看護

### I　組織論の基礎

1　組織とは …………………… 2

2　組織の構造 ………………… 4

3　組織デザイン(1)：組織の基本形 … 6

　コラム1　組織は戦略に従う：フォード vs. ゼネラル・モーターズ … 8

4　組織デザイン(2)：不確実性への対応 ………………………… 10

5　組織文化 ………………… 12

　コラム2　イノベーションのジレンマ ………………………… 14

6　組織の境界線 …………… 16

7　ヒューマンサービス組織 ……… 18

### II　看護組織の基礎

1　看護組織の変遷 ………… 20

2　病院組織 ………………… 22

3　病院と専門資格 ………… 24

4　保健医療機関 …………… 26

5　看護職が働く場 ………… 28

6　在宅医療と看護 ………… 30

7　看護行政組織 …………… 32

8　職能団体 ………………… 34

9　看護組織と関連法規 …… 36

10　保健医療福祉の変化と看護 …… 38

　コラム3　メディカルツーリズムと看護 ………………………… 40

## 第2部　個人レベルの組織論

### III　モチベーション

1　科学的管理法から人間関係論 … 44

2　モチベーションの内容理論 …… 46

3　ハーズバーグの2要因説 ……… 48

4　期待理論 ………………… 50

5　職務設計 ………………… 52

6　ワークエンゲージメント ……… 54

## Ⅳ プロフェッション

1. プロフェッションとは ……… 56
2. スペシャリストとジェネラリスト ……………………… 58
3. 専門職としての看護 ………… 60
4. 養成教育の変遷 ……………… 62
5. 臨床倫理と看護倫理 ………… 64
6. プロフェッション組織 ……… 66

## Ⅴ 看護師のキャリア

1. キャリアとは ………………… 68
2. キャリア・アンカー ………… 70
3. キャリア・サバイバル ……… 72
4. キャリア開発 ………………… 74

   コラム4　キャリアはたまたまつくられる：Planned Happenstsnce ……………………… 76

5. 看護継続教育 ………………… 78
6. 認定看護師・専門看護師・認定看護管理者・特定行為に係る看護師の研修修了生 ……………… 80
7. OJT …………………………… 82
8. プリセプターシップ ………… 84
9. メンターシップとコーチング … 86
10. クリニカルラダー …………… 88
11. コンピテンシーマネジメント … 90
12. 看護師のアントレプレナー …… 92

## Ⅵ ストレスマネジメント

1. ストレスとは ………………… 94
2. 心理学的アプローチ ………… 96
3. コーピング …………………… 98
4. ソーシャルサポート ………… 100
5. バーンアウト ………………… 102
6. 惨事ストレス ………………… 104
7. マインドフルネス …………… 106
8. リテンション・マネジメント … 108

# 第3部　集団レベルの組織論

## Ⅶ リーダーシップ

1. リーダーシップとは ………… 112
2. リーダーシップの理論(1)：2要因説 ……………………… 114
3. リーダーシップの理論(2)：状況適合理論 ……………………… 116
4. 変革的リーダーシップとサーバントリーダーシップ ………… 118
5. シェアド・リーダーシップ …… 120

| 6 エンパワーメント …………… 122
| 7 フォロアーシップ …………… 124

## VIII 人事制度

1 採用と配属 …………………… 126
2 人材アセスメント …………… 128
3 人事考課制度 ………………… 130
4 賃金制度 ……………………… 132
5 目標管理制度 ………………… 134
6 ワークライフバランス支援 … 136
7 ダイバーシティ ……………… 138
　コラム5　ビュートゾルフ ……… 140

## IX 医療・看護サービスの質保証

1 医療・看護サービスの質とは何か …………………………………… 142
2 ドナベディアンの質保障 …… 144
3 第三者医療機能評価 ………… 146
4 看護の質評価 ………………… 148
5 クリニカル・インディケーター …………………………………… 150
6 ガイドライン ………………… 152

## X チーム医療と多職種連携

1 チームビルディング ………… 154
2 多職種連携・チーム医療 …… 156
3 専門職連携実践と専門職連携教育 …………………………………… 158
4 地域連携クリニカルパス …… 160
5 アプリシエイティブ・インクワイアリー（AI） ………………… 162
6 フィッシュ（FISH） ………… 164
7 医療とコミュニケーション … 166

## 第4部　経営管理

## XI 病院経営

1 医療提供システム …………… 170
2 医療保険制度 ………………… 172
3 診療報酬制度 ………………… 174
4 重症度，医療・看護必要度 … 176
5 DPC（診断群分類） ………… 178
6 ガバナンス …………………… 180
7 経営戦略 ……………………… 182
8 財務・会計 …………………… 184
9 医療情報管理 ………………… 186
10 SWOT分析 ………………… 188
11 バランス・スコアカード …… 190
12 TQC活動 …………………… 192

13 ISOマネジメント・システム … 194
14 患者経験価値（PX）……… 196
15 医療勤務環境改善マネジメントシステム ……………… 198

 コラム6 看護分野の質的研究 …… 200

## XII 経営課題

1 医療情報の電子化 ……… 202
2 クリニカルパス ………… 204
3 病床機能報告制度 ……… 206
4 地域医療連携と地域包括ケアシステム ……………… 208
5 在宅看護 ………………… 210
6 看護職員需給見通し ……… 212

 コラム7 看護・介護とロボット … 214

## XIII 看護と法

1 保健師助産師看護師法，看護師等の人材の確保に関する法律 …… 216
2 各種衛生法規 …………… 218
3 労働基準法，労働契約法 …… 220
4 労使関係 ………………… 222
5 医療介護総合確保推進法 …… 224
6 個人情報保護法 ………… 226

## 第5部　リスクマネジメント

### XIV 看護現場のハザード

1 ハザードとは …………… 230
2 ハザード知覚の特徴 ……… 232
3 有害事象とハザード ……… 234
4 患者要因によるハザード …… 236
5 組織のハザード ………… 238

### XV リスクマネジメント

1 医療事故 ………………… 240
2 インシデント・アクシデント報告の活用 ………………… 242
3 医療安全教育と学習支援 …… 244
4 組織的対策：各種委員会，リスクマネジャー ……………… 246
5 医療事故調査制度 ……… 248
6 メディエーション ……… 250

さくいん ……………………… 252

# 第1部 組織論と看護

## guidance

　学校，職場，地域など，私たちを取りまく社会は，同時に様々な組織から構成されている。組織論とは，このような組織を対象として，そのシステムあるいはシステムを運用するための手法について学ぶ学問である。第1章では，「組織とは何か」，組織の定義から始まり，官僚制の考え方，組織デザインの手法，組織文化，そして，組織と組織の関係など，組織を理解するための基礎知識がまとめられている。

　しかし，学校組織と企業組織では，その目的や運用の仕方が異なるように，組織により共通する部分もあるが，異なる部分もある。そこで，第2章では，本書が対象とする看護に関わる組織，具体的にいえば，病院組織，保健医療機関や行政組織，職能団体など，看護師を目指す人がこれから関わる組織について，その特徴がまとめられている。本書全体の構成でもあるが，教養としての組織論とより実践的な知識体系とを併記することで，組織論という枠組みの中で，看護組織を理解してもらえるよう配慮されている。

## I 組織論の基礎

# 組織とは

### ▶組織
組織（organization）と集団（group）の違いは明確ではない。筆者が学生時代に学んだ社会心理学の分野では，集団という概念が好んで用いられている。もちろん「好み」だけの問題ではないが，「集団圧力」，「集団思考」といった社会心理学の研究テーマでは，メンバーが face to face で接する関係，規模の状況を想定して議論されている場合が多い。これに対して，一般に組織という場合は，部門や支店などに分散し，普段は直接接することのない（それゆえ一定のルールが存在する）メンバーの集まりを指す。

### ▶バーナード（Bernard, C. I., 1886-1961）
ベル電話会社の社長であり，政府機関の仕事も行ったバーナードは，すぐれた実務家だった。経験に裏打ちされた彼の著作 The function of executive（邦題『経営者の役割』）は，経営学の古典的著作として有名である。

### ▶1 戦略の策定：本文で取り上げたファーストリテイリングは，後発企業でありながら，短期間に業界最大手に上り詰めた。流行の影響を受けやすいアパレル

### 1 組織の定義

企業，役所，学校，NPO，サークルなど，私たちの身のまわりには様々な組織がある。これらの組織一つひとつを見れば，営利か非営利か，明確な上下関係があるかないかなど，その目的やメンバー同士の関係性などに大きな違いがある。ただ，これらを一括して「組織」と呼ぶからには，違いを越えた「組織」としての共通点が認められるはずである。この共通点が組織の定義となる。

組織の定義として最もよく引用されるのは，バーナードの「2人以上の人々の意識的に調整された諸活動，諸力の体系」という一節である。組織とは，目的（「意識的に調整された」）に向けて，メンバーの協働を促し（「2人以上の人々の体系」），効果的な行動を引き出す（「諸活動，諸力」）仕組みであることが，簡潔な一文で表現されている。この「共有された目的」「組織デザイン（協働の仕組み）」，そして，メンバーの「モチベーション」が，組織が機能するための3つの要素である。例えば，企業とサークルという目的も規模もまったく違う組織であっても，明確な目的を設定し，その実現に向けたメンバーのモチベーションと個々の活動を目標につなげるための仕組みが大切なことに変わりはない。

### 2 組織の目的

近年，web 上に開設されている組織の HP を見れば，目的，理念，ミッションなどといったタイトルのもと，当該組織の目指す目的が述べられていることが多い。例えば，ユニクロや GU というブランドを擁するファーストリテイリングの HP（http://www.fastretailing.com/jp/）では，「服を変え，常識を変え，世界を変えていく」という目標が掲げられている。また，筆者の勤務先に近い京都第二赤十字病院の HP（http://www.kyoto2.jrc.or.jp/）では，「歩み入る人にやすらぎを，帰りゆく人に幸せを」という理念が語られている。

「業界トップを目指す」というようなわかりやすい目標を掲げる企業もないわけではないが，おおむね，組織の目的や理念には抽象度の高いものが多い。この意味で，目的や理念が組織の方向性を決める指針として機能するためには，目的を掲げるだけでなく，組織のメンバーが，目的を理解し，共有できるよう，

目的を達成するための具体的な行動プラン（組織戦略）が併せて示される必要がある。

　具体的な戦略がなく，メンバー間で共有されることもない，いわゆる「絵に描いた餅」となっている場合，目的は形骸化し，組織はその方向を見失ってしまう。日本屈指の食品メーカーであった雪印乳業が，2000年に起こした集団食中毒事件は，1万4780人という被害者の数だけでなく，幼い子どもたちが口にする（それゆえ安全でなければならない）乳製品メーカーの不祥事ということで大きく報道された。当時，雪印が掲げていた組織理念は「生命の輝きを尊重し，人々の健康づくりを通じて，味わい豊かな生活といきいきとした未来を築く」というものであった。しかし，安全よりも効率を重視する生産体制，不利な事実を隠蔽しようとする上層部の対応など，事件の捜査を通じて明らかとなっていった事実は，掲げられた理念とメンバーの意識との間に大きな乖離があったことを物語っている。

## ３　組織デザインとモチベーション

　組織の目標がメンバー間で共有され，その実現に向けた道筋が示されていたとしても，どう協働すればよいのか，そのための仕組みがなければ前に進むことができない。単純作業であれば，個人が一人で全工程を担うこともできるが，必要とされる知識や技術が複雑化するほど，個人がその全てを習得することは難しくなる。例えば，病院という組織を運営していくためには，医師，看護師，理学療法士，あるいは情報技術者など，関連する分野の専門職者による協働の仕組みが必要である。医師が何人必要か，誰が看護師の配置とシフトを決めるのか，診察をスムーズに進めていくための流れは……など，専門職者の職務とその調整，すなわち分業と統合のシステムが必要となる。このシステムづくりを**組織デザイン**と呼ぶ。

　さらに，組織の目標が定まり，そのための最適な組織がデザインされていたとしても，メンバーに割り当てられた仕事をする意欲がなければ，目標の実現はおぼつかない。**モチベーション**の問題である。本来，メンバーが組織に参加する目的は，生活の安定や社会参加など様々であるが，それらは，組織が目的として掲げるものと異なるのが普通である。したがって，両者を繋ぐための工夫が必要となってくる。例えば，個人の成果に基づいて給与や昇進等の処遇を決定するルールは，組織の目的への貢献と個人の目標（給与，社会的評価）とを関連づけ，モチベーションを高める手法の１つである。

　共有される目的があり，その実現のために必要な協働の仕組みがあり，目的達成に向けた高いモチベーションがあれば，企業組織，行政組織を問わず，組織の生産性は高まるのである。

（久保真人）

業界では，従来，在庫を抱えることを前提に価格設定が行われていた（消費者は在庫処分される衣服の分も上乗せされた代金を支払っていた）。ファーストリテイリングは，企画から生産，小売までを一貫して自社で行うことで，企画から衣服が店頭に並ぶまでの時間を大幅に短縮し，在庫を抱えることなく売り切るシステムを確立した。「安かろう悪かろう」というアパレル業界の常識を覆し，安くて良質な衣服を提供することで，大成功をおさめたのである。現在は，ユニクロブランドの世界展開への取組みを続けている。まさに「服を変え，常識を変え，世界を変えていく」ための戦略を行ってきたといえる。

▶２　雪印食中毒事件：2000年６月27日雪印の品質保証センターに雪印製品（低脂肪乳）が原因と思われる食中毒の連絡が入るが，雪印は何の対策もとらなかった。大阪市保険局からの要請を受け，29日に自主回収を始めたが，雪印からの情報開示はなく，大阪市の29日夕方の会見で，消費者ははじめて食中毒の事実を知らされる。発症者の大部分は，一報が寄せられてから大阪市の会見までの空白の２日間以降に集中しており，ずさんな衛生管理とともに人災ともいえる不誠実な雪印の対応に批判が集中した。

▶組織デザイン
⇨ Ⅰ-3「組織デザイン(1)」

▶モチベーション
⇨ 第Ⅲ章「モチベーション」

# I　組織論の基礎

# 組織の構造

## 1 官僚制組織

　組織の構造といえば，どのような形を思い浮かべるであろうか。おそらく，ピラミッドのような三角形，組織の**最高経営責任者**を頂点とした上意下達の階層構造を思い浮かべる人が多いのではないだろうか。これが，官僚制と呼ばれる組織の典型的な形である。「官僚制（bureaucracy）」という言葉は，日常的には非能率で融通のきかない組織の代名詞として使われることが多いが，本来の官僚制とは，近代社会の優れた組織の理念型として，**ウェーバー**により命名された概念である。ウェーバーによれば，官僚制には以下の6つの特徴がある。

①規則により職務上の義務と権限の範囲が決められている。
②組織の階層にしたがって上位者から下位者への命令の方向性が定められている。
③職務は書類（文章）に基づいて（定められた手順で）遂行される。
④職務を遂行する上で専門的な訓練が必要である。
⑤職務は専従者（フルタイム労働者）により遂行される。
⑥職務は明確で漏れのない規則を習得した者が遂行する。

　官僚制の原則を一言でいえば，経営者をはじめ組織に関わる人たちの情実を廃し，合理的で安定した意思決定ができることを目指したものである。メンバーの思いつきで日々の業務が行われていたり，命令系統が不明瞭で組織の統制がとれなかったり，職務を遂行する能力のない者が職務担当者だったりした場合，目的の達成はおろか，組織は存続することさえできない。仲間内で運営されている組織なら「阿吽（あうん）の呼吸」で通じることもあるかもしれない。しかし，大規模な組織を合理的に運営するためには，人間的な要素をできるだけ排除した官僚制の仕組みが必要なのである。

## 2 官僚制の逆機能

　職務の手順を示す規則がなく，適性にかかわらず職務担当者になることができ，上司や部下といった階層もない。まわりを見渡しても，そんな組織を発見することは難しい。また，先の6つの原則を読んで，自分の組織に当てはまるものは何一つないと思う読者は皆無であろう。つまり，現代の組織はみな官僚制の原則にしたがって運営されているのである。しかし同時に，官僚制は合理

---

▷**最高経営責任者**
米国では CEO（Chief Executive Officer）と呼ばれている。会社で全ての業務を統括する経営上のトップを指す。日本では，代表取締役社長，取締役会長といった肩書きをもつ役員が，これに当たる。

▷**ウェーバー**（Weber, M., 1864-1920）
ドイツの社会学者，経済学者。最も有名な著作である"Die protestantische Ethik und der 'Geist' des Kapitalismus"（邦題『プロテスタンティズムの倫理と資本主義の精神』）は，大著 Gesammelte Aufsätze zur Religionssoziologie（邦題『宗教社会学論集』）の一部で，西欧資本主義の発展をプロテスタンティズムとの関連から論じたものである。後の研究者に多大な影響を与えた社会科学の"巨人"の一人である。

▷1　官僚制のもつリスク：ウェーバーは，近代社会が進んでいる合理化の方向，そしてその象徴的存在である官僚制について，歴史的必然と肯定しながらも，「その中で生きねばならぬ変革しがたい鉄の檻」

的であるがゆえのデメリットも内包している。

マートン（Merton, R. K.）は，官僚制の根幹である規則の遵守が，組織の運営に負の影響をもたらす「官僚制の逆機能（disfunction of bureaucracy）」の問題を指摘した。官僚制組織では，あらかじめ定められた規則を守ることで，整然とした分業体制が維持されているが，反面，組織の目的を達成するための手段でしかなかった規則が強調されすぎると，規則を守ることが目的化してしまう現象（目標の転移）が目立つようになる。さらに，組織を取りまく環境が変化しているにも関わらず，固定化された規則や職務の手順に習熟するあまり，問題の解決とはほど遠い硬直的な対応に終始してしまう傾向（訓練された無能）や，組織に適応するために身につけた，外の世界とは異なる内向きの価値観に必要以上に順応してしまう傾向（同調過剰），そして，顧客の個別的なニーズを無視して，ルーティン化した手順にしたがって物事を処理しようとする傾向（人間関係の非人格化）など，官僚制組織が，その合理性を追求する過程で引き起こす弊害が指摘されている。

## 3　機械的組織と有機的組織

バーンズ（Burns, T.）とストーカー（Stalker, G. M.）は，20社に及ぶ企業の事例研究から，組織を取りまく環境と組織構造との関連性を論じている。彼らの議論によれば，組織を取りまく環境が安定している場合，階層にしたがった上意下達の命令系統をもち，個々の職務は規則により明確に規定されている組織（機械的組織）が有効である。逆に，技術の進歩が早く，市場ニーズが刻々と変化する不安定な環境のもとでは，厳格な規則により統制された組織の能率は低下しやすく，メンバー間が階層にかかわらず柔軟なネットワークでつながる自由度の高い組織（有機的組織）の方が適合しやすくなる。

ここで論じられている機械的組織，有機的組織という概念は，具体的な組織の形を指すというよりも，この2つを両極とする軸に，実際の組織を位置づける理念的なモデルであるといえよう。機械的組織が，厳格な官僚性組織のイメージに近く，これに「ヨコのコミュニケーション」などの要素を加え，個々のメンバーの裁量の幅を広げていけば，有機的組織の極に近づいていくのである。さらに言えば，幾重にも重なる階層を簡略化し，標準化された規則と個人の創意工夫とのバランスを見直していくことは，とりもなおさず「脱官僚制組織」に向けた改革であるといえよう。

バーンズらの議論についていえば，環境と組織構造の適合関係を問題としているだけで，2つの組織構造の優劣を論じているわけではない。しかし，近年，技術革新のペースが速まり，市場ニーズが多様化している中で，従来型の官僚制組織を維持することの弊害が，そのメリットを上まわりつつあることは想像に難くない。

（久保真人）

（マックス・ウェーバー／大塚久雄訳『プロテスタンティズムの倫理と資本主義の精神』51頁），この「鉄の檻」が最後に生み出す者は「精神のない専門人，心情のない享楽人」（前掲書，366頁）であるとの悲観的な見解を述べている。

▷2　古典的経営管理論：ウェーバーの官僚制の議論は理念的な議論が中心で，実際に組織を運営するための原則については言及されていない。組織の経営管理の具体的な原則については，経営者であり研究者でもあったファヨール（Fayol, H.）など後の研究者によってまとめられている。主要なものとしては，「メンバーはただ一人の上司から命令を受ける」とする命令一元化の原則，「一人の上司が監督できる部下の数には限りがある」とする統制の原則，そして，「定型化された業務を部下に委ね，上司は例外事象について意思決定を行う」とする例外の原則などがある。

▷3　⇒ I-4「組織デザイン(2)」

第1部　組織論と看護

Ⅰ　組織論の基礎

# 組織デザイン(1)：組織の基本形

## 1 機能別（職能制）組織

　分業と統合のシステムをどう設計するか，組織デザインの解は，組織の目的や組織を取りまく環境などにより異なる。企業組織の変遷を研究した**チャンドラー**の言葉を借りれば，「組織構造は戦略に従う」のである。この意味で，組織の数だけ組織デザインの解があるといえるが，現実の組織の形を理解する上で，機能別（職能制）組織と事業部制組織の2つの基本形を知っておくことが重要である。

　機能別組織とは，専門能力（職能）により分業された組織形態である。**図Ⅰ-1**に製造業の機能別組織の例を示した。この組織は，新しい製品を研究，開発する研究開発職，製品を製造する製造技術職，そして，できあがった製品を販売する営業職といった専門能力毎に組織を分割している。もちろん，図Ⅰ-1は，かなり簡略化した組織図であり，実際の組織では，製品を作って販売する主要業務部門（ライン部門）以外にも，資金調達や資産運用などを職務とする財務部，業務のリーガルチェックなどを職務とする法務部など，主要業務をサポートする部門（スタッフ部門）が設けられているのが普通である。

　機能別に組織をデザインするメリットはいくつかある。最大のメリットは，同じ専門技能をもった人同士が集まることで，専門的な知識や技能の交換，蓄積が行われやすい環境が整えられることである。この意味で，個々のメンバーの専門技能が競争力の源泉となる組織では，機能別組織をベースに組織がデザインされる傾向にある。

　また，機能別組織は，専門能力毎に分業された職務が束ねられて，はじめて職務が完結する。例えば，診療部だけ，看護部だけでは組織の目的を果たすことはできない。各機能を束ねる役割を果たすのが，図Ⅰ-1でいえば，最高経営責任者などの経営者であり，ここに意思決定の権限が集中しやすい。経営者の判断が的確であれば，人，資金，物，そして情報といった組織の資源を全社的な視点から効率的に配分することが可能となる。

　デメリットとしては，専門能力の育成に向いた組織であるが，そのため部門によって独自の価値観が生まれやすく，全社的な視点を

▶チャンドラー（Chandler, A. D., 1918-2007）
アメリカの歴史学者，企業史という分野を確立した。19世紀から20世紀初めにかけての現代資本主義の形成期において，デュポン社やゼネラルモーターズ社といった大企業の事例を取りあげ，時代の要請と組織的変革の関係について精力的な研究をおこなった。

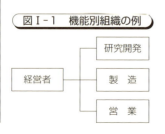

図Ⅰ-1　機能別組織の例

もった人材が育ちにくい。さらに、部門間の調整を含めた意思決定の権限が経営者に集中しているため、経営者が現場の事情に通じていないと、組織が停滞し、運営に支障をきたす事態を招くことになる。

## ❷ 事業部制組織

図Ⅰ-2に製造業の事業部制組織の例を示した。この組織は、清涼飲料、アルコール飲料、薬品の3種類の製品を製造、販売している。研究開発や製造のための技術や市場などが、製品間であまり変わらないのであれば、機能別組織のもと、単独の研究開発部門、営業部門などで業務を進めていくことも可能であるが、製品間の差異が大きい場合は、製品毎に別々の部門（事業部）に分けて担当する方が、業務の効率性を高めることになる。この場合、組織を製品・サービス別（地域などの市場別に事業部がおかれる場合もある）の事業部に分割した上で、その下に機能別の部門をおく、事業部制組織が採用される。

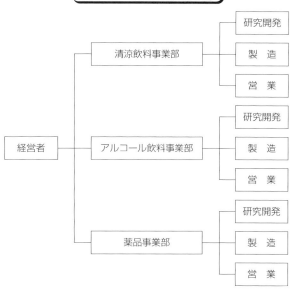

図Ⅰ-2 事業部制組織の例

組織を事業部に分割するメリットは、分権化により意思決定の速度そして質が高まることである。機能別組織のように、各部門間の調整作業は必要ではなくなり、研究開発から製造、販売にいたる、一連の流れは当該事業部の中で迅速に処理される。また、経営者は日常業務の煩雑さから解放され、長期的な戦略の策定など、高次の意思決定業務に時間を割くことができるようになる（意思決定の垂直分業）。

さらに、事業部内では、担当する製品・サービスや地域に第1の関心が向けられるため、市場に近いところで業務を行う営業部門だけでなく、研究開発や製造など、いわゆる後方の部門も製品・サービスを取りまく市場の動向に敏感に反応できる点も強みである。

デメリットとしては、各事業部に人、資金、物、そして情報といった組織の資源が分散しているため、効率的な資源の管理が難しくなる。例えば、同じ地域に複数の（事業部ごとの）営業担当がいたり、部品などをまとめて発注することによるコスト削減効果が失われたり、社内で似通った製品やブランドが複数存在し無駄な競合が生じるなどのコスト（重複コスト）が発生する可能性がある。また、それぞれの事業部で業務が完結することで、成果が見えやすく、事業部間の競争が生まれやすい点は、メンバーのモチベーションを高めるという意味でプラスに作用することもある反面、個々の事業部の利益が全社的な利益に優先する、いわゆる「セクト主義」に陥るリスクも内包している。（久保真人）

▷1 機能別組織の補足：現場の状況や市場の動向に精通した経営者であったとしても、多量の情報が集中した場合、情報処理と判断に時間がかかり組織が機能不全に陥る可能性がある。
⇨ Ⅰ-4「組織デザイン(2)」

▷2 事業部制組織の補足：独立採算制をとり、事業部の独立性を高めた形を社内カンパニー制と呼ぶ。社内カンパニー制では、事業部間の競争意識が一層高まると同時に、事業部長は経営者的な役割をこなすこととなり、次世代の経営者の育成にも効果がある。しかし、事業の採算性に注意が向けられるあまり、短期的な利益を追う傾向が強まり、長期的な組織の競争力が弱まるとの指摘もある。

# コラム-1

## 組織は戦略に従う：フォードVS.ゼネラル・モーターズ

　1908年フォード社は，T型フォードと呼ばれる自動車の生産を開始した。当時，この分野で先行する欧州では，一握りの特権階級しか自家用車を所有できず，移動の中心は馬や馬車が一般的であった。しかし，ベルトコンベヤー方式による量産体制を確立し，T型フォードの1車種に生産を絞り込んだフォード社の戦略は，米国の自動車市場を劇的に変化させた。発売当初850ドルであったT型フォードの価格は，量産によるコストの削減を受けて，1920年代にはその3分の1ほどに低下した。自家用車は"夢の乗り物"ではなく，庶民の生活必需品となっていた。

　フォード社の大量生産方式を支えたのが，厳格な官僚制組織である。現場の作業労働者は，ベルトコンベヤーの流れにしたがって決められた仕事を，決められたやり方で遂行することを求められた。細分化された分業体制に混乱を来さないよう，創意工夫を持ち込むことは一切許されなかった。現場に自由裁量権を与えないことにより，専門的な知識や技能をもたない労働者が，自動車という複雑で高付加価値をもつ製品の製造に携われるようになったのである。

　フォード社の成功により米国の自動車保有世帯は急増した。T型フォードは1927年に生産が打ち切られるまで累計1500万台を数えるまでになった。しかし，順調に成長を続けるフォード社は，1920年代半ばを境にその勢いを失っていく。フォード社に代わり米国自動車産業のトップに立ったのが，ゼネラル・モーターズ社であった。

　黒のT型フォード1車種の生産に特化するフォード社を尻目に，ゼネラル・モーターズ社は，最も価格の安いシボレーから最も価格の高いキャデラックまで，数車種と様々なボディカラーのバリエーションから製品を↗

構成する「どんな財布にもどんな目的にも適った車」を揃える戦略を採用した。この戦略が消費者のニーズにマッチしたのである。米国の自動車市場を開拓し，広く普及したＴ型フォードは，20年の歳月を経て陳腐化していった。豊かになった社会では，少々の価格差があっても"隣人とは違う車"が選択されたのである。

　Ｔ型フォードという完成された車を作り続けるフォード社に対抗するため，ゼネラル・モーターズ社は，技術や製品の優劣で競うのではなく，消費者のニーズを捉えることで競争に勝ち抜こうとした。いくらよい製品を作ったとしても，その製品に対するニーズがなければ成功することはない。ゼネラル・モーターズ社の勝利は，マーケティングの重要性を世に知らしめることになった。

　優れた製品を低コストで生産するフォード社の戦略と，消費者のニーズにあわせて数多くの選択肢を用意し，飽きられないよう頻繁にモデルチェンジを行うゼネラル・モーターズ社の戦略の違いは，両社の組織デザインの違いに反映されている。フォード社がトップの意思を忠実に伝達する厳格な中央集権型組織であったのに対して，ゼネラル・モーターズ社では，市場の変化に迅速に対応するため，現場レベルに意思決定の権限を委譲する分権型組織（事業部制組織）を採用した。まさしく，「組織は戦略に従う」のである。

　**参考文献**：Chandler, A. D., *Strategy and Structure*, MIT Press, 1962.（有賀裕子訳『組織は戦略に従う』ダイヤモンド社，2004年）

（久保真人）

# I 組織論の基礎

 組織デザイン(2)：不確実性への対応

 一部事業部制組織

　実際の組織は，機能別と事業部制という2つの基本形をもとに，必要に応じて様々な修正が加えられている。**図Ⅰ-3**に，事業部制組織に機能別組織の部分を加えた一部事業部制組織の例を示した。図Ⅰ-2と比較すると，まず，各事業部から営業部門が切り離され，営業本部として独立している点があげられる。各事業部は，製品を開発して製造する機能に限定され，完全に独立して業務を遂行できるユニットではなくなっている。営業部門を独立させた理由はいろいろ考えられるが，販売窓口を1つに絞ることで，全社的な視点からの戦略商品の開発や販売活動を行ったり，主要な販路である大手量販店との交渉をスムーズに進めたりする狙いを読み取ることができるであろう。

　さらに，迅速な危機管理体制を構築することが，企業とりわけ食品メーカーにとって重要な課題であることから，個々の事業部の対応に任せるのではなく，経営者が直接指示できる体制を整えるため，危機管理部を経営者直属の部門としている。

## 2 不確実性

　先に述べたように機能別組織と事業部制組織には多くの違いがあるが，どちらの形を採用したとしても，基本的に，標準化された規則と例外の原則により組織の運営が行われる。標準化された規則とは，業務を行う上での課題をあらかじめ想定した上で，解決のための手順を定めておくことである。この手順に従って職務を進めていけば，無理なく，分業された職務を統合していくことができるのである。しかし，業務を行っていく上で，あらかじめ想定していなかった事態（例外事象）が生じることがある。規則にはない手順を選択する外ないが，各自が自分の判断で例外事象に対処してしまうと，組織としての統制がとれなくなってしまう恐れがある。この場合，現場での判断を控え，階層上位者（上司）の判断を仰ぐことになる。

　組織を取りまく環境が安定している場合は，例外事象の生じる頻度はわずかだが，環境が不安定で，事前に起こりうる事象を予測しておくことが困難な場合（不確実性が大きい），例外事象が増え，階層上位者に多大な情報負荷がかかる。この状況を放置しておけば，組織の活動は遅延し，やがて機能不全に陥っ

▶1 ⇨ Ⅰ-2 「組織の構造」側注2参照

▶2 環境の制御：よく用いられる環境を制御する方法は，予約制の導入であろう。顧客の流れや在庫を調整することで，経営効率を高めることができる。

▶3 『マクドナルド化した社会』の著者リッツアは，一定の合理性は認めながらも，社会のマクドナルド化に対しては否定的な立場をとっている。著書の中でウェーバーを再三引用しながら，この「果てしなき合理化のゆくえ」が，人々の生活にもたらすものへの懐疑的な見解を述べている。

てしまう。このような事態を防ぐためには，組織のデザインに様々な修正を加える必要がある。

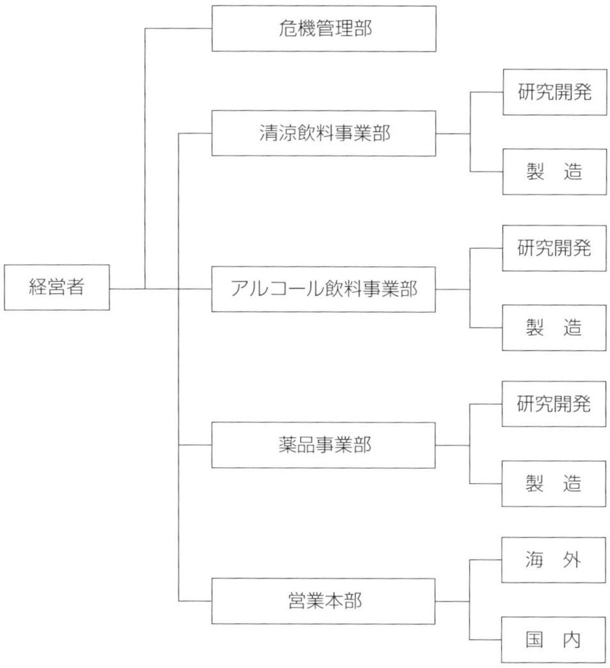

## 3 不確実性への対応

まず，環境を予測可能なものに近づける措置が考えられる。リッツア（Ritzer, G.）は，社会が向かいつつある合理化の象徴として，マクドナルドに代表されるファストフードのシステムを取り上げている。マクドナルドでは，従業員と顧客の行動は，相互に了解済みのマニュアルに従って効率化される。そこには対人サービスが内包する意外性は存在しない。リッツアは，このようなファストフード的手法が，企業はもとより医療や教育，レジャー産業など，社会のあらゆる領域に広がりつつあることを「社会のマクドナルド化」と表現している。サービスを定型化することで，不確実性を減じ，事前に作成したマニュアルで対処可能な環境をつくり出しているのである。

環境の制御が難しい場合，階層上位者の業務をサポートするスタッフを雇用することで，その負担を減らすことができる。多忙な上司のスケジュール管理を行う秘書から，専門知識を駆使して意思決定を支えるいわゆる「ブレーン」と呼ばれる存在まで，様々なレベルでのサポート役が存在する。

また，階層を上下に流れるタテのコミュニケーションに対して，ヨコのコミュニケーションを追加する方策が考えられる。最も低コストでかつ効果的な手段は，組織内の風通しをよくして，部門内あるいは部門間で自由にコミュニケーションできる雰囲気をつくることである。インフォーマルなヨコのつながりで調整が進むので，階層上位者にかかる負担は軽減される。

フォーマルなヨコのつながりとして，連絡会や協議会と呼ばれる，部門間を横断する話し合いの場が設定されることがある。うまく機能すれば，それぞれの部門が抱える問題を共有し，組織としての解決を図ることができる。さらに，特定のプロジェクトなどに限った時限的なものとして，プロジェクトチームあるいはクロスファンクショナルチームと呼ばれる，部門の壁を越えたチームを構成することがある。いずれも通常のコミュニケーションルートでは解決が難しい（解決に時間のかかる）問題について，密な議論と迅速な意思決定を行うための方策といえるだろう。反面，この種の委員会やチームが乱立している状態は，組織の機能が低下している証といえるかもしれない。

（久保真人）

図I-3　一部事業部制組織の例

経営者
├─ 危機管理部
├─ 清涼飲料事業部 ─┬─ 研究開発
│                  └─ 製造
├─ アルコール飲料事業部 ─┬─ 研究開発
│                       └─ 製造
├─ 薬品事業部 ─┬─ 研究開発
│             └─ 製造
└─ 営業本部 ─┬─ 海外
             └─ 国内

▶4　ブランド（プロダクト）マネージャー：本文で言及されている以外に，フォーマルな形でヨコのコミュニケーションを担うのがブランド（プロダクト）マネージャーである。例えば，日清食品ではカップヌードルやどん兵衛などの主要ブランド毎にブランドマネージャーが配置され，研究開発，製造，広報活動，販売など各部門を横断して，調整業務を行っている。

【参考文献】

Ritzer, G., *The McDonaldization of Society: an investigation into the changing character of contemporary social life*, Pine Forge Press, 1993.（正岡寛司訳『マクドナルド化する社会』早稲田大学出版部，1999年）

# I 組織論の基礎

## 5 組織文化

### 1 組織文化とは

前掲図Ⅰ-2のような事業部制組織の場合，組織図からは，各事業部は対等の関係にあり，半ば独立して日々のオペレーションを行っているように推測できる。しかし，この組織の実情は異なるかもしれない。例えば，伝統的にアルコール飲料事業部の力が強く，最高経営責任者もアルコール飲料事業部の出身者から選ばれるのが慣例で，資源も優先的に配分されているかもしれない。あるいは，風通しのよい社風で，事業部の枠を越えて自由な意見交換が行われている会社かもしれない。どのような形で業務が行われているか，さらにいえば，組織内で何が価値をもち，何が優先されているか，組織の振る舞いを規定しているものは，組織図だけではわからない。組織デザインを組織のハードウェアだとすれば，組織のソフトウェアに当たるのが組織文化である。

組織文化の定義としてよく引用されるのが，**シャイン**による組織文化を3つのレベルからとらえる考え方である。最初は「人工物（artifacts）」と名づけられたレベルで，社訓，オフィスのレイアウト，ドレスコード（服装の規定）など目に見える形で組織の特徴を示すものである。例えば，豪華な内装の社長室や役員専用の食堂を備えている会社と重役と平社員が同じフロアで机を接している会社とでは，見た目はもちろん，その背景にある組織の価値観にも違いのあることが推測できる。

2つ目は「価値観（espoused values）」により構成されるレベルである。例えば，先の重役と平社員が机を接している会社では，階層の上下に関わらず，考えを率直にぶつけ合うことが奨励されているかもしれない。また，制服のない学校は，生徒の自主性を尊重し，規則で縛ることをよしとしない教育理念の反映かもしれない。このように，直接観察することはできないが組織のメンバーに共有されている価値観にも，組織により大きな違いがある。

最後は「基本的仮定（basic underlying assumptions）」と呼ばれるレベルである。このレベルは，組織のメンバーの行動や考え方の前提となっているものであるが，組織の外からはもちろん，メンバー自身も言語化できない部分である。「××出身者らしい」とか「らしくない」などという会話があるが，では，なぜ「らしい」とか「らしくない」かと尋ねられると，即座には返答できない。組織に所属することで，自分もまわりも気づかないうちに身につけていく，暗

▷**シャイン（Schein, E. H., 1928-）**
米国の心理学者。この節で取り上げる組織文化以外にも，動機づけ，キャリアなど組織行動学の分野で優れた業績を残している。例えば，キャリア研究においては，個人のキャリア発達の核となる「キャリア・アンカー」という概念をもとに，その類型化を行った。

▷1 ⇨ Ⅰ-4 「組織デザイン(2)」

▷2 『エクセレントカンパニー』の事例：例えば，従業員という言葉は使わず「キャスト」と呼ぶディズニーの事例，アイデアを出した人はそれが良いものである証明を求められることはなく，異を唱える人のみが良くないことを証明しなければならないという暗黙の了解があるスリーエム社の事例などが紹介されている。

▷3 組織文化の逆機能：『イノベーションのジレンマ』（Christensen, 1997）では，優良企業が健全な経

黙の思考・行動のパターンとしか言いようのないものである。

## 2 組織の生産性と組織文化

　組織の生産性と組織文化の関連性が議論されるきっかけとなったのが，1980年代初めに出版された『エクセレントカンパニー』である。世界的コンサルティング会社であるマッキンゼー社出身の著者は，長期間高い業績を維持している米国企業の調査から，組織文化と組織の生産性についての独自の見解を論じている。

　なぜ，強い組織文化が高い生産性と結びついているのか。それは，先に述べた不確実性への対処と深く関わっている。例外事象が頻発すると，あらかじめ定めた規則では対応できなくなり，部門間の調整作業が複雑化して組織の機能は低下する。しかし，強い組織文化が存在し，メンバーの間で組織の価値観が共有されていればどうなるであろうか。規則にない想定外の事態に対しても，どう行動すべきか，何が優先され，何を避けねばならないかについて，ラインの末端にいる従業員でさえ，正しい判断ができるであろう。余計な規則を追加したり，複雑な調整作業を行ったりする必要はないのである。

　『エクセレントカンパニー』は，米国企業の事例から構成されているが，日本の企業の中にもユニークな組織文化を背景に成長を続けてきた企業も少なくない。「改善」は，日本を代表するトヨタの組織文化を象徴するキーワードとして有名である。トヨタが海外進出するに当たって，現地社員にも理解できるようトヨタの価値観を明文化した「トヨタウェイ2001」の中に日本語のまま英語（"Kaizen"）で表記されている。

　高度に分業化された自動車製造の現場において，決められた手順を逸脱することは禁じられてきた。しかし，トヨタでは，現場の従業員が問題を発見し，独自の判断で製造ラインを止め，問題の解決に当たる。問題が発生する毎に，製造ラインはよりよいものに改善されていくのである。この「改善」という価値観を共有するために，トヨタでは，終身雇用制を背景とした，手厚い人材養成のシステムが完備されている。トヨタが，後発企業でありながら，欧米の自動車メーカーとの競争に勝ち抜いてきた理由は，制度や設備などのハードウェア面だけでなく，「人づくり」というソフトウェアに注力してきた点にある。

　『エクセレントカンパニー』以降，組織文化は経営学の主要な研究テーマの1つとなった。ただ，後の研究では，強い組織文化が常に組織の生産性を高める方向で作用するわけでないことも明らかとなってきた。強い組織文化は，価値観を共有する「ぶれない」組織を作りだすが，反面，特定の思考パターンに陥りやすく，環境の変化に対応できなくなる恐れがある。エクセレントカンパニーであったとしても，絶えざる見直しが必要なのである。

（久保真人）

営を継続しているにもかかわらず，業界のリーダーの地位を失い，失速する現象について論じている。例えば，SONYは，ウオークマン，トリニトロンテレビなどアナログ時代のAV分野のナンバーワン企業であったが，デジタルの時代では，その地位は大幅に低下した。アナログ製品のトップ企業が，次世代のデジタル製品に重心を移すことは，現在の独占的な地位に見切りをつけることであり，判断の時期が，どうしても遅れがちである。それに対して，アナログ時代に後塵を拝していた企業にとっては，デジタル時代はシェアを逆転するチャンスであり，積極的な戦略を選択しやすい。つまり，ある時期に適合的であった価値観や成功体験は，次の時代への変化を妨げる要因となりうるのである。

▶ 参考文献

Thomas, P. J. & Robert H. Waterman, R. H., *In Search of Excellence : lessons from America's best-run companies*, Harper and Row, 1982.（大前研一訳『エクセレント・カンパニー：超優良企業の条件』講談社，1983年）

Christensen, C. M., *The Innovator's Dilemma : When New Technologies Cause Great Firms to Fail*, Harvard Business School Press, 1997.（玉田俊平太・伊豆原弓訳『イノベーションのジレンマ：技術革新が巨大企業を滅ぼすとき』翔泳社，2001年）

# コラム-2

## イノベーションのジレンマ

「イノベーションのジレンマ」とは，ハーバード・ビジネススクール教授であったクリステンセン（Clayton M. Christensen）が，1997年に出版した著書の中で提唱した概念である。業界を支配する優良企業が，経営的な失敗がないにも関わらず，新たなイノベーションに適応することができずに，その支配的地位を奪われる現象をこう呼んだ。例えば，ソニー，パナソニック，シャープなど日本を代表する電機メーカーが，それまで世界的な競争優位を保ってきたテレビ事業で，韓国や中国メーカーの躍進の前に，急速に競争力を失っていた現象は記憶に新しい。

イノベーションには2つの種類がある。従来の技術の延長上での変化である持続的イノベーション（sustaining innovation）と，従来の技術とは異なる変化である破壊的イノベーション（disruptive innovation）である。図にこの2つのイノベーションにより，業界の支配関係が変化する過程を示した。

業界で支配的な地位にある企業は，利益率の高いハイエンド市場に適応した製品を提供することに腐心する。そのため，「顧客の声に耳を傾け」，「求められたものを提供する技術に積極的に投資する」（クリステンセン，2001）ことで持続的イノベーションを達成する。それに対して，下位企業は利益率の低いローエンド市場向けの低コスト製品の提供に注力することになる。しかし，当初ハイエンド市場では受け入れられなかった製品が，技術力の向上とともに，ハイエンド市場の製品と対抗できるだけの品質を獲得するようになる。もちろん，ハイエンド市場の製品も品質面の向上がなされているが，両者の技術的な差異は，消費者にとっては決定的な違いと認識されなくなり，価格面の優位さから，下位企業の製品が選択されるようになる。ローエンド市場の製品が，ハイエンド市場も含めた消費者一般に広く受け入れられるようになるプロセスを「ローエンド型破壊的イ↗

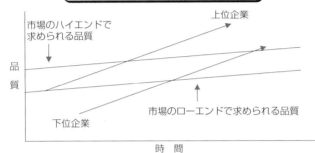

出所:クリステンセン (2001, 10頁) の図を基に筆者作成。

ノベーション」と呼ぶ。

　上位企業が失速するもう１つのパターンは，従来とは異なる技術が市場を席巻したときである。もちろん，上位企業は高い技術力を有しているため，次世代技術においても競争優位を達成する可能性も大いにある。しかし，利益を生み出す仕組み（バリューチェーン）が，既存の技術に最適化されていた場合，新しい技術への対応が遅れることがある。例えば，世界的なフィルムメーカーであったコダック社は，デジタルカメラの普及による市場の変化に適応できず，2012年に経営破綻した。この種のいわば市場のなかったところに市場を創造するタイプのイノベーションを「新市場型破壊的イノベーション」と呼ぶ。

　**参考文献**：Christensen, C.M., *The Innovator's Dilemma: When New Technologies Cause Great Firms to Fail*, Harvard Business School Press, 1997.（玉田俊平太・伊豆原弓訳『イノベーションのジレンマ：技術革新が巨大企業を滅ぼすとき』翔泳社，2001年）

（久保真人）

## I　組織論の基礎

 ## 組織の境界線

###  組織と環境

図 I-4 に示すように，組織は環境（外部環境）との間で資源のやり取りを行いながら活動を続けている。供給業者からは活動に必要な資源を購入し，投資家からは株や債権などを通じて資金を調達し，そして，労働者からは労働力の提供を受ける。これらの資源を使って作りだした製品あるいはサービスを顧客に提供することで代価を得て，再び，この流れを繰り返す。行政機関は，法や規制などを通じて，組織の活動を制御する。一般的な組織は，少なくともこれらの外部環境との関わりの中で活動している。

逆に，例えば，顧客にとって魅力的な製品・サービスを作り出せない，労働に見合った賃金が払えない，法を守らないなど，組織が相応の資源を提供できない場合，外部環境から資源提供を受けることはできなくなり，組織は，その活動を停止せざるを得なくなる。環境との資源取引を行わず，自立して活動している組織は，特異なものをのぞけば存在しない。この意味で，組織を円滑に運営するには，内部環境のデザインとともに，外部環境とどう関わるかについて考慮する必要がある。

### 2 取引コスト

組織が資源をやり取りする外部環境には，大きく分けて2つある。1つは，日々取引条件が変化する市場取引を選択する場合，他の1つは一定期間安定した取引が継続する契約関係を選択する場合である。どちらを選択するかは，コストの問題が大きく関わってくる。

市場での取引では，良質な資源を適正価格で必要な量だけ必要な時期に入手できるメリットがある。実際，規格などにより資源の質と価格が標準化されている場合（例えばJIS規格のネジなど），市場取引が最適な選択肢となる。しかし，取引される資源が規格化されておらず，その質や価格を設定するために情報収集，分析が必要である場合，市場において，良質な資源を適正価格で入手することは難しくなる。

一般に取引相手は，取引を有利に進めるため，不利な情報を隠し，有利な点を誇張，あるいは偽る可能性がある。このような行動を「機会主義（opportunism）」的行動と呼ぶ。相手が機会主義的行動を取る可能性がある場合，事前に

▶取引コスト
取引される資源について，知りえる情報が偏っている場合，取引コストの問題が生じる。例えば，医療の分野では，サービスを提供する側（医師や看護師など）と顧客（患者）との間には，大きな情報格差が存在する。インフォームド・コンセントの徹底や，セカンドオピニオンの奨励などは，"弱者"である顧客（患者）側への情報提供を通じて，その取引コストを低減しようとする試みである。⇨ XI-1 「医療提供システム」も参照。

取引される資源や取引相手に関する情報を十分に収集，吟味する必要があり，取引契約を結んだとしても，相手が契約を正しく履行しているかをチェックする必要もある。正当な取引を行うため必要な情報収集と分析には，当然コストが伴う。これを「取引コスト」と呼ぶ。最初の問いに戻れば，市場取引を選択するか，一定期間安定した取引が継続する契約関係を選択するかは，この取引コストの問題に帰着する。

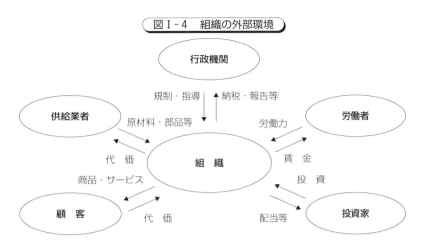

図Ⅰ-4 組織の外部環境

## 3 組織の境界線

　取引コストは，取引される資源の評価が複雑であるほど上昇する。したがって，評価の難しい資源の取引については，市場よりも長期的な契約関係のほうが好まれる。図Ⅰ-4でいえば，労働者との取引（労働力）は評価の難しい資源の1つである。労働力の中でも，比較的定量化可能な書類作成や伝票管理などの事務作業は，現在では，市場取引（派遣，アルバイト）が選択されることも多いが，定量化が難しい基幹業務を担う人材については，採用面接（試験）の後，長期の契約関係が結ばれることが一般的である。また，医療など高度な専門知識・技能を必要とする分野では，資格制度を導入することにより，評価の複雑さを減じ，採用のためのコストを抑えている。

　特に日本においては，終身雇用制と呼ばれる長期の契約関係を結ぶ組織が多い。このような長期に及ぶ関係では，労働者にとって，一時の利益のために行動するメリットは低く，機会主義的行動が抑制される。また，組織にとっても，長期間にわたって，労働者の能力や性格，態度を観察することができ，その評価に応じた配置や処遇を行うことができる。

　労働力と違って市場取引に委ねられることが多いのは，投資家との関係である。ここで取引される資源である金銭は，もっとも明示的な資源であり，それゆえ，取引の手段（株式や債券など）のシステムさえ整備されていれば，取引コストを低く抑えることができる。

　組織に必要な資源を組織内に取り込むか（長期契約），外部環境にとどめておくか（市場）の選択，つまり組織の境界線を決める重要な要因の一つが，取引コストである。

（久保真人）

▶1　日本の雇用管理：日本では，入職時に職種を特定せず，長期の観察期間を経て適性を把握する人事システムを選択している企業が多い。また，基幹業務を担う人材と周辺の業務を担う人材との選別も，できるだけその決定時期を遅らせることで，最終的に周辺業務を担うことになる（昇進競争で高い評価を得られなかった）従業員のモチベーションを損なわない配慮がなされている。

▶2　境界線の選択：図Ⅰ-4のうち，行政機関と顧客を組織内部に取り込むことは一般的に難しい。内部化の選択肢があるとすれば供給業者であろう。アップルは，自社工場を持たない製造業として有名である。例えば，iphoneの液晶はシャープ，カメラのセンサーはソニーに製造を依頼するなど，供給業者を外部に求めることで，その時々の技術的に卓越した企業と関係を構築している。逆に，トヨタは，関連企業と技術交流や人材交流など緊密な関係を維持することによるメリットを追求している。

# I 組織論の基礎

## 7 ヒューマンサービス組織

### 1 ヒューマンサービス組織とは

ヒューマンサービスとは,医療,教育,福祉など公共サービスを提供する職種の総称である。サービスの内容は違うが,その質の向上が組織の目標であり,競争力の源泉であることに違いはない。そのため,同じ職能を1つのユニットとする機能別組織の形を採用する組織が多い。例えば,病院組織であれば,診療部門,看護部門,診療技術部門,事務部門などから構成されるのが一般的である。専門的な知識や技能の交換,蓄積がスムーズに行われやすい組織の形である。

機能別組織は,各部門を厳格な規則で結びつけた中央集権的な組織になりやすいが,ヒューマンサービス組織の場合,それぞれの部門の独立性を維持しながら,緩やかな結びつきをもつような組織の多いことが特徴である。各ユニットの専門性を尊重しつつ,協力できる関係を理想としている。しかし,異なる教育的背景や価値観をもった部門が混在していることで,各部門の利害関係が錯綜し,組織内に葛藤を抱え込んでしまう場合も少なくない。そのため,多くのヒューマンサービス組織では,この種の葛藤が表面化することを避けるため,他部門へ干渉しないことを不文律とする傾向がある。相互に不干渉を決め込むことで,職種間の独立性は保てるが,各職種が相互に理解し,連携していくことは難しくなる。

### 2 プロフェッション

ヒューマンサービス組織は,各部門の独立性とともに,部門内でも,一人ひとりが,クライエントの多様なニーズに対して個別的で柔軟な対応が可能となるよう設計されている。標準化,マニュアル化が可能な部分もあるが,個人の判断で職務を遂行していかなければならない場面も少なくない。例外事象において指示を仰ぐ階層上位者も存在するが,一般の組織と比べると,階層の数は少なく,いわゆるフラット型の組織を構成している。この意味で,バーンズとストーカーが論じた有機的組織の範疇に入る。

このような個人の裁量権が認められた組織が支障なく運営されていくためには,自律的に職務を遂行できる「**プロフェッション**」の存在が不可欠である。プロフェッションとは,高度な知識や技能を取得した専門家のことであるが,

▷ヒューマンサービス
近年,"サービス経済化"の進展に伴い,サービス産業従事者(小売店,ホテルなどの接客業,営業職など)も含めて,この言葉を使うことも多い。公共サービスとサービス産業では,対人サービスという意味で共通する部分もあるが,その性格,とりわけ組織の成り立ちなどでは異なる点も多く,ここでは,ヒューマンサービスを狭義の公共サービス職種に限定して用いることとする。

▷1 ⇨ I-2 「組織の構造」

▷プロフェッション
⇨第Ⅳ章「プロフェッション」

必ずしもその定義は明確ではない。公共サービスの提供者には，国家資格やそれに準ずる資格が必要とされる場合が多い。その際も，看護師や教員のように，資格がなければ特定の業務が行えない「業務独占資格」と保育士や介護福祉士のように，現状では資格がなくても業務に従事できる「**名称独占資格**」がある。

プロフェッションのもう1つの特徴として，所属組織以外に準拠集団をもっていることがあげられる。職能団体であったり，学会であったり，私的な研究会であったり，これらの組織は，専門的知識や技能の向上に寄与するとともに，時として，所属組織以上にプロフェッションの行動の基準を提供する場となっていることがある。例えば，医師は勤務している病院よりも出身大学の医局の意向にしたがう場合も少なくない。また，この外部のネットワークが，組織に縛られないプロフェッションの活動（研究，転職など）の拠り所となっている。

### ❸ サービスの質の管理

ヒューマンサービス組織において，サービスの質を向上していくため，何が必要であろうか。まずは，高い知識や技術，そして職業倫理をもつプロフェッションを雇用，育成することであろう。彼らの自律的な努力に委ねることで，顧客のニーズに合った効率的なサービス提供ができれば理想的である。しかし，プロフェッションだから，放っておいても高いレベルのサービスを提供してくれるとは限らない。組織内に手抜きや不正が横行しないという保障はない。また，意図的ではないにしろ，顧客のニーズを無視した独り善がりなサービスに終始するプロフェッションもいないとはいえない。

最も一般的な方法は，**官僚制的な手法**，つまり階層上位者による管理と統制であろう。目標を定め，その到達度合いに応じて処遇を行う手法は，もちろん，ヒューマンサービス組織においても有効であろう。ただ，前述したように，官僚制的手法は，現場の自由裁量を制限する傾向が強く，さらに，質向上のためのルールが自己目的化するなど弊害も多い。さらに，管理的手法は，本来自律的な職務遂行を好むプロフェッションのモチベーションを著しく阻害する可能性も大きい。

公共サービスは，いわゆる競争市場とは一線を画したところで運営されてきたが，近年，介護をはじめ医療や教育などにおいても，選択と競争の原理を取り入れ，顧客の声をサービスの質向上に活用する試みが盛んに行われている。公共サービスに「選択と競争」の原理を導入することで，サービスの効率性と質を担保する狙いがある。公共サービスを利益追求の手段とすることへの批判もあるが，公から民への流れの中で，今後ますます主流となっていく手法だといえる。

（久保真人）

▷名称独占資格
資格取得者以外は，その名称やそれと紛らわしい名称を名乗ることが禁じられている資格を「名称独占資格」と呼ぶ。しかし，「業務独占資格」と違い，その資格がなくても業務を行うことはできる。例えば，介護分野では，介護福祉士資格や社会福祉士資格を所有している従業員の数が事業所の認可や介護報酬の加算要件となってはいるが，無資格者がサービスを提供することも認められている。

▷官僚制的な手法
⇨ I-2「組織の構造」

# II 看護組織の基礎

# 看護組織の変遷

▷**看護単位**
看護単位は，病棟や外来，手術室等，患者の看護を直接行う看護組織のことをいう。通常，1人の看護師長がその看護単位の責任者であり，副看護師長や看護師，看護補助者が部下として配置されている。

▷**職能団体**
⇨ II-8 「職能団体」

▷**スタッフ機能**
スタッフ機能は，専門家としての立場からラインの業務を補佐する働きである。スタッフ機能として配置されている場合，ラインへの命令権をもたない。参謀の役割である。

▷**ライン**
ラインは業務の遂行に直接かかわるメンバーで，ピラミッド型の指示命令系統をもつ。

▷**精神看護専門看護師（リエゾンナース）**
⇨ IV-2 「スペシャリストとジェネラリスト」

▷**専門看護師，認定看護師**
⇨ V-6 「認定看護師・専門看護師・認定看護管理者・特定行為に係る看護師の研修修了生」

▷**部署横断的**
組織構造としてはマトリクス型と呼ばれる。ラインで配置されていないが，権限委譲された特別な業務において，部署を横断して活動し，直接ラインへ指示できる。

## 1 看護組織

看護組織とは，継続して一貫した看護を提供するために組織化された看護職の集団とその活動体制である。病院には看護部門という大きな看護組織があり，その中に含まれる病棟や外来・手術室などの小さな看護組織がある。この小さな看護組織は，**看護単位**と呼称される。訪問看護ステーションや特別養護老人ホームなどの施設においても同様である。また，看護職の**職能団体**である日本看護協会も看護組織である。その活動内容は職務規程によって規定される。

## 2 病院における看護部門の組織図

図 II-1，図 II-2 に病院における看護部門の組織図の例を示した。看護部長は看護部門の最高責任者である。副看護部長は，看護部長を補佐し看護部長不在時にはその職務を代行する。副看護部長は1人の場合もあれば複数配置されている場合もある。看護師長は，任された病棟や外来などの部署における看護の責任者である。看護の質管理や安全管理，看護業務管理，労務管理，職員教育，物品管理などを行う。

図 II-1 は副看護部長を**スタッフ機能**で配置した組織図である。人事担当・総務担当・業務担当・教育担当など，機能に分けて職務を決め，看護部長の権限を委譲することが多い。病院によっては，副看護部長が看護師長を兼務する場合もある。図 II-2 は副看護部長を**ライン**に配置した組織図である。

このほか，**専門看護師**や**認定看護師**，あるいは情報管理など分野や領域ごとのスペシャリストを看護部長のスタッフポジションに配置して，スペシャリストが**部署横断的**に業務をできるようにしている病院もある。例えば**精神看護専門看護師（リエゾンナース）**を看護部長のスタッフポジションにおいて，全部署の新人看護師の相談に応じる仕組みが考えられる。看護の役割と機能が十分に発揮できるように，組織図をつくり，適材適所の人材配置をすることが重要である。

## 3 病院における看護組織の歴史的変遷

このように整備されている現代の病院における看護組織は，第二次世界大戦後，**GHQ**（連合国軍総指令部）の指導のもとで発展した。このとき，日本の医

療保健改革を担ったのはGHQの公衆衛生福祉部部長であった医師のサムス准将であった。

GHQによる日本の病院視察の報告書では，院長の不在と無知識，不十分な機構・拙劣な職員の利用，不十分な衛生状態，不十分な記録，不十分な物品管理など，当時の日本の病院管理の劣悪な状況が記述されている。患者の世話は家族や付き添いが行っており，看護師は医師の診療の手伝いに追われ，小間使いとして働いており，看護独自の仕事を全くしていないと批判された。この時代に，公衆衛生福祉部看護課の課長として看護師のオルト大尉が直接看護改革に当たり，自律した専門職として看護活動を行うための制度づくりが急速に進んだ。適切な看護を行うためには，看護制度と組織整備が不可欠なのである。

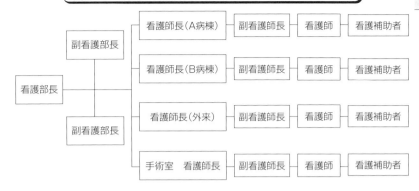

図Ⅱ-1　病院の看護部門の組織図の例：ライン＆スタッフ

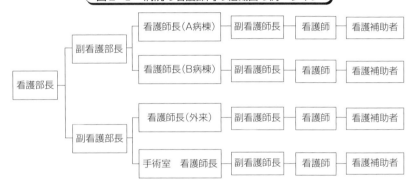

図Ⅱ-2　病院の看護部門の組織図の例：ライン

この改革の中で，病院における看護組織が整備された。特筆すべきは，**病院組織**の組織構造において，病院長直轄に看護部門が位置づけられたことである。それまでは，今日のような看護部門は病院には存在せず，看護師は各診療科に配置され，医師である医長が管理監督をしていた。看護業務はもちろん人事も含め，各科の医師が行っていたのである。1949年に，当時の厚生省医務局通知により，国立病院の看護組織と看護職員の職務内容の指揮系統が示され，「総看護師長制度」が導入された。しかし，同じ国立でも国立大学附属病院に看護部門が設置されたのは，1976年に文部省の国立学校設置法の一部改正がされてからであった。

1949年から約40年を経て，1987年には日本で初めての看護職副院長が誕生し，その後増加し，副院長を専任する看護職も出てきており，大きく発展した。

（任　和子）

▷GHQ
⇨ⅩⅢ-1「保健師助産師看護師法，看護師等の人材の確保に関する法律」

▷1　GHQによる日本の病院視察の報告書：『保健師助産師看護師法60年史』（日本看護協会出版会）に掲載の草刈淳子「看護の革新を目指した歩み行政のあゆみと看護の発展」（186-1203頁）に，GHQによる日本の病院視察の報告書のほか，GHQ以降今日までの看護組織の変遷が詳しく掲載されている。本稿の「病院における看護組織の歴史的変遷看護組織の変遷」はこれを参考に記載した。

▷病院組織
⇨Ⅱ-2「病院組織」

# Ⅱ 看護組織の基礎

# 病院組織

## 1 病院組織

病院組織は，**職能別組織**で構成されていることが多く，診療部門，看護部門，薬剤部門，医療技術部門，事務部門の5つが基本である（図Ⅱ-3）。実際にはそれぞれの病院の設置主体や規模，機能によって，組織図は異なる。病院の規模が大きくなると，診療部門は診療科ごとに分かれ，医療技術部門も，検査科・栄養科・リハビリテーション科などに分かれて組織図に位置づけられることが多い。

図Ⅱ-4に，大学病院の組織図の例を示した。この病院の最終決定機関は病院協議会であり，病院長が議長である。病院協議会の元に委員会が設置され活動している。病院協議会は意思決定の場であるため，各診療科長，看護部長，薬剤部長，検査部長，手術部長，事務部長などの部門長が構成員となる。意思決定のためには各部門の責任を担っている者が一堂に会して審議・決定することが不可欠だからである。このような病院運営を確実にするために，病院長・副病院長4名・病院長補佐6名を構成員として，病院執行部が設置され，懸案事項を検討する仕組みとなっている。加えて，病院経営に関する情報収集と分析を行い，企画・立案して病院長に提言する病院運営企画室が設置されている。

## 2 病院組織の特徴

病院組織は，働く人々のほとんどが国家資格をもっており，それぞれの**専門職**としての使命や価値観をもっている者が集まって仕事をする。病院組織はプロフェッショナル集団なのである。病院組織外での活動によっても質の維持・向上が図られるというメリットがある一方，職能の違いが部門間の壁となり，縦割りの風通しの悪い組織になるというデメリットもある。

もう1つの特徴として，指示命令系統に2つの**ライン**があるという特徴がある。図Ⅱ-3の組織図では，各専門職の部門長が上司である。一方，日常の診療において，医行為については，医師からの指示に基づいて，各専門職が業務を行う。例えば，医師が注射の指示を出し，指示を受けた薬剤師が調剤し，看護師が投与する。この場合，医師は，

> ▷職能別組織
> ⇨Ⅰ-3「組織デザイン(1)」

> ▷専門職
> ⇨Ⅳ-3「専門職としての看護」
> ▷ライン
> ⇨Ⅱ-1「看護組織の変遷」
> ▷マトリックス組織
> 言葉の意味は，行と列で成る格子状の配列のこと。複数の異なる多元的な指揮命令系統をタテ・ヨコの関係で交叉させ，双方の機能や利点を同時に実現しようと

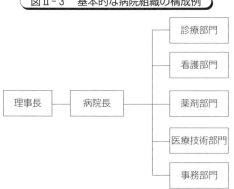

図Ⅱ-3 基本的な病院組織の構成例

## 図Ⅱ-4 大学病院の組織図の例

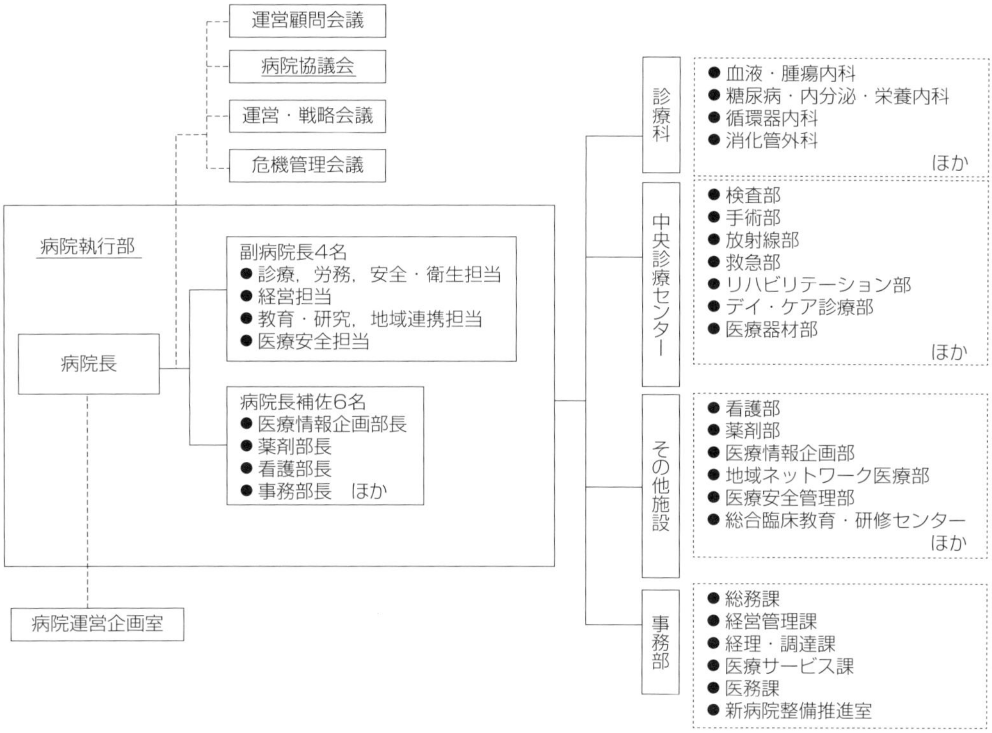

病院執行部
- 病院長
  - 副病院長4名
    - 診療，労務，安全・衛生担当
    - 経営担当
    - 教育・研究，地域連携担当
    - 医療安全担当
  - 病院長補佐6名
    - 医療情報企画部長
    - 薬剤部長
    - 看護部長
    - 事務部長　ほか

（病院長に連なる会議等）
- 運営顧問会議
- 病院協議会
- 運営・戦略会議
- 危機管理会議
- 病院運営企画室

- 診療科
  - 血液・腫瘍内科
  - 糖尿病・内分泌・栄養内科
  - 循環器内科
  - 消化管外科　ほか
- 中央診療センター
  - 検査部
  - 手術部
  - 放射線部
  - 救急部
  - リハビリテーション部
  - デイ・ケア診療部
  - 医療器材部　ほか
- その他施設
  - 看護部
  - 薬剤部
  - 医療情報企画部
  - 地域ネットワーク医療部
  - 医療安全管理部
  - 総合臨床教育・研修センター　ほか
- 事務部
  - 総務課
  - 経営管理課
  - 経理・調達課
  - 医療サービス課
  - 医務課
  - 新病院整備推進室

出所:「京都大学医学部附属病院ガイダンス2016」を一部改変。

---

組織図上は薬剤師や看護師の上司ではないが，機能として指示命令系統のラインが存在する。病院組織では，医師以外の専門職には，このような2つの指示命令系統が生じるという特徴があり，**マトリックス組織**的な構造となっている。

また，医療事故の予防など担う医療安全管理室や患者の在宅などへの退院を促す退院調整室など，直接看護サービスを行うライン組織を間接的にサポートする部門のことを，**スタッフ組織**と呼ぶ。

### 3 病院組織の管理者

**医療法**において，「病院又は診療所の開設者は，その病院又は診療所が医業をなすものである場合は医師に，歯科医業をなすものは歯科医師にこれを管理させなければならない」と規定されている。したがって，病院組織を管理する病院長は医師または歯科医師である。

副病院長は，医療法の規制がない。1987年に東札幌病院で，日本で初の看護職副病院長が誕生し，その後，医療法人や大学病院，日赤など，**設置主体**に関係なく増加し，成果を上げている。また，看護職の副病院長は看護部長と兼務する場合が多かったが，看護部長とは別に，看護職の副病院長を任命する病院も出てきている。

(任　和子)

---

する組織構造のこと。看護組織では，看護師の上司からと，医療安全，感染管理などの部門からのオーダーという二つの系統から指示命令が発せられ，これを円滑に処理する能力が求められる。

▷スタッフ組織
⇨ Ⅱ-1「看護組織の変遷」

▷医療法
⇨ ⅩⅢ-2「各種衛生法規」

▷設置主体
病院の設置主体とは，開設者のことであり，国（国立大学法人，国立病院機構など），都道府県，市町村，地方独立行政法人，公立大学法人，公的医療機関（日赤，済生会，厚生連など），社会保険関係団体，医療法人などがある。約60％が医療法人立である。

## Ⅱ　看護組織の基礎

#  病院と専門資格

▶医療法
⇨ⅩⅢ-2「各種衛生法規」

▶保健師助産師看護師法
⇨ⅩⅢ-1「保健師助産師看護師法、看護師等の人材の確保に関する法律」

▶医療関係の法律
田村やよひ『私たちの拠りどころ　保健師助産師看護師法（第2版）』（日本看護協会出版会、2015年、6頁）より引用。このことから、田村は、「保健師助産師看護師法は、わが国の医療・公衆衛生の根幹にかかわる法律となっていることがわかる」と指摘している。

### 1 医療関係の法律

　日本における医療関連の法律は、医療提供体制の基本に関する法律を定める**医療法**と、そこで働く専門職者の免許制度や業務、罰則についての規律を定める医師法や**保健師助産師看護師法**などを中心に成り立っている。

　医療法には、「医療を受ける者の利益の保護及び良質かつ適切な医療を効率的に提供する体制の確保を図る」と書かれている。医療法には、患者の権利と職業倫理が明記されているのである。

　これら**医療関係の法律**は、『六法全書』（有斐閣）では「社会法部門」の中の「社会保障・厚生法編」「医療・公衆衛生グループ」に属しているが、多数の医療関係者のうち、『六法全書』に掲載されているのは、医師法、保健師助産師看護師法、薬剤師法のみであり、このことからも、これらの専門職が重視されていることがわかる。

### 2 医療法に定められた医療の担い手と医療の場

　医療法には、「医療は、生命の尊重と個人の尊厳の保持を旨とし、医師、歯科医師、薬剤師、看護師その他の医療の担い手と医療を受ける者との信頼関係に基づき、及び医療を受ける者の心身の状況に応じて行われるとともに、その内容は、単に治療のみならず、疾病の予防のための措置及びリハビリテーションを含む良質かつ適切なものでなければならない」と記載されている。

　このように、医療法における、医療の担い手は、医師・歯科医師・薬剤師・看護師と職種が明記されている。その他の医療の担い手には、保健師、助産師、診療放射線技師や臨床検査技師、管理栄養士、理学療法士や作業療法士、臨床工学技士、歯科衛生士、社会福祉士など、チーム医療を担う多職種が含まれる。その内容も疾病の予防からリハビリテーションまで含んでおり、GHQが1948年に医療法を制定した時代の、予防からリハビリテーションまでを含む**包括医療**の考え方が継承されている。

▶包括医療
Comprehensive Medicine。医療を治療にとどまらず、予防やリハビリテーションも含んだものとして考える。

　また、医療法では、医療を提供する場を「医療提供施設」と、「医療を受ける者の居宅等」としており、医療提供施設は、「病院、診療所、介護老人保健施設、調剤を実施する薬局その他の医療を提供する施設」と記載されている。ただし、介護老人保健施設は介護保険法の規定による施設であることも明記さ

れている。

医療法においては，病院のうち一定の機能を有する病院を，**特定機能病院**，**地域医療支援病院**とし，一般の病院とは異なる人員配置基準，構造設備基準，管理者の責務等を定め，異なる役割を付与している。

## 3 病院で働く専門資格をもつ職種

医療法1条の5において，病院は，20人以上の患者を入院させるための施設を有するものと規定されている。一方，診療所は，患者を入院させるための施設を有しないものである（19人以下の患者を入院させることはできる）。

病院が適切にその機能を発揮できるように。医療法では，人員配置についても定められている（図Ⅱ-5）。医療法の改正時には，人員配置基準も見直されてきているが，外来配置の看護職員は，1948（昭和23）年の医療法制定時以来，30対1のまま見直されていない。さらに，診療報酬では外来患者数当たりの看護師数は定められていない。

なお，医療法の看護職員配置の計算は，診療報酬制度とは異なるので，注意が必要である。実際には，この医療法の配置基準と**診療報酬制度**による配置基準を満たした上で，各病院の理念や方針に沿って人員配置を決めている。

（任　和子）

▷特定機能病院
主として大学病院やがんセンターなど高度医療を提供し，高度医療技術の開発・評価，高度医療に関する研修を行う。⇨ⅩⅢ-2「各種衛生要因」

▷地域医療支援病院
地域医療の確保を図る病院として相応しい医療機関であり，紹介患者に対する医療の提供，救急医療の提供，地域の医療従事者に対する研修の実施などがその役割となっている。⇨ⅩⅢ-2「各種衛生要因」

▷診療報酬制度
⇨ⅩⅠ-3「診療報酬制度」

### 図Ⅱ-5 医療法で定められた病院における人員配置

| | 一般病床 | 療養病床 | 精神病床 | | 感染症病床 | 結核病床 |
|---|---|---|---|---|---|---|
| | | | ①大学病院等1) | ①以外の病院 | | |
| 定義 | 精神病床，感染症病床，結核病床，療養病床以外の病床 | 主として長期にわたり療養を必要とする患者を入院させるための病床 | 精神疾患を有する者を入院させるための病床 | | 感染症法に規定する一類感染症，二類感染症及び新感染症の患者を入院させるための病床 | 結核の患者を入院させるための病床 |
| 人員配置標準 | 医師　16:1<br>薬剤師　70:1<br>看護職員　3:1 | 医師　48:1<br>薬剤師　150:1<br>看護職員　4:1<br>看護補助者　4:1<br>理学療法士及び作業療法士　病院の実情に応じた適当数 | 医師　16:1<br>薬剤師　70:1<br>看護職員　3:1 | 医師　48:1<br>薬剤師　150:1<br>看護職員　4:1 | 医師　16:1<br>薬剤師　70:1<br>看護職員　3:1 | 医師　16:1<br>薬剤師　70:1<br>看護職員　4:1 |

（各病床共通）
・歯科医師　歯科，矯正歯科，小児歯科及び歯科口腔外科の入院患者に対し，16:1
・栄養士　病床数100以上の病院に1人
・診療放射線技師，事務員その他の従業者　病院の実情に応じた適当数
（外来患者関係）
・医師　40:1
・歯科医師　病院の実情に応じた適当数
・薬剤師　外来患者に係る取扱処方せん　75:1
・看護職員　30:1

（注）1）大学病院（特定機能病院及び精神病床のみを有する病院を除く。）のほか，内科，外科，産婦人科，眼科及び耳鼻咽喉科を有する100床以上の病院（特定機能病院を除く。）のことをいう。

出所：第14回社会保障審議会医療部会（平成22年12月2日）資料「病院に関する主な構造設備の基準及び人員の標準」を一部改変。

## Ⅱ 看護組織の基礎

# 保険医療機関

### 1 保険医療機関

保険医療機関とは，厚生労働大臣の指定を受け，公的**医療保険**で診療を受けられる病院，診療所のことである。保険医療機関でなければ，**保険給付**を受けることができないので，医療費は全額自己負担になる。保険医療機関については，健康保険法や国民健康保険法で定められている。保険医療機関では，都道府県知事が登録した保険医が，健康保険法や国民健康保険法などで規定された保険診療を行う。保険医療機関で保険診療を担当するのは，保険医の登録をした医師に限られるので，保険医の登録をしていない医師が診療をした場合は，保険給付はされず，自費診療となる。

### 2 保険医療機関及び保険医療養担当規則（以下，療担規則）

療担規則とは，厚生労働省令であり，保険医療機関や保険医が保険診療を行う上で守らなければならない基本的な規則を具体的に定めたものである。

公的医療保険では，被保険者が病気になったときに，窓口で**一部負担金**を払えば，いつでもどこでも医療機関で療養の給付を受けられる。

保険医が，療担規則に基づいて保険診療を行い，保険医療機関が診療報酬に基づき保険請求を行うことにより保険診療が成立する（図Ⅱ-6）。保険請求されると，社会保険診療報酬支払基金は，適正な審査を行った上で保険医療機関に費用を支払う。

療担規則では，療養の給付の範囲を，以下のように定めている。

▷医療保険
⇨ⅩⅠ-2「医療保険制度」

▷保険給付
被保険者や被扶養者が病気やけがをしたときなどになされる給付のことをいう。保険給付には，医療サービスそのものを給付される現物給付と，現金で提供される現金給付がある。

▷一部負担金
70歳未満の被保険者はかかった医療費の3割を，70歳以上の被保険者は2割（70歳以上75歳未満の人で，1944〔昭和19〕年4月1日以前生まれの人は1割）（現役並み所得者は3割）を一部負担金として医療機関の窓口で支払う。

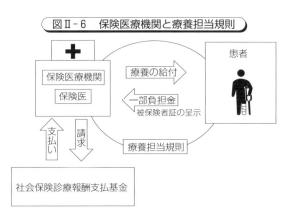

図Ⅱ-6 保険医療機関と療養担当規則

①診察
②薬剤または治療材料の支給
③処置・手術その他の治療
④居宅で療養する上での管理・その療養のための世話・その他の看護
⑤病院・診療所への入院・その療養のための世話・その他の看護

保険医療機関では，上記①〜⑤に入るものは全て，保険診療で行わなければならない。**保険外負担（実費）を求めることができるもの**は，別途，細かく決められていおり，あらかじめ，患者や家族に院内掲示をして知らせておかなければならない。

「病院・診療所への入院・その療養のための世話・その他の看護」とあるように，病院で提供される看護は，入院基本料に含まれており，患者に別途，実費を求めることはできない。付き添い看護は1997年に全ての病院において廃止された。したがって，家族が付き添う場合は，患者の病状等により主治医が必要と認めた場合や乳幼児の場合で精神的安定，安心，危険防止目的の場合に限られている。

### 3 保険外併用療養制度

日本では，原則として保険診療と保険外診療を併用することはできず，いわゆる混合診療といって，保険診料に加えて保険外診療を同時に受けると全て保険外診療になる。しかし，「保険外併用療養制度」が設けられており，この範囲のものは保険診療と併用できる（**図Ⅱ-7**）。　　　　　　　（任　和子）

▶保険外負担（実費）を求めることができるもの
以下に例をあげる：おむつ代・病衣貸与料・テレビ代・理髪代・クリーニング代等，証明書代・診療録の開示手数料等，在宅医療に係る交通費・薬剤の容器代，インフルエンザ等の予防接種・ニコチン貼付剤の処方等，日本語を理解できない患者に対する通訳料・他院より借りたフィルムの返却時の郵送代等。

図Ⅱ-7　保険外併用療養制度

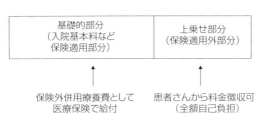

○保険診療との併用が認められている療養
①評価療養
②患者申出療養 ｝保険導入のための評価を行うもの
③選定療養 → 保険導入を前提としないもの

保険外併用療養費の仕組み
［評価療養の場合］

基礎的部分（入院基本料など保険適用部分） ← 保険外併用療養費として医療保険で給付
上乗せ部分（保険適用外部分） ← 患者さんから料金徴収可（全額自己負担）

①評価療養
・先進医療
・治験に係る診療
・薬事法承認後で保険収載前の医薬品，医療機器，再生医療等製品の使用
・薬価基準収載医薬品の適応外使用
・保険適用医療機器，再生医療等製品の適応外使用
②患者申出療養
③選定療養
・特別の療養環境（差額ベッド）
・歯科の金合金等
・金属床総義歯
・予約診療
・時間外診療
・大病院の初診
・大病院の再診
・小児う蝕の指導管理
・180日以上の入院
・制限回数を超える医療行為

出所：厚生労働省資料（http://www.mhlw.go.jp/file/06-Seisakujouhou-12400000-Hokenkyoku/0000118805.pdf）を基に作成。

# Ⅱ 看護組織の基礎

## 5 看護職が働く場

### 1 看護職が働く場

看護職が働く場は，医療提供施設ばかりではなく，訪問看護ステーションや，介護保険施設，社会福祉施設，保健所，市町村，企業，大学など，保健，医療，福祉の多岐にわたる。

表Ⅱ-1に，医療・福祉・保健の3つの分野に分けて，看護職の働く場の例を示した。この表からも理解できるように，看護職が最も多く働いているのが医療分野である。ここでは，医療法と診療報酬の2つの枠組みで安全で良質な看護サービスが提供されている。また精神病院や結核療養所などは精神保健福祉法や感染予防法によっても，看護配置が定められている。

一方の福祉分野では働く看護師は少ないが，看護師の配置のみが法律で規定されている。今後も活動の範囲が広がる分野である。

さらに保健分野は，地域保健法に基づき，保健師活動が行われており，医療・福祉にまたがった活動が今後ますます重要となっている。

このように看護の業務範囲は広く，看護職が働く場も幅広いが，特に同じ病院の中でも，患者の機能障害(呼吸器，循環器，栄養他誌や，脳・神経など)や病気の段階によって，働く場の特徴は全く異なる。成長発達段階では，周産期から乳幼児期，小児期，青年期，成人期，高齢者まで，また健康レベルでは，健康な段階から，急性期，回復期，慢性期，**エンドオブライフ**期を経て，看取りまでである。

### 2 看護職の就業者数の推移

表Ⅱ-2に，1996年から10年ごとの看護職の就業者数の推移を示した。

まず，その総数は，約98万人・約121万人・約151万と増え，20年で63万人も増加した。病院で働く看護職が最も多いのは1996年から2014年まで同じ傾向であるが，総数に占める割合は，72.6%・66.2%・63.7%と減ってきている。一方，**訪問看護**ステーションで働く看護職は1996年には7921人（0.8%）であったが，2014年には4万446人（2.7%）と増えている。

一方で，看護師の免許を保持しているが様々な理由で働いていない潜在看護職員数（免許保持者数から64歳以下の就業者数を減じたもの：平成22年末推計：厚生労働科学研究）は約71万人といわれている。

▶エンドオブライフ
1990年代から，アメリカやカナダで高齢者医療と緩和ケアを統合する考え方として使われるようになった。緩和ケアはガンやエイズを対象としたものという理解があり，ガンのみならず認知症や脳血管障害など広く高齢者の疾患を対象としたケアを指すために用いられるようになった。日本語にすると「人生の最終段階」が近い。また，「終末期」「ターミナル期」とも似た概念である。
▶1 ⇨ⅩⅡ-6「看護職員需給見通し」
▶訪問看護ステーション
⇨ⅩⅡ-5「在宅看護」
▶2 今後，少子化にともない看護師としての従事者数が不足するといわれる今日，社会保障制度改革推進法第4条に基づき，地域における医師・看護職員等の確保および勤務環境の改善などに係る施策として離職時にナースバンクなどへの届け出が義務化されるなど，対策が検討されている。

表Ⅱ-1　看護職の働く分野と場，法律

| 分野 | 医療 | 福祉 | 保健 |
|---|---|---|---|
| 場 | 病院<br>　特定機能病院／地域医療支援病院／救急救命センター／回復期リハビリテーション病院／がんセンター／ホスピス／精神病院／結核療養所／産科病院／集中治療室／新生児集中治療室／地域包括ケア病棟<br>介護療養型医療施設<br>介護老人保健施設<br>診療所<br>助産所<br>訪問看護ステーション　　など | 介護老人福祉施設<br>養護老人ホーム<br>軽費老人ホーム<br>老人福祉センター<br>老人介護支援センター<br>グループホーム<br>重症心身障害児（者）施設<br>高齢者サービス付き住宅<br>児童福祉施設<br>児童相談所<br>保育所　　　　　　など | 保健所<br>市町村保健センター<br>企業・事業所<br>母子保健センター<br>精神保健福祉センター<br>健康管理センター<br>健診センター<br>学校保健室<br>企業保健室　　　など |
| 法律 | 医療法，健康保険法，精神保健福祉法，感染予防法　など | 児童福祉法，老人福祉法，障害者自立支援法，生活保護法　など | 地域保健法，健康増進法，精神保健福祉法，感染症予防法，労働安全衛生法，児童虐待法　など |
| | 介護保険法 | | |

表Ⅱ-2　看護職の就業者数の推移

（単位：人，％）

| | | 1996（平成6）年 | | 2004（平成16）年 | | 2014（平成26）年 | |
|---|---|---|---|---|---|---|---|
| | 総数 | 984,092 | (100) | 1,210,633 | (100) | 1,509,340 | (100) |
| 医療 | 病院 | 714,428 | (72.6) | 800,774 | (66.2) | 961,113 | (63.7) |
| | 診療所 | 174,896 | (17.8) | 216,042 | (17.9) | 254,216 | (16.8) |
| | 助産所 | 2,539 | (0.3) | 1,739 | (0.1) | 1,915 | (0.1) |
| | 訪問看護ステーション | 7,921 | (0.8) | 26,434 | (2.2) | 40,446 | (2.7) |
| 福祉 | 介護保険施設等* | 13,181 | (1.3) | 83,972 | (6.9) | 137,449 | (9.1) |
| | 社会福祉施設 | 18,046 | (1.8) | 14,060 | (1.2) | 25,799 | (1.7) |
| 保健 | 保健所 | 11,122 | (1.8) | 8,894 | (0.7) | 8,634 | (0.6) |
| | 市町村 | 15,641 | (0.9) | 30,724 | (2.5) | 36,164 | (2.4) |
| | 事業所 | 1,475 | (0.2) | 7,626 | (0.6) | 11,816 | (0.8) |
| | 学校 | 1,259 | (0.1) | ― | | ― | |
| その他 | 学校・養成所 | 10,031 | (1.0) | 13,381 | (1.1) | 18,385 | (1.2) |
| | その他 | 13,553 | (1.4) | 6,987 | (0.6) | 13,403 | (0.9) |

（注）＊「介護保険施設等」とは，「介護老人保健施設」，「指定介護老人福祉施設」，「居宅サービス事業所」及び「居宅介護支援事業所」をいう。

出所：厚生労働省統計情報部　「衛生行政報告例」より集計。

## 3　今後の発展

　新しいアイデアで，地域にアウトリーチし，起業する看護職も誕生している。**特定非営利活動法人**（NPO法人），株式会社など，運営方法も様々である。例えば，看護職が立ち上げた例として，NPO法人では「がんになった人とその家族や友人がとまどい孤独なとき，自分自身の力を取り戻すための場」として立ち上げられたマギーズ東京（http://maggiestokyo.org/）がある。株式会社ではワンコインでの血糖測定を街角ではじめたケアプロ（http://carepro.co.jp/）の例がある。また，地域にアウトリーチしているコミュニティナース育成プロジェクト（http://community-nurse.com/）もユニークな活動である。そのような場においても，看護職としての知識や技術を活用して，少子高齢化・人口減少社会を豊かにできる可能性がある。

（任　和子）

▷3　⇨ Ⅴ-12「看護師のアントレプレナー」

▷**特定非営利活動法人**
　特定非営利活動とは，保健・医療・福祉や社会教育，まちづくりの推進を図るなどの分野に該当する活動で，不特定かつ多数のものの利益に寄与することを目的としたものである。法人格をもつことによって，法人の名の下に取引等を行うことができるようになり，団体に対する信頼性が高まる（内閣府NPOホームページ）。

## II　看護組織の基礎

# 6　在宅医療と看護

### ① 在宅医療と訪問看護

　在宅医療は，一般的には患者の居宅で行われる医療である。したがって，入院・外来医療に加えて第3の医療ともいわれる。この在宅医療の中で医師が患者の居宅（自宅や親類の家，サービス付高齢者住宅，老人ホームなど）に出向いて行う診療が**訪問診療や往診**である。看護師が居宅で行う看護が**訪問看護**であり，看護師や理学療法士などが居宅で行うリハビリテーションが訪問リハビリテーションである。

### ② 在宅医療の推進に関する各種制度の変遷

　以下，在宅医療の推進に関する各種制度の変遷を主要な法令を中心にたどってみる。まず，1982年に老人保健法が制定され，自治体が高齢者に行っていた訪問看護が「訪問指導」に，医療機関が退院患者に行っていた看護は「訪問看護」として位置づけられた。その後，1986年に診療報酬において，「寝たきり老人訪問診療料」が新設されたことにより，制度として訪問診療の概念が明確になった。また，同年各種の**指導管理料**が新設された。なお，これより前，1980年に「インスリン自己注射指導管理料」が新設され，患者のインスリン自己注射が保険適応になっており，これにより制度として病院外での治療が可能となったのである。

　続いて1991年に老人保健法が改正され老人訪問看護ステーションが創設，翌年1992年の医療法改正（第2次）において，「居宅」が医療提供の場として位置づけられた。

　その後も，1994年の健康保険法改正，2000年の介護保険法施行と大きな制度の導入が続き，以降は医療保険と介護保険の両輪で在宅医療と看護・介護が発展し，在宅での多職種での医療提供の体制が整備された。

　2014年には，**医療介護総合確保推進法**が施行され，都道府県が地域医療構想を策定することになった。今後高齢化が進展し，医療・介護の需要が増大していく中で，良質かつ適切な医療を効果的・効率的に提供する体制を構築するために，医療機能の分化・連携を進め，在宅医療及び介護の提供体制を充実させていくことが目指されている。**地域包括ケアシステム**の構築に向けた施策が急速にすすんでおり，その中心が在宅医療なのである。

---

▶訪問診療や往診
保険診療では，居宅で行われる医療は，「訪問診療」と「往診」に分かれる。「訪問診療」は計画を立てて定期的に診療を行うものであり，「往診」は急変時など，必要が生じた場合に出向く診療である。

▶訪問看護
⇨ XII-5「在宅看護」

▶指導管理料
診療報酬点数表（医科）では，特掲診療料の第2部「在宅医療」の第2節に「在宅療養指導管理料」がある。さらに，1992年には，「在宅療養指導料」が新設された。これは，各種指導管理料を算定している患者に，看護師または保健師が在宅療養上必要な指導を外来で30分以上かけて，個別に指導を行った場合に算定されるものである。これに基づいて，各病院では看護職による相談外来が行われている。なお，訪問看護も，この第2部「在宅医療」に含まれる。

▶医療介護総合確保推進法
2014年に成立した「地域における医療及び介護の総合的な確保を推進するための関係法律の整備等に関する法律」のこと。医療法や介護保険法など19の法案をとりまとめたもの。

▶地域包括ケアシステム
⇨ XII-5「在宅看護」

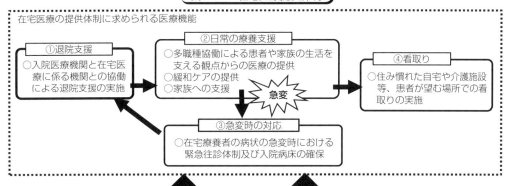

図Ⅱ-8　在宅医療提供体制

出所：「在宅医療の推進について」2013年6月28日第98回市町村セミナー（http://www.mhlw.go.jp/bunya/shakaihosho/seminar/dl/02_98-01.pdf）を基に筆者作成。

## 3　これからの在宅医療提供体制

　2018年度は，第7次医療計画と第7期**介護保険事業計画**，および**地域医療構想**により各都道府県で策定された施策がスタートする年である。これまでは入院によって提供していた医療・看護が，居宅へと大きくシフトする。したがって地域で療養生活を送る人々が膨大になることが予測される。

　これに向け，2013年に厚生労働省より**在宅医療の体制構築に関する指針**が提示されており，「在宅医療において積極的役割を担う医療機関」と，「在宅医療に必要な連携を担う拠点」を医療計画に位置づけることを推奨している。**図Ⅱ-8**は，この指針に基づいて描かれた在宅医療提供体制のイメージである。

　在宅医療提供体制に求められる医療機能は，①退院支援，②日常の療養支援，③急変時の対応，④看取りの4つにまとめられている。退院支援が適切に行われることにより，住み慣れた自宅で生活を重視した医療や緩和ケアを提供することが可能となる（①退院支援）。また，慢性疾患や障害を持ちながらも安心して家で過ごすには，病状の重症化や症状悪化の場合にすぐに医療を受けることができ（②日常の療養支援），必要時は入院できる仕組み（③急変時の対応）が不可欠である。さらに，最期の時までその人らしく過ごし，安寧の中で亡くなることができるように看取りの体制（④看取り）も求められる。この①～④がうまく機能するために，療養生活支援の専門家としての看護職の活躍が期待される。

　療養生活支援の専門家とは，在宅医療のニーズの拡大と訪問看護の需要の高まりを背景として，とりまとめられた「新たな看護のあり方検討会報告書」（2003年，厚生労働省）において，看護職の立ち位置は「療養生活支援の専門家」と表現された。

（任　和子）

▷**介護保険事業計画**
介護保険法では，3年ごとに介護保険事業計画の策定が義務づけられており，地方自治体が策定する。要介護高齢者などの実態の把握，現行のサービス利用者の調査を行った上で策定される。

▷**地域医療構想**
各都道府県は，2025年の医療需要の将来推計や，病床機能報告制度で集積された情報をもとに原則2次医療圏を単位とする区域ごとに目指すべき医療提供体制を示し，これをその実現のア計画を2018年3月までにまとめる。
厚生労働統計協会「都道府県における地域医療ビジョン及び医療計画の策定にかかる課題に関する研究会」報告書　http://www.hws-kyokai.or.jp/images/top/shinchaku/chiikihou-honbun.pdf

▷**在宅医療の体制構築に関する指針**
厚生労働省　http://www.mhlw.go.jp/seisakunitsuite/bunya/kenkou_iryou/iryou/zaitaku/dl/h24_0711_03-01.pdf　参照。

## Ⅱ 看護組織の基礎

# 看護行政組織

### 1 厚生労働省の看護行政

日本の看護制度の構造は，①制度の根幹をなす資格制度，②看護職の量を確保する制度，③看護サービスの提供を規定している種々の分野の制度，から成り立っている。①は保健師助産師看護師法を中心として看護職員の資質の向上をはかり，②は看護師等の人材確保の促進に関する法律を中心とした看護職員の量的確保である。③には，医療法や地域保健法，介護保険法，健康保険法など保健，医療，福祉のそれぞれに根幹となる法令がある。このような法令に基づいて，国と地方公共団体が行う活動が**看護行政**である。

国の**看護行政の目標**は，日本全体の看護サービス提供の仕組みを変革し，看護職員の資質を発展させることを通じて国民に質の高い看護サービスを届け，国民のQOL（Quality of Life：生活の質）向上に貢献することである。すなわち，看護行政は，看護制度を創設・改変していく看護政策を担っている。

国レベルで看護行政を担っているのは，厚生労働省である。その中でも，厚生労働省の医政局**看護課**（図Ⅱ-9）は，「**保健師助産師看護師法**」「**看護師等の人材確保の促進に関する法律**」に関する事務を所掌している。

具体的な業務内容は以下である（厚生労働省組織令，平成13年）。
①保健師，助産師，看護師及び准看護師に関すること。
②看護師等の人材確保の促進に関する法律の規定による看護師等の確保に関すること（指定居宅サービス事業者（訪問看護に係る指定を受けている者に限る。），指定介護予防サービス事業者（介護予防訪問看護に係る指定を受けている者に限る。）及び介護老人保健施設の開設者に対する指導及び助言に関すること並びに職業安定局及び地域医療計画課の所掌に属するものを除く。）。
③国民保護法第91条第１項に規定する外国医療関係者のうち外国において看護師又は准看護師に相当する資格を有する者による医療の提供の許可に関すること。

厚生労働省のホームページには，看護関連施策として，大きく，①看護師等の養成について，②看護職員の確保について，③看護の資質向上のための取組みについて，④助産師関連施策について，に分けて施策が紹介されている。

患者や家族の声を聞き，その視点で政策案を考え，実現可能性のあることからはじめて，各方面からの反応をみながら修正を繰り返すことにより，制度は

---

▶看護行政
田村やよひは，「『看護行政』という用語を厳密に定義しているものはないが，保健師，助産師，看護師および准看護師の身分や教育，業務などに関する法令に基づいて，国と地方公共団体とが行う活動を指している」としている。『看護サービス管理　第４版』「第５章　看護行政の仕組みと看護政策」医学書院，2013年，119頁．

▶看護行政の目標
厚生労働省「看護系技官採用案内2017」（看護課長からのメッセージ）http://www.mhlw.go.jp/general/saiyo/pamphlet-kango.pdf

▶看護課
創設は，1948年７月15日であり，保健師助産師看護師法制定（７月30日）に当たり，この法を施行するために創設された。厚生省という中央官庁に看護課が設置されたということは，看護に関する行政が独立して運営されることとなり，看護行政を発展させる上で意義深いことであった。1956年に統廃合され看護課は一旦廃止になったが1963年に復活した（「保健師助産師看護師法60年史　第３部厚生労働省の看護行政の足跡」日本看護協会出版会）。

つくられる。これからの時代に看護がその役割と機能を発揮する上で，看護行政と各所で働く看護職が連携をとって，仕組みをつくっていくことができる。

▶保健師助産師看護師法
⇨ XIII-1「保健師助産師看護師法，看護師等の人材の確保に関する法律」

## ❷ 看護系技官

厚生労働省には，厚生労働技官として，看護系業務経験をもつ看護系職員の採用があり，看護系技官と呼ばれる。1992（平成4）年以降，看護系技官は増員が図られ，2004（平成16）年度より地方厚生局が設置されて，現在は50人を超える看護系技官が，医政局看護課を中心に各所に配置されている（図Ⅱ-9）。厚生労働省や地方厚生局以外にも，国立研究開発法人日本医療研究開発機構，独立行政法人医薬品医療機器総合機構，独立行政法人地域医療機能推進機構などに配属されている。また，都道府県の管理的ポストへの人事交流も行われている。看護系技官の人事については，看護課長が統括している。

このように，看護系技官は，広範囲に活動しており，事務官，医系技官などと協働し，制度の創設や改善に取り組んでいる。

▶看護師等の人材確保の促進に関する法律
⇨ XIII-1「保健師助産師看護師法，看護師等の人材の確保に関する法律」

## ❸ 地方公共団体の看護行政

地方公共団体の看護行政は，都道府県や市町村レベルによって部課は異なり，健康福祉部健康局医務課や，保健福祉部地域医療推進局医務薬務課など，保健医療福祉などを管轄する部局が担当している。都道府県における看護行政の業務は，看護業務従事者届，保健師・助産師・看護師・准看護師資格や試験に関すること，准看護師試験の実施，准看護師の行政処分，専任教員養成講習会，各種補助金交付などである。

地方公共団体の看護行政は，各都道府県における制度の創設と改変を担うものであり，地域包括ケアシステムにおいて中心となる時代においては，その活動が今後ますます重要となる。　　　　　　　　　　　（任　和子）

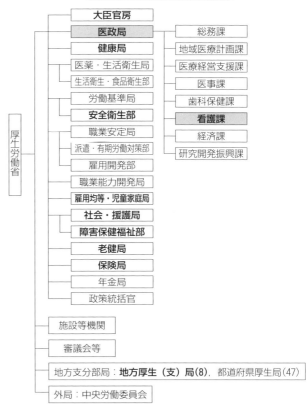

図Ⅱ-9　厚生労働省組織図

（注）太字の各部局に属する各課などに看護系技官が配置されている。
出所：厚生労働省組織図（平成28年7月1日現在）より抜粋，一部修正。及び「厚生労働省看護系技官採用案内2017」を参照。

## Ⅱ 看護組織の基礎

# 職能団体

### ▶国際看護師協会（International Council of Nurses：ICN）
1899年設立。世界初で最大の国際的な看護専門職能団体である。133協会（2016年1月現在）が加盟し、看護、看護師及び健康の向上を推進し、質の高い看護、堅実な世界的保健政策及び看護の知識の発展を目指している。ICN本部は、スイスのジュネーブ。

### ▶国際助産師連盟（International Confederation of Midwives：ICM）
1919年に国際助産師連合として発足し、1954年に国際助産師連盟となった。2014年6月時点で、102カ国・地域、116協会が加盟。ICMは出産を迎える女性一人ひとりが、新生児と共に助産師のケアを受けられる世界を目指している。

### ▶総合看護
GHQの看護改革の基本となっていた、病気をもつ人に限らず、全ての人々の健康の保持増進に向けて総合的に看護をするという考え方である。この考え方のもと、別々な規則で規定されていた産婆・看護婦・保健婦を看護職として統合することが模索された。

### ▶看護職の再就業支援
1992年に制定された「看護師等の人材確保の促進に関する法律」には、看護職の確保対策としてナースセンターの設置が定められてい

## 1 看護における職能団体

職能団体とは、弁護士や、医師、薬剤師、看護師など、専門的技能をもつ専門職が、自らの専門性の維持・向上を図るとともに、専門職としての待遇や利益を守り、改善するための組織である。専門職能団体ともいわれ、自律した専門職として社会で活動するために必要なものである。

医療では、日本医師会、日本薬剤師会などがあり、看護においては、日本看護協会、日本精神科看護協会、日本助産師会などがある。

このうち、日本看護協会は、保健師・助産師・看護師・准看護師が自主的に会員となり運営する、日本最大の看護職能団体であり、47都道府県看護協会と連携して活動する全国組織である。会員数は約70万人であり、就業看護職者の約半数である。

看護における国際的な職能団体として、**国際看護師協会**や、**国際助産師連盟**があり、日本看護協会はこれらに加盟し、国際的にも活動している。日本看護協会の会員は、同時にどちらかの会員となり、それぞれの活動に参加できる。

## 2 日本看護協会の基本理念と事業

日本看護協会は、1946年にそれまでの「日本保健婦会」「日本産婆会」「日本帝国看護婦協会」の3つの団体が統合して設立された。統合は、戦後の占領期の看護改革において、看護職を1つのものとしてとらえる**総合看護**の考え方に基づいたものであった。当初は「日本産婆看護婦保健婦協会」という名称であったが、1951年に日本看護協会となり、2011年に公益社団法人となった。

具体的な活動は、医療安全対策、業務基準や行動指針の作成・普及、教育研修の実施、日本看護学会学術集会の開催、**看護職の再就業支援**、DiNQL（労働と看護のデータベース）、看護職賠償責任制度など多岐にわたる。さらに、政府の審議会や検討会など政策決定の場に参画し、国会議員や厚生労働省に対する要望を行うなどの、政策提言や意見表明も重要な活動である。

## 3 看護業務基準

日本看護協会は、看護職能団体として看護職の行動指針となる**看護者の倫理綱領**と、看護職の責務を明示した看護業務基準を公表している。

看護業務基準は1995年に日本看護協会の業務委員会によって作成された。その後20年を経た現在，看護業務基準は，各施設の看護基準・看護手順・マニュアル類の作成と改定，教育研修，看護実践を評価する基準として広く活用されてきた。2016年の改定では，看護職の活躍の場は病院のみならず地域へと広がり，多様化していることから，働く場を問わず使える表現になった。

　看護業務基準（2016年改定版）は，「看護実践の基準」と「看護実践の組織化の基準」の２つで構成されている。「看護実践の基準」は，看護実践の責務・看護実践の内容・看護実践の方法に分けられている。看護実践の責務の１項には，「全ての看護実践は，看護職の倫理綱領に基づく」と明記され，「看護者の倫理綱領」を行動指針として看護を実践することが述べられている。さらに，看護実践の組織化の基準には，継続的かつ一貫性のある看護を提供するために，組織化された看護集団が必要であり，組織は理念を明示する必要があると述べている。その上で，組織化と運営は看護管理者によって行われるものと定められている。続いて，看護管理者の業務について「環境と看護職員の処遇の整備」「資源管理」「看護実践の評価と質保証」「教育的環境の提供」をあげている。

## ❹ クリニカルラダー

　クリニカルラダーは，看護職の看護実践に必要な実践能力を段階的に示したものであり，看護職の能力開発・評価のシステムとして用いられる。はしご（英語ではラダー）を登るように看護実践能力を一段ずつ上げていくことから，**クリニカルラダー**と呼ばれる。

　日本看護協会は，2012年に「助産実践能力習熟段階（クリニカルラダー）」を公表した。これは，**助産実践能力習熟段階（クリニカルラダー／CLoCMiP）レベルⅢ認証制度**へと発展した。

　看護師においても，あらゆる施設や場で看護師の実践能力を客観的に評価でき，全国標準の指標となりうる，「看護師のクリニカルラダー（日本看護協会版）」が公表され（2016年），普及が図られている。ここでは，看護実践能力の核として必要な力を，「ニーズをとらえる力」「ケアする力」「協働する力」「意思決定を支える力」の４つで示し，レベルⅠ～Ⅴの５段階が設定されている。

　すでに多くの施設でクリニカルラダーが導入されているものの，ラダーの内容やレベルの基準は施設ごとに異なり，働く場が変わると，それまで登ったはしごから違うはしごに乗り換える必要が生じ，リセットせざるをえないことが課題であった。今後はあらゆる場で働く看護師の能力評価への活用，ラダーに応じた役割や適切な処遇への活用等に活かすことが期待される。　（任　和子）

る。これに基づき，日本看護協会は厚生労働省より指定され，中央ナースセンターの運営をしている。また，都道府県看護協会は，各都道府県知事により指定され，都道府県ナースセンターの業務を行っている。具体的には，無料職業紹介事業や離職時の届出事業，再就業支援研修などを行っている。⇨ⅩⅡ-6「看護職員需給見通し」，ⅩⅢ-1「保健師助産師看護師法，看護師等の人材の確保に関する法律」

▷ DiNQL
2012年よりスタートした，看護管理者のデータマネジメントの取り組み（PDCAサイクル）を支援する仕組みである。看護をデータ化し，ベンチマーク評価を行うITシステムを提供している。2016年度は，583病院4964病棟が参画している。
⇨Ⅸ-4「看護の質評価」

▷看護者の倫理綱領
⇨Ⅳ-3「専門職としての看護」

▷クリニカルラダー
⇨Ⅴ-10「クリニカルラダー」

▷助産実践能力習熟段階レベルⅢ（クリニカルラダー／CLoCMiP）レベルⅢ認証制度
日本助産評価機構により認証される。この認証制度は，助産実践能力を審査し，一定の水準に達していることを認証するものであり，助産実践能力が一定の水準，つまり助産実践能力習熟段階クリニカルラダーレベルⅢに達していることを評価する仕組みである。

参考文献
公益社団法人日本看護協会
http://www.nurse.or.jp/

# Ⅱ 看護組織の基礎

# 看護組織と関連法規

▷チーム医療
⇨X-2「多職種連携・チーム医療」

▷病棟常駐型チーム医療
近森病院院長の近森正幸氏は、「業務量が膨大となり、アウトカムが求められる時代を迎え、医師・看護師中心の少数精鋭では対応できず、病棟常駐型チーム医療を行うことで病院経営を改善し、医師・看護師ばかりではなく他職種の勤務環境の改善といきいき働くやりがいを高めることができる」と述べている(『国民衛生の動向』2016/2017、231頁)。

▷医療関係者の業務独占の関係
まず医師が行う医行為があり、その一部を看護師が担う診療の補助とされており、多くの医療関係職種はこの診療の補助の一部の医行為を行う者と位置づけられている。医師や看護師の業務法を変更せずに、看護師の「診療の補助」の一部を介助して各医療関係職種が作られている(野村陽子『看護制度と政策』法政大学出版会、2015年、136頁)。
・業務独占:その資格をもっている者しかその行為はできない。
・名称独占:その資格をもっている者しかその名称を使ってはならない。

▷診療報酬上の施設基準
⇨Ⅱ-4「保健医療機

## 1 病院で働く専門職

医療の高度化や高齢社会化により、病院の業務量は膨大になっている。特に急性期病院では、医師や看護師の過重労働が課題となっており、**チーム医療**に期待がかかっている。従来の病棟業務は全て看護職が担うことは不可能となっているため、**病棟常駐型チーム医療**が必要であるともいわれている。

チーム医療を担う専門職は、その種類も数もますます増加している。従来は、病棟は医師と看護師が中心に働いており、それを支援する形式で多職種が存在していた。例えば、薬剤については、薬剤部から病棟に運ばれた後は薬剤師が関与することはなかった。現在では、病棟担当の薬剤師が配置されていることが当たり前となった。患者の持参薬管理や病棟配置薬の管理、救急カート内の薬剤確認や麻薬の管理など、病棟での薬剤業務は看護師の手を離れるようになっている。栄養管理やリハビリテーションも同様である。

これらはますます進展すると予測できる。どの業務を他職種に委譲し、看護職は何をする必要があるかを、病院や病棟の機能によって考え、看護業務を構築しなければならない。そしたがって、チームで協働する他職種の資格の特徴を知ることが不可欠である。

表Ⅱ-3に国家資格をもつ医療関係職種の業務内容と法律を示した。また、図Ⅱ-10では医療施設における業務にかかわる法律の中に、**医療関係者の業務独占**の関係を図示した。

## 2 医療施設における業務にかかわる法律

医療施設であっても、職員の採用や人事制度、昇進・昇格、勤務時間管理などの労務管理については、一般の労働者と同じである。医療施設における専門職の配置は、医療法や**診療報酬上の施設基準**に従って配置されている。しかし、患者数や重症度によって日々の看護量が異なるため、需要と供給のバランスをとることが難しい。また、病院は24時間稼働しており、看護職は交替制勤務をとっている。休憩時間がとれるような人員配置と環境整備が重要である。

(任 和子)

## 表Ⅱ-3 国家資格をもつ医療関係職種の業務内容と法律

| 職種 | 業務内容 | 法律 | 制定年 |
|---|---|---|---|
| 医師 | 医療及び保健指導 | 医師法 | 1948 |
| 歯科医師 | 歯科医療及び保健指導 | 歯科医師法 | 1948 |
| 保健師 | 保健指導 | 保健師助産師看護師法 | 1948 |
| 助産師 | 助産又は妊娠，じょく婦もしくは新生児の保健指導 | 同上 | |
| 看護師 | 傷病者もしくはじょく婦に対する療養上の世話又は診療の補助 | 同上 | |
| 薬剤師 | 調剤，医薬品の供給その他薬事衛生をつかさどる | 薬剤師法 | 1960 |
| 診療放射線技師 | 放射線を人体に照射すること | 診療放射線技師法 | 1951 |
| 臨床検査技師 | 微生物学的検査，血清学的検査，血液学的検査，病理学的検査，寄生虫学的検査，生化学的検査，生理学的検査 | 臨床検査技師等に関する法律 | 1958 |
| 管理栄養士 | 傷病者に対する療養のため必要な栄養指導，個人の身体の状況，栄養状態等に応じた高度の専門的知識及び技術を要する栄養指導等 | 栄養士法 | 1947 |
| 理学療法士 | 身体に障害のある者に対し，主としてその基本的動作能力の回復を図るため，治療体操その他の運動を行わせ，電気刺激，マッサージ，温熱その他の物理的手段を加える | 理学療法士及び作業療法士法 | 1965 |
| 作業療法士 | 身体又は精神に障害のある者に対し，主としてその応用的動作能力又は社会的適応能力の回復を図るため，手芸，工作その他の作業を行わせる | 理学療法士及び作業療法士法 | 1965 |
| 言語聴覚士 | 音声機能，言語機能又は聴覚に障害のある者に，言語訓練やそれに必要な検査，及び助言，指導，援助を行う | 言語聴覚士法 | 1997 |
| 視能訓練士 | 両眼視機能に障害のある者に対してその両眼視機能の回復のための矯正訓練及びこれに必要な検査を行なう | 視能訓練士法 | 1971 |
| 義肢装具士 | 義肢及び装具の装着部位の採型並びに義肢及び装具の製作及び身体への適合を行う | 義肢装具士法 | 1987 |
| 歯科衛生士 | 歯牙および航空疾患お予防措置と歯科診療の補助 | 歯科衛生士法 | 1948 |
| 歯科技工士 | 歯科医療の用いる補てつ物，充てん物又は矯正装置を作成し，修理し，又は加工する | 歯科技工士法 | 1955 |
| 臨床工学技士 | 生命維持管理装置の操作及び保守点検を行う | 臨床工学技士法 | 1987 |
| 社会福祉士 | 日常生活を営むのに支障がある者の福祉に関する相談に応じ，助言，指導，福祉サービスを提供する者又は医師その他の保健医療サービスを提供する者その他の関係者との連絡及び調整その他の援助を行う | 社会福祉士及び介護福祉士法 | 1987 |
| 介護福祉士 | 日常生活を営むのに支障がある者につき心身の状況に応じた介護を行い，並びにその者及びその介護者に対して介護に関する指導を行う | 社会福祉士及び介護福祉士法 | 1987 |
| 精神保健福祉士 | 精神障害者の社会復帰の相談，助言，指導，訓練などの援助を行う | 精神保健福祉士法 | 1997 |

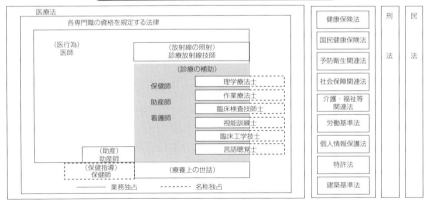

図Ⅱ-10 医療施設における業務にかかわる法律

出所：厚生労働省「医療安全の確保に向けた保健師助産師看護師法等のあり方に関する検討会 第1回資料」(http://www.mhlw.go.jp/shingi/2005/04/s0428-7h.html) を基に作成（2017年2月2日閲覧）。

# Ⅱ 看護組織の基礎

## 10 保健医療福祉の変化と看護

### 1 少子高齢化の進展による人口構造の変化

日本の人口は今後長期的に減少し，少子高齢化が急速に進むことが予測されている。図Ⅱ-11は，2012年時点での国勢調査による人口推移の実績と，将来推計人口である。人口は減少し，2010年には1億2806万人であった総人口は，2030年には1億1662万人と推測されている。人口が減少する一方で，総人口に占める65歳以上人口の割合は23％（2010年）から31.6％（2030年）へと増加し，生産年齢人口は63.8％（2010年）が58.1％となる。このまま出生率が増えず，なんらかの対策がなされなければ，2060年になってもこの傾向は続くという推測になっている。人口構造の変化は，日本社会全般に多大な影響を与えるものと考えられる。

保健医療福祉に関しても，受療率の高まる高齢者が増え，医療や介護のニーズが増えることが推測されるが，それを支える人的資源も財源もないことが大きな課題である。社会保障と税の一体改革（2012年）は，**団塊の世代**が75歳以上となる2025年に向けて，少子高齢化の時代の医療や介護の社会保障のグランドデザインを描いたものであり，それに基づいて社会保障制度改革が動いている。

地域において高齢者を支える仕組みの中心となるのは，**地域包括ケアシステム**であり，病院完結型から地域完結型への転換が進められている。病気の予防から，疾病や障がいを抱えての療養生活支援，重症化予防，人生の最期の時まで安寧に生ききることができるように人々を支援することが看護職にできることである。

### 2 看護の将来ビジョン

**日本看護協会**は，「2025年に向けた看護の挑戦　看護の将来ビジョン」を2015年に公表した。「看護は，対象となる人々を，どのような健康状態であっても，人生を生きる一人の個人として総合的にみる。つまり"疾病"をみる「医療」の視点だけではなく，生きていく営みである「生活」の視点をも持って"人"をみることにその専門職としての価値をおく」と記述されている。したがって，看護職の役割は，医師など他職種と連携して，保健・医療・福祉をつなぐ役割であるといえる。

▶団塊の世代
日本において，第1次ベビーブームが起きた時期に生まれた世代。第二次世界大戦直後の1947（昭和22）年〜1949（昭和24）年生まれを指す。

▶地域包括ケアシステム
⇨ ⅩⅢ-4「地域医療連携と地域包括ケアシステム」

▶日本看護協会
⇨ Ⅱ-8「職能団体」

▶2025年に向けた看護の挑戦　看護の将来ビジョン
https://www.nurse.or.jp/home/about/vision/

II-10 保健医療福祉の変化と看護

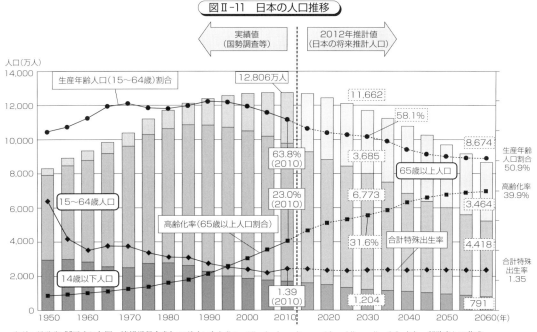

図II-11 日本の人口推移

出所:総務省「『平成24年版 情報通信白書』のポイント」(http://leader.jp-unite.com/shoushikoureika-2/) より一部改変して作成.
資料:総務省「国勢調査」及び「人口推計」, 国立社会保障・人口問題研究所「日本の将来推計人口(平成24年1月推計):出生中位・死亡中位推計」(各年10月1日現在人口), 厚生労働省「人口動態統計」.

### 3 保健医療2035

　厚生労働省は,「未だかつて誰も経験したことのない少子高齢社会を乗り越え, 日本が更に発展し, 世界の成熟をリードすることで尊敬を集めるための新たなビジョンを国内外に向けて提示し, その具体的な改革を進めていくための方向性を示す提言」として,「**保健医療2035**」を2015年に公表した.

　そこには, 2035年までに必要な保健医療のパラダイムシフトは,「インプット中心から患者にとっての価値中心へ」「行政による規制から当事者による規律へ」「キュア中心からケア中心へ」「発散から統合へ(関係するサービスや専門職・制度間での価値やビジョン共有)」であると記載されている. 保健医療福祉の変化は, パラダイムシフトを意味するものであり, このような次の時代を担う看護職の養成を志向する必要がある.

　既成概念にとらわれず, 新しい時代を切り拓く人材を育てることが求められている.
　　　　　　　　　　　　　　　　　　　　　　　　　　　　(任　和子)

▶保健医療2035
基本理念には, 以下が含まれている. ①将来世代も安心, 納得ができ, 健康水準に差を生じさせず, 医療サービスの価値に応じた評価が行われる. ②必要十分なセーフティネットと, 保健医療への参加を促す仕組みによって社会から取りこぼされる人々を生じさせない. ③保健医療を我が国の国力の柱として, 地球規模の課題解決を主導し, 国際社会との協働の下で, 平和と繁栄の中で共生できる世界を構築する. http://www.mhlw.go.jp/seisakunitsuite/bunya/hokabunya/shakaihoshou/hokeniryou2035/

# コラム-3

# メディカルツーリズムと看護

## ○日本における外国人の増加と医療

　日本は国際色豊かになり，身近にも外国人が増えてきている。法務省入国管理局の調べによると，2009年末には，リーマンショックの影響により前年の222万人から3万人減と過去初めて在留外国人数が減少し，その後2011年の東日本大震災の影響でさらに減少傾向が続き203万人となったが，2013年末からは再び増加に転じた。2015年12月末現在の外国人在留者数は223万2189人と過去最高を更新し，日本国総人口（約1億2696万人）の約1.76％を占めている。この背景として，グローバル化の加速や少子高齢化に伴う労働力不足による外国人労働者の増加があげられる。日本における外国人数の増加に伴い，今後医療施設における外国人患者への対応件数も増加していくことが推察される。しかし，病院の外国人の受け入れ体制は，「言語」「文化」「生活習慣」「無保険や医療費」「制度・体制上」「医療通訳者の配置」などに課題があり，今後整備をしていく必要がある。

## ○メディカルツーリズムとは

　メディカルツーリズムは，簡単にいうと「患者が医療を求めて他国に移動すること」である。発展途上国の富裕層が先進国の進んだ医療を受診しに行く場合と，先進国の国民がその国の何らかの医療制度の問題によって他国に医療を受診することなどがある。メディカルツーリズムの考え方は，国の動きとしても活発になされている。

　経済産業省は，サービス・ツーリズム（高度検診医療分野）研究会，国際メディカルツーリズム調査事業を行うなど，医療を産業として位置づけ，日本の優れた医療技術を発信することの意義を述べ，メディカルツーリ↗

ズムを推進している。また，観光庁は，インバウンド（訪日外国人旅行）医療観光事業化調査を行い，その実証実験が進んでいる状況であり，医療ビザが解禁となったことからますます外国人患者が増加することが期待される。2016年の訪日外国人旅行消費額（速報）は3兆7476億円（前年比7.8％増）で，年間値の過去最高となったことから，外国人が医療にかかる可能性も高くなると予測される。現在，日本の医療機関が旅行業者と連携し，人間ドックや高度な先進医療のメディカルツーリズムを行うケースも増えている。

### ◯外国人患者受け入れ医療機関認証制度（JMIP）

国際化社会を迎えた今日，日本に在住する外国人，日本を訪れる外国人を受け入れる医療機関の体制整備が求められ，厚生労働省が2011年度に実施した「外国人患者受入れ医療機関認証制度整備のための支援事業」を基盤に外国人患者受け入れ医療機関認証制度（JMIP）が構築され，日本国内の医療機関に対し，日本人とは異なる文化・背景等に配慮した外国人患者の受入れ体制の整備がなされている。

### ◯外国人患者と看護

外国人患者の受け入れに際しては，文化の違いによる看護の課題，患者の不安や戸惑いや支払いに関するトラブルなどがあると報告されている。外国人患者が安心して受診できるようにするためには，看護師は，外国人患者が日本とは異なる文化や医療制度の中で生活してきた人であることを認識し，多言語に対応できるよう支援体制を整えることはもちろんだが，文化・国民性に配慮した環境の整備や治療の説明，苦痛・不安などへの対応が迫られる。

（勝山貴美子）

# 第 2 部 個人レベルの組織論

## guidance

　マネジメントという言葉は「管理する」「(ヒトを)コントロールする」というイメージをもたれやすいが,「(困難なことを)何とか成し遂げる」「取り扱う」「世話をする」といった意味ももつ。むしろ主たる意味は,ヒトを大切に活かし難題をクリアすることにあり,「管理」したり「コントロール」したりすることはその手段の1つにすぎない。看護職が従事する組織は多様な価値観や文化,習慣をもつ人々で構成されている。医師や看護師をはじめとした専門職もいれば非専門職の従業員もいる。非正規雇用者や外部委託業者もいれば外国人労働者もいるかもしれない。管理者はこうした様々な人々の違いを活かし,組織目標の達成を目指すことが求められている。第2部では,「ヒトを活かすとはどういうことか」に焦点を当てて,関連する理論やトピックスについて解説する。

## Ⅲ　モチベーション

# 1　科学的管理法から人間関係論

### 1　モチベーションとは

モチベーション（motivation）と聞くと，「やる気」という言葉を連想する人が多いかもしれない。正確には，日本語では「動機づけ」と訳される。単純に「やる気」という意味ではなく，いかにして人が「やる気」を出し，行動につながるかというプロセスを意味する言葉である。

モチベーションは，目標（報酬や評価など）によって人の欲求が刺激され，それが行動へつながるという仕組みになっている。人に刺激を与える，目標となるようなもののことを「誘因（incentive）」と呼び，それに対して，内側から，人を行動に駆り立てる欲求のことを「動因（drive）」と呼ぶ。仕事におけるモチベーションは，ワーク・モチベーション（work motivation）と呼ばれ，産業組織心理学などの分野を中心に，多くの研究がなされてきた。

### 2　科学的管理法

ワーク・モチベーションに関連する研究が本格的に発表されるようになったのは，20世紀初め頃だといわれる。その中で有名なのが，**テイラー**による科学的管理法である。しかし，科学的管理法はあくまでも，組織のために労働者のパフォーマンスを最大限に引き出すにはどうすべきか，という点について，マネジメント（管理）の立場から検討されているものであった。

このような考え方が出てきた背景には，当時の労働者の怠業（soldiering）の問題が存在する。テイラーは，怠業の原因の1つとして，「マネジメントの仕組みには欠陥があるため，働き手が自分の最大の利益を守るためには，仕事を怠けたり作業のペースを落としたりせざるをえない状況が生じている」（テイラー，2009，16頁）点を指摘した。このように，マネジメントに問題があり，組織全体に怠業が広がってしまうことを組織的怠業と呼ぶ。

組織的怠業を防ぐため，テイラーは管理法の一環として，新たな賃金制度を提案した。その制度は，日々の仕事に関して作業量や作業時間の標準を設定し，標準量を達成できた労働者には，出来高給の単価が上乗せされるという仕組みであった（テイラー，1969，106頁）。標準量を超えるか否かで出来高給の単価が異なるため，差別的出来高給制度などと呼ばれる。ここで重要なのが，作業量や作業時間の標準をどのように設定するかという点である。この制度では，パ

---

▶ **テイラー**（Taylor, F. W., 1856-1915）
米国の技術者ならびに経営学者。技術職や工場管理への従事を経て，科学的管理法の研究を行った。

▶ **メイヨー**（Mayo, E., 1880-1949）
オーストラリア出身の心理学者。オーストラリアや米国の大学で研究を重ねた後，ハーバード大学の経営学大学院で産業分野の教授を務めた。人間関係論の創始者といわれる。

▶ **モラール**（morale）
「勤労意欲」と訳される。語源は19世紀初頭のフランス軍に由来し，士気の高い軍隊の雰囲気を「モラールが高い」と呼ぶ習慣が生まれた。組織や集団の全体的な雰囲気との関連が強い。

▶1　この結果に関しては，作業者たちが，実験に参加しているという特別な状況の影響を受けて，意欲が高まったのではないかという指摘もある。このことから，実験参加者と観察者との関係性が，実験参加者の行動に及ぼす影響のことを「ホーソン効果」と呼ぶ。

フォーマンスの高い労働者の作業を観察した上で，最も効率の良い方法が検討され，それに沿って標準が決められていた。このように，科学的管理法では，組織の立場からの生産性や効率が優先されていたという特徴がある。

### 3 人間関係論

科学的管理法が発表されてから約20年後に発表されたのが，「ホーソン研究」である。**メイヨー**は1933年に，ウエスタン・エレクトリック社のホーソン工場における実験とその結果を発表している。当初，ホーソン工場での実験は，作業者とその作業に及ぼす照明の効果を検証するために行われていた。ところが，その結果，照明の効果は見られず実験は失敗に終わってしまった。その「興味ある失敗」が刺激となって，その後の実験が展開されていったと，メイヨーは語っている（メイヨー，1967）。

それからの実験は，休憩時間（休憩回数）などの作業条件に焦点を当てて行われた。実験参加者には，観察者の注意が行き届くように，6人（すべて女性）という少人数グループが設定された。他の作業者から離れた作業場となる実験室が用意され，そこで，様々に作業条件を変化させながら，5年ほどにわたって実験が行われた。しかし，その結果，それらの実験的変化とは関係なく，作業者たちの成果は継続的に改善していった。

この実験の結果から，労働の効率は，作業中の物理的変化ではなく，働く人の**モラール**の改善によって向上するのではないかと考えられるようになったのである。さらに，作業者たちへの面接調査を通して，作業における管理や監督の質の良さがモラールに関連することがわかってきた。

そして，その後の実験において，労働者の中に発生する**インフォーマル・グループ**の存在や，その集団がメンバーに対して作業量のコントロールなどの機能をもつことも明らかになった。このように，メイヨーたちの「ホーソン研究」から得られた知見は，人間の労働が，物理的な「誘因」のみによって動機づけられるのではなく，社会的なつながりも重要視していることを示唆したことから，「人間関係論」と呼ばれる。

### 4 内発的動機づけと外発的動機づけ

外部からの報酬によって人の内部にある動因が刺激され動機づけられることを，外発的動機づけと呼ぶ。しかし，人が動機づけられるとき，必ず外部からの報酬が存在するとは限らない。場合によっては，仕事や勉強そのものが楽しくて頑張ろうとするときもある。このように外部からの報酬ではなく，自身の好奇心によって刺激され行動するような場合を，**内発的動機づけ**と呼ぶ。内発的に動機づけられているとき，仕事や勉強そのものは，外的報酬を得るための「手段」ではなく，それ自体が「目的」となっているのである。　　　（大竹恵子）

▶インフォーマル・グループ（informal group）
「非公式集団」と訳される。組織の中で自然発生的に親しくなるような人間関係のことである。それに対して，組織によって枠を決められた部や課，クラスなどのことをフォーマル・グループ（公式集団）と呼ぶ。

▶内発的動機づけ
マレー（Murray, E. J.）は，感性や好奇などの動機を内発的動機と呼び，探索や遊びなどの活動は内発的報酬となるとしている（マレー，1966）。また，デシ（Deci, E. L.）は，内発的動機づけによる行動とは，「人がそれに従事することにより，自己を有能で自己決定的であると感知することのできるような行動」（デシ，1980, 68頁）だとしている。

参考文献
デシ，E. L.／安藤延男・石田梅男訳『内発的動機づけ：実験社会心理学的アプローチ』誠信書房，1980年。
メイヨー，E.／村本栄一訳『〔新訳〕産業文明における人間問題：ホーソン実験とその展開』日本能率協会，1967年。
マレー，E. J.／八木冕訳『動機と情緒』岩波書店，1966年。
テイラー，F. W.／上野陽一訳『科学的管理法（新版）』産業能率短期大学出版部，1969年。
テイラー，F. W.／有賀裕子訳『〔新訳〕科学的管理法：マネジメントの原点』ダイヤモンド社，2009年。

第2部　個人レベルの組織論

Ⅲ　モチベーション

 モチベーションの内容理論

 人間の欲求とは

　人間の欲求には様々なものがある。例えば、空腹やのどの渇き、眠気などのように、生命維持のために必要な欲求もあれば、「誰かと親しくなりたい」「仕事で成果をあげたい」などのように、社会の中で周囲と関わりながら生活することで学習される欲求もある。それでは、具体的に、人はどのような欲求によってモチベーションに影響を受けるのだろうか。

　このように、人間が動機づけられる際の、欲求の中身に焦点を当てた考え方は、モチベーションの理論の中でも、内容理論というグループに分類される。それに対して、動機づけの過程（プロセス）に焦点を当てたモチベーション理論のグループを**過程理論**と呼ぶ。

　内容理論は欲求理論とも呼ばれ、人間を行動に駆り立てる欲求の内容について検討している。代表的な内容理論としては、**マズローの欲求階層説**や**アルダーファーのERG理論**、**ハーズバーグの2要因説**などがあげられる。

▷過程理論
⇨ Ⅲ-4「期待理論」

▷マズロー（Maslow, A. H., 1908-1970）
米国の心理学者。人間が自身の可能性を最大限見出し、自己実現させることによって、心の健康に寄与できるのではないかという考え方から研究を行い、広く産業界からも注目された。

▷アルダーファー（Alderfer, C. P., 1940-2015）
米国の心理学者。マズローの欲求階層説を発展、修正しながら、ERG理論を発表した。

▷ハーズバーグの2要因説
⇨ Ⅲ-3「ハーズバーグの2要因説」

 マズローの欲求階層説

　マズローが提唱した欲求階層説は、内容理論の代表的な例の1つである。マズローはその理論の中で、人間の、5種類の基本的欲求をあげている。

　マズローの理論の特徴的な点は、その5種類の欲求には階層（ヒエラルキー）があると考えたところにある。さらに、この理論では、「階層」には優先順位があり、「より低次の欲求が満たされることで、次の段階の欲求が出現する」ということを繰り返し、最も低次の欲求から最も高次の欲求に至ると主張されている。

　図Ⅲ-1に示したように、マズローがあげた最も低次の欲求、つまり最も優先度の高い欲求が、「生理的欲求」である。これは、先ほど述べた、空腹やのどの渇き、眠気に代表されるような生きるために不可欠な欲求のことである。それに次いで出現する第2の欲求が、「安全の欲求」である。これは、安全や安定を確保したり、恐怖や不安から逃れたり、秩序や法を求めたりする欲求のことである。

　これら両方の欲求が満たされると、第3の欲求である「所属と愛の欲求」が現れる。これは、友人や家族などと愛情に満ちた関係を築いたり、集団の中で

の位置づけを求めたりする欲求のことである。続いて，第4に出現するのが，「承認の欲求」である。これは，しっかりした根拠を伴う自己に対する高い評価や，自尊心，他者からの承認などを求める欲求のことである。

そして，最も高次の欲求が「自己実現の欲求」である。マズローは，これ以前の4つの欲求がすべて満たされたとしても，自分に適したことをしていなければ新たな不満が生じると指摘している。そこで出現するのが自己実現欲求であり，潜在的にもっている能力や才能を実現しようとする欲求のことである。したがってマズローは，この欲求の具体的内容に関しては，個人差が大きいとも指摘している。さらに，この「自己実現の欲求」を「成長動機」と呼ぶのに対し，その他の4つの欲求を「欠乏動機」と呼ぶこともある。

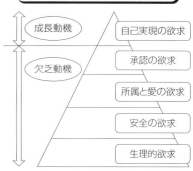

図Ⅲ-1 マズローの欲求階層

出所：マズロー／小口訳（1987）を参考に著者作成。

## 3 アルダーファーのERG理論

アルダーファーも，マズローと同様に，欲求が階層化しているERG理論を提唱した。ERGとは，それぞれの欲求の頭文字をとったものであり，Eは「生存欲求（existence）」，Rは「関係欲求（relationship, relatedness）」，Gは「成長欲求（growth）」のことである。

「生存欲求（E）」は，マズローの理論における「生理的欲求」や「安全の欲求（物質面）」に当たると考えられ，最も低次の欲求である。それより1つ上位にくるのが「関係欲求（R）」で，マズローの理論の「所属と愛の欲求」や「承認の欲求（人間関係）」，さらに「安全の欲求（人間関係）」に対応している。そして，最も高次の欲求が「成長欲求（G）」で，マズローの理論の「承認の欲求（自尊）」や「自己実現の欲求」に当たると考えられる。

ERG理論は，欲求を階層で捉えている点や，自己の成長に関わる要因を最も高次に置いている点などにおいて，マズローの理論と似ているが，一方で，いくつか異なる点がある。それに関してアルダーファーは，次のように指摘している。まずは，マズローの理論で前提とされていた欲求階層の出現に関する絶対的な優先順位について，それが存在するとはいえないこと，そして，より高次の欲求が満たされない場合には，それより低次の欲求が活性化される場合があることなどである（Alderfer, 1972）。

つまり，マズローの理論では，「より低次の欲求が満たされて初めて次の段階の欲求が現れる」とされていたのに対し，ERG理論では，異なる階層の欲求が同時に現れたり，出現する欲求が階層を遡ったりすることもあると考えられている。これらの点において，2つの理論は異なるといえるだろう。

（大竹恵子）

### 参考文献

Alderfer, C. P., *Existence, relatedness, and growth*: *Human needs in organizational settings*, The Free Press, 1972.

マズロー, A. H.／小口忠彦訳『〔改訂新版〕人間性の心理学』産業能率大学出版部，1987年。

第2部　個人レベルの組織論

## Ⅲ　モチベーション

# ハーズバーグの2要因説

### 1　職務満足

人が，仕事そのものや，それに関連する状況に対してもつ，肯定的な感情や態度のことを職務満足という。職務満足は，仕事内容などの「職務特性」や，職場環境や労働条件などの「組織特性」，職場の「人間関係」など，様々な要因によって影響を受ける結果として捉えられる一方で，仕事の継続意図や職務パフォーマンスなどに影響を及ぼす要因としても捉えられている。

後者の考え方に沿ってみると，仕事あるいはその環境に満足していると，それが「仕事を続けよう」「仕事でもっと良い成果を出そう」という意識につながると考えることができる。**ハーズバーグ**が提唱した2要因説は，この考え方に通じる理論である。この2要因説も，モチベーション理論のうちの**内容理論**に分類される。ハーズバーグの理論の興味深い点は，全ての内容に関する満足感が，積極的なモチベーションにつながるとは限らないと考えたところにある。

### 2　ハーズバーグの「2要因」とは

ハーズバーグは，アメリカのピッツバーグにおける約200人に及ぶ技師や会計士への面接調査から，職務満足に影響を及ぼす要因に関して検討した。その結果，職務満足に影響を与える要因と，職務不満に影響を与える要因とは異なる傾向にあることが明らかになったのである。

職務満足の決定要因として際立っていたのは，「達成」「承認」「仕事そのもの」「責任」「昇進」の5つであった。ハーズバーグは，これらが，仕事内容やその達成，それによって得られる承認など，労働者本人の行いと関連の深い要因であることを指摘した上で，より優れた成果をあげることや努力することへ動機づける効果があるとして，「動機づけ要因」と呼んだ。これらの要因の特徴として，ハーズバーグは，個人の「自己が成長している」という感覚につながる可能性があるものだということを指摘している。

一方，職務不満に影響を与えていた要因は，「会社の政策と経営」「監督」「給与」「対人関係（上役）」「作業条件」の5つであった。これらは，労働者が働く周囲の環境などに関連する要因が中心であり，職務満足にはほとんど効果をもたず，職務不満を防止する役目を果たしていることから，ハーズバーグは**「衛生要因」**と呼んだ。

▷ハーズバーグ（Herzberg, F., 1923-2000）
米国の心理学者。労働者のメンタルヘルスに関して研究し，ユタ大学において経営学の教授も務めた。

▷内容理論
⇨ Ⅲ-2 「モチベーションの内容理論」

▷衛生要因
「衛生」という言葉が，医学的用法において「予防と環境」を意味することから，このように名づけられた。

それぞれの要因を**図Ⅲ-2**に示す。この図は，ハーズバーグが行った面接調査において，対象者が仕事に満足感をもっている，あるいは不満足感をもっているときのことを思い出しながら話す中で，それぞれの要因に関する話が登場した度数を百分率度数で表したグラフである。

これらの結果からハーズバーグは，職務満足と職務不満とが，互いに表裏の関係（一次元上の両極端）ではなく，2つの分離した次元にあるものだと考えた。つまり，職務満足の反対は職務不満ではなく，単に「職務満足していない」状態だということである。この考え方をわかりやすく説明するために，ハーズバーグは，職務満足と職務不満の違いを，視覚と聴覚の違いに例えている。視覚において刺激となるのは光であり，音は人の視覚に全く影響を及ぼさない。同様に，聴覚に影響を及ぼす刺激は音であり，光がいくら増減しても，聴覚は刺激されない。

このように，職務満足と職務不満とを一直線上で捉えずに，それぞれ異なる要因によって左右されると結論づけた点が，ハーズバーグの2要因説の独創的な点である。さらに，この理論はその内容から，「動機づけ―衛生理論」とも呼ばれる。

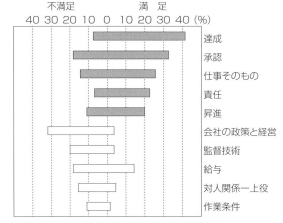

図Ⅲ-2 動機づけ要因と衛生要因の比較

出所：ハーズバーグ（1968）の第1図を参考に筆者作成。

### 3 看護師の「動機づけ要因」と「衛生要因」

ハーズバーグは2要因説に関して，技師や会計士という一部の専門職に対する調査を基礎にしていることから，理論を一般化するためには，別の研究者によって幅広い職業の人に対して実証研究がなされるべきだと考えた。そこで，自身の著書（ハーズバーグ，1968）において，他の研究者による様々な職種を対象とした調査結果を紹介している。

その中に，病院に勤務する看護師（29人）を対象とした調査結果も紹介されている。それによると，動機づけ要因としては，「承認」と「達成」の2つが，衛生要因としては，「会社の政策と経営」と「対人関係（上役）」「作業条件」の3つが挙げられている。

看護師においても，動機づけ要因と衛生要因が異なる傾向は示されているものの，2要因説であげられている全ての要因が見られたわけではない。この理論を，実際の職場で活用するには，その職種ごとの特質も考慮する必要があるのではないかと考えられる。

（大竹恵子）

▷1 アンダーソン（Anderson, F.）のユタ大学での博士論文における調査結果である（ハーズバーグ，1968）。

▷2 ただし，「承認」「達成」「作業条件」の3つは統計的有意ではなく，有意傾向がある程度に止まっている（ハーズバーグ，1968）。

（参考文献）

ハーズバーグ，F./北野利信訳『仕事と人間性』東洋経済新報社，1968年。

## Ⅲ　モチベーション

# 4　期待理論

### 1　内容理論と過程理論

　モチベーションの理論には，内容理論（欲求理論）というグループに分類されるものの他に，過程理論というグループに分類されるものがある。**マズローの欲求階層説**や**ハーズバーグの2要因説**に代表されるような内容理論が，欲求の内容に焦点を当てているのに対し，過程理論は，動機づけの過程（プロセス）に焦点を当てている。

　内容理論では「欲求が生じれば行動が生起する」ということが前提とされている。しかし，時には人は，欲求が生じても，それをすぐには行動に移さない場合がある。過程理論では，欲求が出現してからの行動のプロセス（どのように行動し始め，方向づけ，継続するのか）に着目し，検討されている。代表的な過程理論には，期待理論や**公平理論**，**目標設定理論**などがある。ここでは，その中でも期待理論について紹介する。

### 2　ヴルームによる期待理論

　代表的な過程理論の1つである期待理論は，**ヴルーム**によって提唱された。ヴルームの期待理論において重要なキーワードとなるのが，「誘意性」と「期待」である。

　まず「誘意性」に関して，ヴルームは「ある結果から得られると予期される満足」（ヴルーム，1982，16頁）のことだと述べている。つまり，対象となる行動をして得られる結果が，自身にとってどれほど魅力的かの程度のことだと考えられる。

　そして，同じくヴルームは「期待」に関して，「特定の行為が特定の結果を伴う確率についての瞬時の信念」（ヴルーム，1982，19頁）だと定義している。これは，対象の行動が，自身の求める結果（報酬）につながる確率の程度のことを意味すると考えられる。

　ヴルームの期待理論では，その行動を遂行しようとする力（モチベーションの強さ）は，「その行動がもたらす結果の魅力（誘意性）」と「その行動の結果によって，求める報酬が得られる確率（期待）」の積で表される。さらに，対象となる行動がもたらす結果は1つとは限らないことから，それぞれの結果の誘意性と期待の積の和が，最終的なモチベーションの強さとして考えられる。そ

---

▶マズローの欲求階層説
⇨ Ⅲ-2「モチベーションの内容理論」

▶ハーズバーグの2要因説
⇨ Ⅲ-3「ハーズバーグの2要因説」

▶公平理論
アダムス（Adams, J. S.）によって提唱された理論で，「衡平理論」と表記される場合もある。単なる報酬の量ではなく，努力や貢献に対しての報酬の分配が，周囲の人と比較して公平か否かによって動機づけられるという考え方である。自身の努力や貢献が周囲より報われていないと認識すると，努力量を減らす方向へと動機づけられる。

▶目標設定理論
ロック（Locke, E. A.）やラザム（Latham, G. P.）によって研究された動機づけの理論である。具体的かつ高い目標は，抽象的な目標よりも動機づけを強め，結果的に生産性を高めるという考え方である。

▶ヴルーム（Vroom, V. H., 1932-）
カナダ出身の心理学者で，

れを数式で表すと，以下のようになる。

> 行動しようとする力（モチベーションの強さ）＝Σ（期待×誘意性）

　期待理論の特徴的な点は，行動がもたらす結果の魅力度合いのみではなく，その行動が結果（報酬）につながる可能性との積によって，モチベーションの強さが決定されるということである。その点についてヴルームは，期待あるいは誘意性のいずれかがゼロであるならば，もう一方がどんなに高くても力（モチベーション）の発生には何の効果ももたないと述べている。さらに，その期待や誘意性は，客観的に算出されるものではなく，あくまで個人の主観的なものであることも，期待理論の特徴だといえる。

### ③ ポーターとローラーによる理論の展開

　ポーター（Porter, L. W.）とローラー（Lawler, Ⅲ, E. E.）は，さらに理論に検討を加え，ヴルームが「期待」と呼んだ，対象となる行動が報酬につながる確率を，「努力（effort）→業績（performance）」と「業績→報酬（rewards）」とに分解して考えた。そのモデルを図示したのが図Ⅲ-3である。

　このモデルにおける「期待（努力→報酬）」に関して，ポーターとローラーは，「努力しだいで決まるパフォーマンス（業績）への期待」と「パフォーマンス（業績）しだいで決まる報酬への期待」に分けることができると述べている。仕事の場においては，努力が必ずしも業績に直結するとは限らない。ポーターとローラーのモデルにもあるように，そこには，その個人の能力や特質，担う役割などの影響もあるからである。同様に，期待した業績をあげても，期待しただけの報酬を得られるとも限らない。業種や職種，組織によって，業績がどの程度報酬に影響を与えるかは異なる可能性があるからである。（大竹恵子）

**図Ⅲ-3　ポーターとローラーの理論モデル**

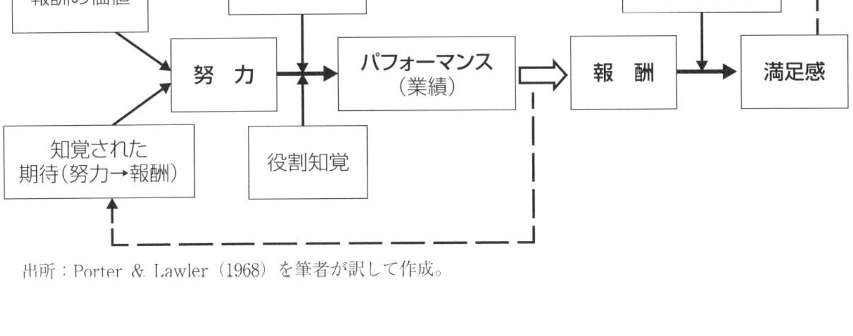

出所：Porter & Lawler (1968) を筆者が訳して作成。

カナダや米国の大学にて学位を取得した。特に産業心理学分野の意思決定に関心を寄せ，1970年代以降，イェール大学にて心理学などの教授を務める。

参考文献

Porter, L. W. & Lawler, E. E. Ⅲ, *Managerial attitudes and performance*, R. D. Irwin, 1968.

ヴルーム，V. H.／坂下昭宜・榊原清則・小松陽一・城戸康彰訳『仕事とモティベーション』千倉書房，1982年。

## III　モチベーション

# 5　職務設計

### 1　職務設計とは

　職務内容や仕事の方法に関して，詳細に決めることを職務設計（work design）と呼ぶ。職務設計は，働く人のモチベーションを高める方策としても活用され，古くは，**科学的管理法**もその1つと考えられる。科学的管理法に代表されるような，古典的な職務設計は，基本的な方向性として「職務の単純化」を中心に考えられていた。

　しかし，近年の職務設計に関する研究の多くは，それとは異なり，「職務拡大（仕事の多様性を高めること）」や「職務充実（責任や自律性を高めること）」を中心に検討されている傾向がある。その代表的な例として，ここでは職務特性理論を紹介する。

### 2　職務特性理論

　ハックマン（Hackman, J. R.）とオールダム（Oldham, G. R.）は，いくつかの中心的な職務特性が，最終的にはモチベーションなどを高めるという理論を提唱している。それが，職務特性理論（Job Characteristics Theory）である。**図III-4**は，この理論のモデルを示したものである。

　ここで重要となるのが，中心的職務特性とは具体的にどのような内容か，ということである。この理論では，次の5つがあげられている（Hackman & Oldham, 1980）。

　第1に，「スキル多様性（skill variety）」である。これは，その職務を遂行する上で，どれほど異なるスキルや能力が必要とされるのか，という多様性の程度のことである。

　第2に，「課業の同一性（task identity）」である。これは，その職務に当たる上で，1つのまとまりのある仕事として，最初から最後までしっかりと関わることができるのか，についての程度のことである。

　第3に，「課業の重要性（task significance）」である。これは，その職務がもつ重要性のことであり，組織内外の幅広い人々に，どれほど影響を与えている仕事なのか，の程度のことである。

　第4に，「自律性（autonomy）」である。これは，仕事の予定を立てたり，遂行する手順を考えたりする際に，どれほど自分で決めることが許されているの

▶科学的管理法
⇨ III-1 「科学的管理法から人間関係論」

▶1　Hackman, J. R. & Oldham, G. R., *Work redesign*, Reading, Mass：Addison-Wesley, 1980.

か，という独立性や裁量の程度のことである。

そして第5に，「フィードバック（job feedback）」である。これは，自分が行った仕事について，その結果や成績に関する情報がどれほど明確に得られるか，という程度のことである。

これらの職務特性の中でも，スキル多様性と課業の同一性，課業の重要性の3つに関しては，その程度が高いほど「仕事の有意義感」を高めるとされている。同様に，自律性に関しては「仕事の結果への責任感」を，フィードバックに関しては「仕事の実際の結果への認識」をそれぞれ高めると，この理論では指摘されている。そして，5つの中心的特性によって高められた有意義感や責任感，結果への認識などが，最終的にモチベーション（内発的動機づけ）などを高めるのである。

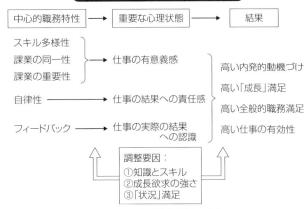

このような職務設計に関する理論の特徴は，実際の職場において，不足している特性を検討すれば，それを補うことで，効果的にマネジメントを行える可能性が高まる点である。また，この職務特性理論のように，「職務拡大」と「職務充実」を中心にした近年の研究での考え方は，職務再設計とも呼ばれている（小林，2004）。

## ③ 「個人」での職務設計

さらに最近では，職務設計に関する研究にも，新たな動向が見られるようになっている。その特徴の1つが，労働者本人による職務設計である。これまでの職務設計に関する研究の多くが，組織レベルや集団レベルでの職務の設計や見直しを対象としてきたのに対し，個人レベルでの職務設計に焦点を当てた研究が登場しているのである。

その中でも注目されているのが，「ジョブ・クラフティング（job crafting）」という概念である。これは，仕事における業務や人間関係の境界に，個人が物理的かつ認知的な変化をもたらすことだとされており，その中心的な内容として，「仕事の量や範囲，様式を変えること」「仕事での人間関係のあり方や範囲を変えること」「仕事の認識への境界を変えること」などに関して，主体的に取り組むことがあげられている（Wrzesniewski & Dutton, 2001）。　　　（大竹恵子）

▷2　Wrzesniewski, A. & Dutton, J. E., "Crafting a job : Revisioning employees as active crafters of their work," *Academy of Management Review*, 26 (2), 179-201, 2001.

参考文献
小林裕「人事評価制度」外島裕・田中堅一郎編『〔増補改訂版〕産業・組織心理学エッセンシャルズ』（第2章）ナカニシヤ出版，2004年。

## Ⅲ　モチベーション

 # ワークエンゲージメント

### 1　ワークエンゲージメントとは

　仕事をする上で，モチベーションに影響を与える要因には，様々なものがあるだろう。その中でも，仕事そのものに，やりがいを感じながら熱中できるという，ポジティブな側面があれば，**内発的動機づけ**の視点からも，モチベーションを高める大きな要因になると考えられる。

　近年，心理学の分野では，「ネガティブからポジティブへ」という大きな考え方の流れが見られるようになってきている。つまり，仕事をする上で個人の精神的健康を損なうような要因を取り除くのみではなく，ポジティブな側面や要因に注目することで，働く人の健康を促進させようという考え方である。そんな中で関心が集まっている概念の1つが，ワークエンゲージメント（work engagement）である。

　ワークエンゲージメントは，シャウフェリ（Schaufeli, W. B.）らによって提唱された概念で，自分の仕事を楽しみながら情熱的に働いている状態のことである。シャウフェリは当初，労働者の **well-being** に貢献するため，ワークエンゲージメントの反対の概念である**バーンアウト**に関しての研究を行っていた。しかし，「バーンアウトしていない」ということは well-being の一部に過ぎず，その上で活き活きと働くことが本当の幸せには必要であると考えるようになり，ワークエンゲージメントの研究を展開していった（シャウフェリ＆ダイクストラ, 2012）。

### 2　ワークエンゲージメントの3つの特徴

　シャウフェリらの定義によれば，ワークエンゲージメントは仕事におけるポジティブで充実した心理状態のことであり，「活力（vigor）」「熱意（dedication）」「没頭（absorption）」という3つの特徴が，特定の対象（出来事や行動など）に向けて一時的に見られるのではなく，仕事全般において持続的に見られるものである（Schauferi et al., 2002；島津, 2010）。

　まず，「活力」とは，仕事しているときに気力がみなぎっていると感じたり，精神的な回復力に富んでいて，物事が上手くいかないときでも頑張り通すことができたりする状態を指す。また，長い間仕事を続けられ，その間，自身のことを強く活動的だと感じることができるというものである。

---

▶内発的動機づけ
⇨ Ⅲ-1 「科学的管理法から人間関係論」

▶well-being
広義では，身体面や心理面，社会面における健康のことを意味する。心理学分野では，主に，「心理的健康」のことを意味し，幸福感や満足感，充実感などの概念と関連が深いと考えられる。

▶バーンアウト
「燃え尽き症候群」とも呼ばれる。熱心に働いていた人が，急に意欲を失った状態に陥ってしまうことである。主な症状としては，情緒的消耗感（感情の枯渇），脱人格化（思いやりのない行動），個人的達成感の低下の3つが挙げられる。
⇨ Ⅵ-5 「バーンアウト」

次に，「熱意」とは，仕事に熱中していたり，やりがいのある仕事に奮い立たされていたりすることを指す。さらに，仕事に誇りをもっていて，意義や目的を見出している状態のことである。

そして，「没頭」とは，仕事をしている最中は他のことを忘れたり，時間が早く過ぎる状態のことである。また，仕事から引き離されることが困難であったり，熱心に働くことに喜びを感じているというものである。

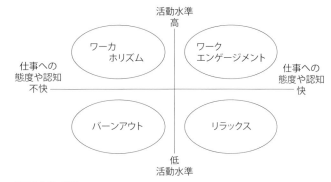

図Ⅲ-5　ワークエンゲージメントと関連する概念

出所：島津，2010。

ワークエンゲージメントと関連の深い要因としては，上司・同僚のサポートや仕事の裁量度，フィードバックなどの「組織や仕事の資源」と，自己効力感や組織での自尊心などの「個人の資源」とがあげられる（島津，2010）。つまり，これらの資源が豊富だと，ワークエンゲージメントが高まるのではないかとされている。そして，ワークエンゲージメントの高さが，仕事への前向きな態度や良いパフォーマンス，精神的健康などにつながると考えられている。

### 3 他の概念との違い

それでは，ワークエンゲージメントとは，先ほども出てきたバーンアウトや，ワーカホリズムなどの他の概念と，どのように異なるのだろうか。関連する他の概念との関係性を示したのが，図Ⅲ-5である（島津，2010）。

この図では，「活動水準」の高・低，「仕事への態度や認知」の快・不快の2軸によって4つの象限に分けられている。「活動水準」とは，実際に仕事に取り組んでいる程度のことを，「仕事への態度や認知」とは，仕事に対する好ましさや快適さの程度のことだと考えられる。

まず，バーンアウトと比較すると，ワークエンゲージメントは，活動水準が高く，仕事を好意的に感じているのに対し，バーンアウトはどちらの軸においてもワークエンゲージメントとは逆になっている。このように，バーンアウトはワークエンゲージメントの対概念に当たると考えられている。

一方，ワーカホリズムは，ワークエンゲージメントと同様に実際に仕事に取り組んでいる水準は高いものの，仕事への態度や認知が不快であることがワークエンゲージメントとは異なっている。つまり，仕事を好意的に受け止めているか，楽しんでいるか，という点において，ワークエンゲージメントとワーカホリズムは異なると考えられている。

（大竹恵子）

▶ワーカホリズム（workaholism）
「仕事中毒」と訳される。仕事に極端に適応している状態で，身体的健康や友人関係，社会生活にも混乱などの影響を及ぼすことがあるといわれる。

参考文献
シャウフェリ，W. B. & ダイクストラ，P.／島津明人・佐藤美奈子訳『ワーク・エンゲイジメント入門』星和書店，2012年。
Schaufeli, W. B., Salanova, M., Gonzalez-Roma, V. & Bakker, A. B., "The measurement of engagement and burnout: A two sample confirmatory factor analytic approach," *Journal of Happiness Studies*, 3, 71-92, 2002.
島津明人「職業性ストレスとワーク・エンゲイジメント」『ストレス科学研究』25, 1-6, 2010年。

## Ⅳ プロフェッション

# 1 プロフェッションとは

### 1 プロフェッションとは何か

　プロフェッションとは専門職のことであり、カールサンダース（Sir Carr-Sunders, A. M.）とウィルソン（Wilson, P. A.）の著作によって定礎されたといっても過言ではない。彼らは、専門職の定義として、専門職に「4つの特質」が見出されるとした。すなわち、①長期の訓練によって獲得された専門的技術の存在、②特別の責任感情と倫理綱領の存在、③結社の形成、④給与形態をとる固定報酬制の採用である、としている。石村善助は、「専門職とは、専門化された長期間の教育訓練によって理論的知識に基づいた技術を習得し、国家資格などを持つ。職業団体は行為規範（倫理綱領）があり、サービス提供は、営利を目的とせず、職業活動上の自律性（個人としての自律性）を持って活動する。職業団体としての養成、免許など一定の自己規制力（集団としての自律性）を持つ」と定義する。そのほか、ミラーソン（Millerson, G.）やフリードソン（Freidson, E.）もほぼ同様の定義としている。伝統的な専門職は、医師、法律家、宗教家であり看護職は現代の新しい専門職の1つと定義される。

### 2 セミ・プロフェッション、パラ・プロフェッション

　看護師はプロフェッションであるか。前項でも説明したが、新しい専門職の1つと定義される。プロフェッションは訳せば専門家であり、素人では真似できない玄人である。特別な知識や技術によって成り立つ職業であるが、狭い範囲で、短期間の訓練で修得できるようなものではなく、長期的な教育を前提とし、資格を修得し、自律して行動し、公益に対する責任性あるいは専門職の倫理性に対する制度的保証としての側面がある。以前は、看護職などは準専門職（semi-profession）あるいはパラメディカル（para-medical）やコ・メディカル（co-medical）と呼ばれていたが、これは、医事法という「法律」により明確な指示・命令系統における階層構造のもとに置かれ、意思決定、組織目標から疎外され、単調な機械労働による管理的コントロール下に置かれ、雇用されていたことが関係している。Para-は、「〜に準じる」、co-は「〜に協力する」を意味する。様々な法律には、以下のように記載されている。

・診療放射線技師法第24条
「医師・歯科医師又は診療放射線技師でなければ、第2条第2項に規定する

▶1 Sir Alexander M. Carr-Saunders, Paul Alexander Wilson, *The Professions*, Frank Cass Publishers, 1964.

▶2 石村善助『現代のプロフェッション』至誠堂, 1969年。

▶3 Millerson, G., *The Qualifying Associations*, London Routledge & K. Poul, 1964, p. 180. ; Freidson, Eliot., *Proffesional of Medicine-A Study of Socilgy of Applied Knowlegdge-with a new Afterword*, The University Cicago Press, 1988, p. 24.

業をなしてはならない。」

・あん摩マツサージ指圧師，はり師，きゆう師等に関する法律第1条

「医師以外の者で，あん摩マツサージ若しくは指圧，はり又はきゆうを業としようとするものは，それぞれ，あん摩マツサージ指圧師免許，はり師免許またはきゆう師免許を受けなければならない。」

・保健師助産師看護師法第31条

「看護師でない者は，第5条に規定する業をしてはならない。ただし，医師法又は歯科医師法の規定に基づいて行う場合は，この限りでない。」

これらの記載は，医師であれば他の職種の業務を実施することができると記載され，看護師や他の職種の業が専門的な独占業務ではないことを示しているようにも受け取れる。しかし多職種が連携し，医療を行うことが求められる現代，看護師や他の職種は医師に準じるではなく，各々の高い専門性を前提に目的と情報を共有し業務を分担しつつも互いに連携補完しあい患者の状況に的確に対応した専門的な医療を提供することが求められる。

日本癌治療学会は，「『コ・メディカル』という言葉は，一般的には医師以外の医療専門職（看護師，薬剤師，検査技師等）の方を意味する用語として現在広く使用されているが，この用語には，(1)意味する職種の範囲が不明確である，(2) Comedy『喜劇』の形容詞（co-medical）と解釈される場合があり和製英語としても不適切である，(3)『医師とそれ以外』といった上下関係を暗示させすべての医療人が対等に参画することが原則のチーム医療の精神に反する等の問題点が兼ねてより指摘されている。」と会告（平成24年1月25日）で述べており，「コ・メディカル」という用語は使用せずに，薬剤師，看護師，検査技師，放射線技師等といった医療専門職の積極的に使用することが必要である。

## ❸ 社会に対する責任

プロフェッションの要件の一つに免許をもつことがある。このことは，免許を取得した人が，社会に対し自ら関与する分野における公益増進に対して全力で貢献する意志（commitment）を公約（profess）することを意味する。この意思とその実践は，プロフェッションと社会の間の社会契約の基礎となり，その見返りにプロフェッションに対して実務における自律性と自己規制の特権が与えられる。すなわち，プロフェッションとその構成員は自らの奉仕の対象者および社会に対し**説明責任**を負うことが義務となる。保健師助産師看護師免許は，国家資格として保健師助産師看護師法に基づき与えられる。保健師助産師看護師法第14条には，**行政処分**について規定がある。処分をうけた者は，職業倫理及び一定の知識や技術を確認するとともに，患者に対し医療サービスを安全に提供することといった看護師等として果たすべき責務の自覚を促し，復帰後の業務の適正な実行を導くことができるよう再教育が行われている。　（勝山貴美子）

▶説明責任

保健師助産師看護師法における社会的責務の考え方は，その法律において次のように規定されている。「医療は，生命の尊重と個人の尊厳の保持を旨とし，医療の担い手と医療を受ける者との信頼関係に基づき，及び医療を受ける者の心身の状況に応じて行われるものであり，医療を受ける者に対し良質かつ適切な医療を行うよう努めるべき責務がある。また，保健師，助産師及び看護師は，保健指導，助産，療養上の世話及び診療の補助を行う各専門職としての資格が保健師助産師看護師法に定められており，その資質を向上し，もって医療及び公衆衛生の普及向上を図ることを任務としている」。保健師助産師看護師としてその任務に反するような行為をした際に，厚生労働省の医道審議会・看護倫理部会において行政処分を行うことになる。これは，看護職者が社会に対しての契約に違反したことへの対応として捉えられる。

▶行政処分

「看護師等が，罰金以上の刑に処せられた場合や業務に関する不正の行為があった場合，又は看護師等としての品位を損するような行為があったとき等に際し，看護倫理の観点からその適性等を問い，厚生労働大臣がその免許を取り消し，又は期間を定めてその業務の停止等を命ずるものである」とあり，刑以外の免許に関する処分もなされるということである。

## Ⅳ　プロフェッション

 **スペシャリストとジェネラリスト**

### 1　スペシャリストとジェネラリストとは

　ジェネラリスト（generalist）とは経営学分野において一般に，部門やプロジェクトの全体を管理する仕事を行う人をいう。企業は，部，課，係といった部門をつくり，それらをマネジメントし，管理する。幅広い経験と知識をもち，コミュニケーションや顧客との交渉がスムーズにいくよう，全体を俯瞰しつつ調整していく能力が求められる。

　スペシャリスト（specialist）とは，企業においてある特定の専門分野に特化した，研究開発や経理，人事，法務など様々な専門分野に特化した深い知識と専門技術をもち備え，職務に応じた豊富な経験，高度な専門知識とスキルを発揮して，特定の業務に専念する人である。スペシャリストはジェネラリストの管理下で，ある専門分野に特化した仕事を行う。スペシャリストは専門的な仕事をするため，それに見合ったスキルを修得していなければならない。

### 2　看護におけるスペシャリストとジェネラリストの概念

　日本看護協会によると「ジェネラリストとは，特定の専門あるいは看護分野にかかわらず，どのような対象者に対しても経験と継続教育によって習得した多くの暗黙知に基づき，その場に応じた知識・技術・能力を発揮できる者」と定義される。一方で，スペシャリストは，「一般的に，ある学問分野や知識体系に精通している看護職をいう。特定の専門あるいは看護分野で卓越した実践能力を有し，継続的に研鑽を積み重ね，その職務を果たし，その影響が患者個人に留まらず，他の看護職や医療従事者にも及ぶ存在であり，期待される役割の中で特定分野における専門性を発揮し，成果を出している者」と定義される。

▷1　日本看護協会出版会『看護にかかわる主要な用語の解説』2007年。

### 3　看護におけるジェネラリストとスペシャリストの歴史的な経緯

　1984年，雑誌『看護』で「看護におけるスペシャリストとジェネラリスト」という特集が組まれ，日本へのスペシャリスト制度導入への妥当性や可能性について論議がなされた。これまで，看護職の長期的雇用が前提となっていたため，その組織の幅広い分野で活躍できる人材をローテーションによって経験を積ませ，育てること，すなわちジェネラリストの育成に主眼がおかれていたが，アメリカの専門看護師制度を概観し，日本での導入について議論がなされた。

▷専門看護師，認定看護師
⇨ Ⅴ-6 「認定看護師・専門看護師・認定看護管理者，特定行為に係る看護師の研修修了生」

その後，日本において専門看護師制度が導入され，より専門分化した人材の育成が開始された。その際に，ジェネラリストをそれ以外の人材と対立概念として否定的に用いるなど誤解が生じたが，現在は，専門分化し，より専門的な能力をもった人材を効果的に活用できるジェネラリストの存在は重要視されている。

### 4 専門看護師，認定看護師

スペシャリストとして，**専門看護師**，**認定看護師**がある。専門看護師制度は，「複雑で解決困難な看護問題を持つ個人，家族及び集団に対して水準の高い看護ケアを効率よく提供するための，特定の専門看護分野の知識・技術を深めた専門看護師を社会に送り出すことにより，保健医療福祉の発展に貢献し併せて看護学の向上をはかること」を目的として制度化された。資格を取得するためには専門分野での経験と大学院での2年間の教育が必要である。2016年12月現在，13分野（がん看護，精神看護，地域看護，老人看護，小児看護，母性看護，慢性疾患看護，急性・重症患者看護，感染症看護，家族看護，在宅看護，遺伝看護，災害看護）1883人が活躍している。認定看護師は「特定の看護分野において，熟練した看護技術と知識を用いて水準の高い看護実践のできる認定看護師を社会に送り出すことにより，看護現場における看護ケアの広がりと質の向上をはかること」を目的としており，2016年7月現在，21分野（皮膚・排泄ケア，集中ケア，緩和ケア，がん化学療法看護，糖尿病看護，不妊症看護，新生児集中ケア，摂食・嚥下障害看護，小児救急看護，慢性心不全看護，救急看護，がん性疼痛看護，訪問看護，感染管理，透析看護，手術看護，乳がん看護，認知症看護，脳卒中リハビリテーション看護，がん放射線療法看護，慢性呼吸器疾患看護）1万7443名が活躍している。

### 5 専門看護師，認定看護師の活動と成果

専門看護師，認定看護師は，複雑で解決困難な個人，家族，集団に対し特定の専門看護分野の知識や技術を用いて優れた看護実践を行い，看護現場において他の看護職に対し教育やコンサルテーションを行い，優れた実践を発揮することが求められている。**専門看護師，認定看護師の役割**は，優れた実践，相談，教育などである。専門看護師，認定看護師個人が優れた実践を行うことはもちろんのこと，看護組織の実践力を高めるための教育や組織化が求められている。1995年からの活動内容は社会的にも評価され，2002年の緩和ケア加算の算定に始まり診療報酬の算定要件として認められるようになってきた。これらの背景の中で，専門・認定看護師は組織において**スタッフ部門**として位置づけられ，一病棟の看護実践を支えるだけではなく，組織横断的に専門の看護実践を提供し，教育，相談，調整などの役割を発揮している。今後，地域との連携も含め，病院組織を超えて活躍することが期待されている。

（勝山貴美子）

▶**専門看護師の役割**
1．個人，家族及び集団に対して卓越した看護を実践する（実践）
2．看護者を含むケア提供者に対しコンサルテーションを行う（相談）
3．必要なケアが円滑に行われるために，保健医療福祉に携わる人々の間のコーディネーションを行う（調整）
4．個人，家族及び集団の権利を守るために，倫理的な問題や葛藤の解決を図る（倫理調整）
5．看護者に対しケアを向上させるための教育的役割を果たす（教育）
6．専門知識及び技術の向上並びに開発をはかるために実践の場における研究活動を行う（研究）

▶**認定看護師の役割**
1．個人，家族及び集団に対して，熟練した看護技術を用いて水準の高い看護を実践する（実践）
2．看護実践を通して看護職に対し指導を行う（指導）
3．看護職に対しコンサルテーションを行う（相談）

▶**スタッフ部門**
看護組織におけるライン部門は病棟を中心にした組織デザインであるが，スタッフ部門は，専門・認定看護師部門などであり，組織横断的に看護実践，相談，教育，研究などを自律的に行うことができる。近年，専門・認定看護師はスタッフ部門として位置づけられることが多い。
⇨ I-3「組織デザイン(1)」

第2部　個人レベルの組織論

## Ⅳ　プロフェッション

# 3　専門職としての看護

### 1　専門職とは

　専門職とは，本章のⅣ-1で述べたが，高度な教育訓練，理論的知識に基づいた技術，国家資格，倫理をもち，サービス志向，自律性をもつ，素人ではまねのできない優れた専門的な知識や技術をもつ職業のことである。

### 2　専門職としての行動規範：看護者の倫理綱領

　日本看護協会は，専門職としての行動規範である「看護婦の倫理規定」を1988年に示して以来，医療の高度化・複雑化，国民の医療に対する権利意識の高まりなど，社会の変化に伴う看護者の専門職としての倫理を整備し，2003年に現在の「看護者の倫理綱領」を公表した。看護者の倫理綱領は，前文と15の条文からなる。前文には，看護の定義と責務が記載され，条文には看護者の行動規範が記載されている。「看護は，あらゆる年代の個人，家族，集団，地域社会を対象とし，健康の保持増進，疾病の予防，健康の回復，苦痛の緩和を行い，生涯を通してその最期まで，その人らしく生を全うできるように援助を行うことを目的としている」と記載がなされている。保健師助産師看護師法の第5条には「傷病者若しくはじょく婦に対する療養上の世話又は診療の補助」がその業務であると規定していることから，倫理綱領における看護の対象は非常に幅広く，すべての人々がその人らしく生を全うできるよう援助を行うことと行動範囲が広いことが理解できる。

▷1　日本看護協会出版会「看護者の倫理綱領」2003年。

### 3　看護業務基準

　日本看護協会は，働く場や年代・キャリア等にかかわらず保健師，助産師，看護師，准看護師全てに共通する看護の核となる部分（業務）を示すことを目的とし，看護業務基準（1995年制定，2016年改訂）を公表した。看護実践の場が多様化するからこそ，核となる部分を明確にする必要性が高まるとし，改定を行った。看護業務基準は，様々な場で働く看護職に共通する看護の核であり，基準である。基準は，「看護実践の基準」と「看護組織化の基準」の2つに整理されている。

　「看護実践の基準」は，「看護者の責務」として，専門職としての倫理規範に基づく行動，人の生命と尊厳の尊重，安全な医療の提供をあげ，「看護者の実

▷2　日本看護協会出版会「看護業務基準　2016年改訂版」2016年。
日本看護協会が示した看護業務の基準であり，看護実践の基準の1-1看護実践の責務として「全ての看護実践は看護職の倫理綱領に基づく」と記載されており，看護師の姿勢が示されている。

践の内容」として，看護を必要とする人の全人的な支援，意思決定支援，患者の変化への適応を促す，診療の補助業務を実施し，患者の反応を十分に観察し，適切に対応すること，緊急事態の効果的な対応をあげた。当初の業務基準と比較すると，全ての分野の，全てのキャリアの看護者に必要な内容である。「実践の方法」は，目的と方法について説明し，合意に基づき行われること，専門的な判断に基づき実践すること，継続的に観察をし，状態を査定し，適切に対処すること，チーム医療において自らの役割を明確にし，能力を発揮し協働すること，実践は記録されることなどが明記されている。看護実践の基本的な内容とチームで協働して提供する必要性が記載された。これらの看護を提供するための組織としての基準「組織化の基準」は，理念があること，資源を適切に配置し，良質な看護が提供できる環境を整え，評価の視点をもち質保証をすることなどが盛り込まれている。そのことによって，組織がもつ力を高めていくことの重要性をも規定している。

### 4 高度な教育訓練，理論的知識に基づいた技術

　専門職としての看護実践のためには高度な教育訓練と理論的知識に基づいた技術が必要となる。看護養成教育は，4年間の大学教育へと姿を変え，2016年現在，看護系大学は209校　看護系大学院数〈修士課程〉147校，〈博士課程〉71校と増加している。看護者が継続的に学ぶことの必要性は，倫理綱領や法律に記載されている。倫理綱領に「看護者は，常に，個人の責任として継続学習による能力の維持・開発に努める」とある。法律は，「看護師等の人材確保の促進に関する法律」が改正がされ，「看護師等は，保健医療の重要な担い手としての自覚の下に，高度化し，かつ，多様化する国民の保健医療サービスへの需要に対応し，研修を受ける等自ら進んでその能力の開発及び向上を図るとともに，自信と誇りを持ってこれを看護業務に発揮するよう努めなければならない」と規定され，看護者であれば継続的に学習をする責務が法的にも規定された。

### 5 専門職連携教育の必要性

　これまで専門職は同じ職種により教育されてきた。医療は多数の専門職によって提供されるものであるため，多職種の理解が必要不可欠である。医療機関の機能分化が進み，平均在院日数が短縮される中で，保健・医療・福祉分野の連携も強調されているが実際には単職種を対象とした教育がなされてきた。近年，IPWを実践する能力を養うために卒前教育の段階からその基礎教育となるIPEを行うことが必要とされている。多職種で教育をすることは，他の職種との価値や専門性の違いに気づき，個々の専門性に気づくきっかけとなり，専門職者が連携し医療の質を改善するために何をすべきかをお互いに学ぶことができると期待されている。

（勝山貴美子）

▷3　⇨ X-3 「専門職連携実践と専門職連携教育」

▷ IPW
Interprofessional Work. ⇨ X-3 「専門職連携実践と専門職連携教育」

▷ IPE
Interprofessional education. ⇨ X-3 「専門職連携実践と専門職連携教育」

Ⅳ　プロフェッション

 養成教育の変遷

### 1　日本の看護教育制度

　保健師，助産師，看護師等看護専門職の養成所は，「保健師助産師看護師学校養成所指定規則」（以下，指定規則）の内容を満たし，文部科学大臣または厚生労働大臣の指定を受けなければならない。指定規則は，看護職の国家試験受験資格を付与することができる一定の水準を備えた学校及び養成所を指定する基準と手続きを定めたものであり，その教育に関し，教育内容及び施設・設備，教員等の教育条件の水準確保という機能を果たしている。看護教育の内容（カリキュラム）は，指定規則の第2条から第4条に学校養成所の指定基準の1つとして規程されており，文部科学省と厚生労働省の共同省令となっている。指定規則は現在までに何度かの改定がなされている。

▶1　日本看護学教育学会HP「保健師助産師看護師学校養成所指定規則に定められた教育内容の変遷」http://www.jane-ns.org/document/changesrule.pdf（2016年9月9日アクセス）

### 2　養成教育の変遷と指定規則の改定

　① 1951（昭和26）年における指定規則

　戦後，厚生省はGHQ（連合国軍総司令部）の指導に基づき，医療及び公衆衛生の普及発展のために保健婦，助産婦及び看護婦の資質の向上を図ろうとして，1948（昭和23）年に「保健婦助産婦看護婦法」を制定するとともに，その養成教育については1949年に「保健婦助産婦看護婦学校養成所指定規則」を定めた。この指定規則による教育内容は，1915（大正4）年に公示された「私立看護婦学校講習所指定標準ノ件」の教育内容を名称を変えて継承し，GHQの指導による新科目を受け入れ，現在の指定規則の原型になっている。

　② 1967（昭和42）年における指定規則の改正

　この改正は，看護教育の基本的な方向性として全人的な看護を目指すものとして健康の保持増進，疾病の予防から回復，リハビリテーションまでを含み，専門科目として看護を独立させた。人間形成と専門技術の基礎的理解とその応用能力を養うことを目的とした。

　③ 1989（平成元）年における指定規則の改正

　1980年代になって少子高齢化が急速に進展し，疾病構造の変化，医療の高度化・専門化などに伴い，医療の場が病院から在宅へ，治療から疾患ともに生きる慢性疾患の時代へと変遷した。また，患者主体のインフォームド・コンセントの概念も医療に取り入れられ，患者の自己決定を支援することのできる能

力・質の高い看護職の養成が求められるようになった。この時期に，生涯教育の体系化，専門看護師の育成，看護系大学，大学院の増設を促進した。従来の疾病別の理解から対象者の特性に応じた理解，経過別，症状別に対応できる教育内容に改善され，専門科目は看護学として統一された。

④ 1996（平成8）年における指定規則の改正

この改正は，1994（平成6）年に「少子・高齢化社会看護問題検討会報告書」の内容を受ける形で行われ，その後，「看護職員の養成に関するカリキュラム等改善検討会中間報告」などに基づいて検討された。この改定では，在宅看護論，精神看護学を新設し，統合カリキュラムなどの提示がなされた。

⑤ 2008（平成20）年における指定規則の改正

この改定は，看護を取り巻く環境の変化に伴い重要さが増す教育内容の充実を図ることが目的とされた。この背景には，特に新人看護師の看護実践能力の低下に対する問題提起が含まれ，新たに統合分野が新設され，看護の統合と実践という新しい教育内容が追加された。

### 3 看護基礎教育における提言

2003（平成15）年頃から厚生労働医療審議会などで看護職の養成について様々な議論がなされてきた。「新たな看護のあり方に関する検討会」（2003〔平成15〕年報告書）では，社会の変化の中で求められる看護師のあり方とは何かを検討し，「看護基礎教育における技術教育のあり方に関する検討会」（2003〔平成15〕年報告書）において，看護技術教育のあり方や到達度の明確化がなされた。さらに，看護基礎教育と新人看護師教育の連携への課題を見据え，「医療提供体制の改革のビジョン」における「医療を担う人材の確保と資質の向上」について議論がなされ，時代の要請や医療安全の確保に向けた看護師の実践能力の向上に関し議論がなされ，新人看護師研修制度が実質化された。

急速に変化する社会を見据え，地域をも視野にいれた地域医療構想に基づく保健医療福祉で活躍できる看護職をいかに育成していくかが今後の課題である。

### 4 大学の看護系人材養成のあり方と課題

看護系人材養成のあり方は，厚生労働省，文部科学省，看護系大学協議会など様々な分野で情報共有をしながら検討がなされてきた。2011（平成23）年に「大学における看護系人材養成のあり方に関する検討会」において，看護系大学の人材養成のあり方及び学生課程で学生が身につけるべき能力について検討され，学士課程においてコアになる看護実践能力と卒業時到達目標が明確化された。現在，これらのコアになる看護実践能力を養成するための看護系大学の取組みや，地域包括ケアの時代に向けた臨地実習のあり方について調査がなされ，今後の看護学教育のあり方について検討がなされている。 （勝山貴美子）

▶2 看護学士課程を修了する看護学生が展開する看護実践に焦点化し，5つの要素，20の能力，卒業時の到達目標，教育内容が示された。5つの要素とは「ヒューマンケアの基本に関する実践能力」「根拠に基づき看護を計画的に実践できる能力」「特定の健康課題に対応する実践能力」「ケア環境とチーム体制整備に関する実践能力」「専門職者として研鑽し続ける基本能力」であり，これを基盤にした20の能力が明記された。

▶3 2016（平成28）年度からは，いままでの研究の成果をもとに現行の看護学教育における課題を明確にし，医療提供体制や地域包括ケアシステムへの対応など社会からの要請も踏まえたモデル・コア・カリキュラムが検討されている。

第2部　個人レベルの組織論

## Ⅳ　プロフェッション

# 臨床倫理と看護倫理

### 1　倫理とは何か

倫理とは何か。「倫理」は「倫（人の中，仲間）」の中での「理（規定，きまりごと）」と説明される。すなわち，「社会の中で生きる人間が，自然，社会，他者に対してスムーズにかかわることができる共通の規範や原理というもの」と定義される。看護の倫理は，看護専門職であれば当然このように行動する，という看護専門職として共通する規範であり，その規範に基づき内的な自律によって映し出される行動を看護倫理に基づく行動と定義される。

▷1　黒崎剛『生命倫理の教科書』ミネルヴァ書房，2014年，1-2頁。

### 2　医療の倫理の歴史

医療は人の生と死と深く関わることであり，倫理を考えざるを得ない。ここでは，医療における歴史的変遷を，臨床倫理の流れと研究倫理の流れで整理して述べる。

①ヒポクラテスの誓い

紀元前5世紀頃の古代ギリシアで書かれた医師の宣誓書で西洋医学の父といわれるヒポクラテスの名を冠した医術集典『ヒポクラテス全集』の中に収められているために「ヒポクラテスの誓い」と呼ばれる。これは「医の倫理」といわれ，医師が「患者への献身」と「人命の尊重」を2本柱とする務めがあることが記載され，キリスト教の人道主義とも合致するために医の倫理といえば「ヒポクラテスの誓い」といわれるほど西洋社会において広く普及した。

②ジュネーブ宣言

▷2　宣言の全文はHPを参照。医師の一人として患者の健康を第一に考え，良心と尊厳をもって専門職の実践をし，患者の信頼を得，公平に医療を実践するなどの医師としての姿勢が記載されている。（世界医師会「ジュネーブ宣言」日本医師会HP　http://www.med.or.jp/wma/geneva.html　2016年9月9日アクセス）

ジュネーブ宣言は，1948年，ジュネーブにて開催された世界医師会（World Medical Association）第2回総会において採択した宣言で，ドイツの医師たちがナチスの断種政策等に協力したことへの反省に立ち医師としての義務を再認識するためにヒポクラテスの誓いを現代版に改めたものである。時代の変化に合わせて，数次の改訂が行われている。

③患者の権利に関するリスボン宣言

▷3　リスボン宣言とは，患者の権利を宣言したものであり，医師は常に自らの両親に仕方が，患者の最善の利益のために行動し，患者の自律性と正義を払う必要について述べた宣言である。（世界医師会「患者の権利に関するWMAリスボン宣言」日本医師会HP http://www.med.or.jp/wma/lisbon.html　2016年9月9日アクセス）
⇨ X-7 「医療とコミュニケーション」

1981年，リスボンで開催された第34回世界医師会総会にて採択された患者の権利に関する宣言でその後修正された。患者の権利として8つの権利（良質の医療を受ける権利，選択の自由の権利，自己決定の権利，情報に対する権利，秘密保持の権利，健康教育を受ける権利，尊厳ある者として扱われる権利，宗教的な援助を受け

る権利)が宣言されるとともに,意識のない患者及び法的無能力の患者への対応並びに患者の意思に反する処置についても規定し,合計11項目についてそれぞれ詳細に述べられている。

④ニュルンベルク綱領

第二次世界大戦後,ナチスドイツがユダヤ人や戦争捕虜に対して行った非人道的人体実験に関する裁判において,その判決文に示された人を対象とする医学研究の倫理原則のことをニュルンベルク綱領という。研究によって得られる医学的・社会的利益のために,被験者を犠牲にしてはならないという基本精神で貫かれ,被験者の「自発的同意」を不可欠とし,自発的同意の前提として,実験の性格,期間と目的,行われる実験の方法,手段,予期しうる全ての不利と危険,実験に関与することから生じうる健康や人体への影響などを被験者に知らせるべきことなどを規定している。

⑤ヘルシンキ宣言

ニュルンベルク綱領の基本精神を受け継いで,1964年ヘルシンキで開催された第18回世界医師会総会において採択された,人を対象とする医学研究の倫理原則である。人を対象とする医学研究を進めるために必要な被験者の福利と権利とを守るための具体的手続きがより細かく定められている。

## 3 医療倫理と看護倫理

医療倫理とは医療従事者と患者との間を調整するための規範(ルール)と定義される。ここでは,医療倫理における主要概念と看護者としての倫理を考える。

①インフォームド・コンセント,インフォームド・アセント

インフォームド・コンセント(チョイス)(Informed consent〔choice〕)とは,患者が医療における治療や診療などに関する情報について十分に理解をし,同意(選択)をすることであり,自律尊重の原則が前提にある。インフォームド・アセントは,同意能力が十分ではない子どもや認知症の高齢者など,代理者による同意のことである。

②倫理原則

医療倫理の4原則とは,「自律的な患者の意思を尊重せよ」という自律尊重の原則,「患者に危害を及ぼすことを避けよ」とする無危害の原則,「患者に利益をもたらせ」という善行の原則,「利益と負担を公平に分担せよ」という正義の原則からなる。医療を行う人の道徳的規範及び判断の基礎となる行動規範である。

③看護の倫理

看護の倫理は,医療の場における看護者の行動規範,すなわち看護者の倫理綱領に基づく行動や,医療倫理における医療者としての行動規範である。

(勝山貴美子)

## Ⅳ　プロフェッション

# プロフェッション組織

▷プロフェッション
⇨ Ⅳ-1「プロフェッションとは」

### ① プロフェッション組織の特徴

　医療の組織は，様々な専門職が集まる**プロフェッション**組織である。プロフェッションの中核概念に「自律性」があり，「自律性」は，他者の指示を受けず仕事の遂行における自由を示すものである。また，専門職の仕事は，定型化された日常業務ではなく，複雑な状況の中で判断を下すことが要求される。このことは，新しい医療の専門職が誕生した一方で，医療サービス提供における組織としての連携・協働のしにくさを生み出している。

### ② プロフェッション組織のマネジメントにおける課題

　田尾雅夫は，「医療や保健，福祉などはヒューマン・サービスの組織であり，そこで提供される技術の中心は，サービスの送り手である提供者と受け手としてのクライアント，人間そのものである」と述べている。クライアントの利益のためには，自律性の高い専門職等，関係者間で適度な受容的，協調的，忍耐的な相互作用が必要であり，協働する必要がある。しかし，「自律性」が強いことがしばしば効果的な協働を阻むこともある。田尾は，このような場合，組織を経営管理的な視点で見ること，すなわち，構造としての連携・協働を行えるような組織化が有効であると述べている。

▷1　田尾雅夫「第4章　ヒューマン・サービスの技術」『ヒューマン・サービスの組織：医療・保健・福祉における経営管理』法律文化社，1995年，52-71頁。

　組織化に関しては，組織構造設計に関する伊丹敬之の考え方が参考になる。組織構成員である専門職が，共通の目標を決め，医療チームの構成員として誰を配置し，何をすべきか（分業関係），権限関係，部門化，情報の伝達の方法と共有（伝達と協議の関係），仕事のやり方や規定（ルール化）を調整することで，しくみが整うため，各専門職の効果的で効率的な組織運営が可能となる。急性期医療は，「常時顔を合わせたコミュニケーションと『場』の継続的な共有」があるため，組織化を図らずとも専門性を発揮し，共通の目標を達成するために連携することが容易である。しかし，慢性疾患やリハビリテーション，地域医療の場は，常に顔を合わし，連携を図ることは難しいため，組織化が必要である。その場合，組織構造設計は，専門職間の妥協に基づくものではなく，適度なコンフリクトに基づく健全な組織化が必要となる。

▷2　伊丹敬之・加護野忠男「第10章　組織構造」『ゼミナール　経営学入門　第3版』日本経済新聞社，2003年，262頁。

## 3 組織倫理

①組織倫理とは

　企業などの組織は，民主的で，自律的な，活力のある経済社会の実現のために高い倫理観を備え，法令順守を超えた自らの社会的責任を認識し，自らが積極的に運営することが求められている。企業は，1991年に「**企業行動憲章**」の制定や，1996年「実行の手引き」を作成し，経済社会の変化を踏まえ，その後も憲章並びに実行の手引きの見直しを行ってきた。近年，ISO26000（社会的責任に関する国際規格）に代表されるように，あらゆる組織が持続可能な社会の発展に向けて社会的責任（SR）を認識することが国際的にも求められている。病院組織においても同様に，組織としての倫理的責務を果たすことが求められている。しかし，しばしば医療機関において医療事故や不祥事が生じる。その理由として，医療機関が社会ニーズの変化，医療の高度化に対する感受性，リスクコミュニケーション，何を優先するかについて共通認識に関する価値観の問題，発生事象を組織として正しく認識する組織体質・文化，職業的正直さ（Professional Honesty）の不足，など組織倫理の問題が原因であるといわれている。組織としての価値，信念に基づく行動規範，すなわち**組織文化**を醸成する必要がある。

②臨床倫理委員会，倫理コンサルテーション

　社会ニーズや患者の権利意識の変化，医療の高度化に対する新たな倫理的問題などが生じる中で，倫理的意思決定をする場面が増加している。医療技術が高度，複雑化し，以前には助からなかった命が助かるようになる，新たな医療技術を適応することへの意思決定など，命を救うことがよいこととされていた社会や医療の規範が変化している。蘇生後脳症が疑われる状況の中で人工呼吸器を装着することの有無，難病の患者が人工呼吸器を装着することの有無，胃ろうの増設の有無，終末期の治療の意思決定など様々な倫理的問題に対する対処が求められ，ガイドラインなどが活用されている。しかし，倫理的問題は複雑で難しい決断が迫られるため倫理コンサルテーションが必要となる。倫理コンサルテーションとは「患者，家族，代理人，保健医療従事者，他の関係者がヘルスケアの中で生じた価値問題に対する不安や対立を解消するのを助ける，個人や集団のサービス」（『生命倫理百科事典』丸善，2007年）とされている。臨床における難しい倫理的問題での意思決定場面において，臨床倫理委員会の役割も重要である。しかし，臨床倫理委員会を設置していない病院は多く，今後，配置していく必要があると考えられる。

（勝山貴美子）

▶企業行動憲章
経団連が提唱している経営倫理規定のこと。1991年に初めて提唱され，以降，時代にあわせて改定が行われている。2002年の改定では経営者の責任の明確化，企業不祥事の防止取組みへの強化が盛り込まれた。

▶組織文化
⇒ Ⅰ-5「組織文化」

▶3　日本看護倫理学会で倫理に関するガイドラインを公表している。
・日本看護倫理学会「高齢者の尊厳を守るためのガイドライン」
http://www.jnea.net/pdf/guideline_songen_2015.pdf
（2016年9月9日アクセス）
・日本看護倫理学会「身体拘束予防ガイドライン」
http://www.jnea.net/pdf/guideline_shintai_2015.pdf
（2016年9月9日アクセス）
・厚生労働省「終末期意思決定に関するガイドライン」（解説編）
http://www.mhlw.go.jp/shingi/2007/05/dl/s0521-11b.pdf（2016年9月9日アクセス）

# V 看護師のキャリア

## 1 キャリアとは

▷スーパー（Super, D. E., 1910-1994）
元コロンビア大学名誉教授で，キャリアという概念を包括的にとらえた古典的なキャリア理論を構築。キャリアをライフ・ステージとライフ・ロールという2つの視点でとらえたキャリアレインボーモデルを提唱。

▷1 Super, D. E., "Vocational Adjustment : Implementing a self concept," *Journal of Counceling & Development*, Vol 30. Issue 2, 1951, pp. 88-92.

▷2 文部科学省中央教育審議会（2011）「今後の学校におけるキャリア教育・職業教育の在り方について」（答申），17頁，平成23年1月31日 http://www.mext.go.jp/component/b_menu/shingi/toushin/__icsFiles/afieldfile/2011/02/01/1301878_1_1.pdf

▷シャイン（Schein, E. H., 1928-）
現マサチューセッツ工科大学スローン校名誉教授。組織開発，キャリア開発，組織文化に関する社会心理学領域の研究者であり，「キャリアダイナミクス」(1991)，「キャリア・アンカー 自分のほんとうの価値を発見しよう」(2003)，

### 1 キャリアの定義

キャリアとはその語源は英語の馬車「carriage」の轍だといわれており，その人の人生にとっての足跡，経歴を意味するものとされている。キャリアには狭義と広義の2つの概念がある。狭義の概念とは，職業に限定してとらえたもので，自らの職業人生をどう形成していくか，といったキャリアデザイン，キャリアプランニングを論じる際に用いられる。広義の概念とは，**スーパー**が提唱した，「人が生涯を通じてもつ立場の連続であり，生涯を通じた自己概念の発達と実現の持続的なプロセスであり，自己概念を現実に対して検証し，自己の満足につながるものであると同時に社会に有益となるもの」というものである。わが国では，文部科学省中央教育審議会（2011）の答申で「人は他者や社会とのかかわりの中で，職業人，家庭人，地域社会の一員等，様々な役割を担いながら生き，…（中略）…人が，生涯の中で様々な役割を果たす過程で，自らの役割の価値や自分と役割との関係を見出していく重なりや積み重ね」と定義されている。

### 2 スーパーのキャリア論

スーパーは，「ライフ・ステージ」と「ライフ・ロール」という2つの視点でキャリアをとらえ，人生の段階において特定の課題があることを提唱した（Super, 1951）。「ライフ・ロール」とは，子どもから始まり，学生，余暇人，市民，親，配偶者，職業人，家庭人の8つを意味する。立場それぞれに成長期，探索期，確立期，維持期，解放期という5つの発達段階（ライフ・ステージ）をもち，それぞれの段階に探索→確立→維持→解放のミニサイクルがあると述べている。

渡辺（2003）はスーパーのライフ・ステージとキャリアの関係を**表V-1**のとおりまとめている。

### 3 シャインの組織：個人相互作用キャリア開発論

シャインはキャリアを「組織」と「個人」の両視点からその関係性を論じている。

個人の視点：個人は①生物社会的ライフサイクル，②仕事，キャリア形成の

表V-1 スーパーのライフ・ステージ論

| ライフステージ<br>(マキシサイクル)<br>リサイクル<br>(ミニ・サイクル) | 年　齢 | | | |
|---|---|---|---|---|
| | 青年期<br>14-24歳<br>探　索 | 成人初期<br>25-44歳<br>確　立 | 成人中期<br>45-64歳<br>維　持 | 成人後期<br>65歳以上<br>解　放 |
| 解　放 | 趣味への時間を減らすこと | スポーツへの参加を減らすこと | 本質的な活動へ焦点化すること | 仕事の時間を減らすこと |
| 維　持 | 現在の職業選択を確かめること | 確実な職業地位を築くこと | 競争に負けないこと | まだ楽しんでいることを続けること |
| 確　立 | 選択した分野で開始すること | 永久的な地位に就くこと | 新たなスキルを開発すること | いつもしたいと思っていたことをすること |
| 探　索 | より多くの機会について一層学ぶこと | 望む仕事の機会を得ること | 仕事上の新しい問題を見分けること | 良い引退場所を見つけること |
| 成　長 | 現実的な自己概念を発達させること | 他者との関係を学ぶこと | 自らの限界を受け入れること | 仕事以外の役割を開発すること |

出所：渡辺三枝子『キャリアの心理学：働く人の理解〈発達理論と支援への展望〉』ナカニシヤ出版，2003年，19頁。

図V-1 シャインのキャリアサイクルモデル

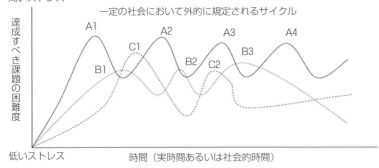

A ──── 生物社会的ライフ・スタイル　　B ──── 仕事/キャリア・サイクル　　C ------ 新家族スタイル

A1：青春期　　　　　B1：キャリア/組織へのエントリー　　C1：結婚，子供
A2：30代の危機　　　B2：在職権の獲得　　　　　　　　　　C2：子供の成長
A3：中年の危機　　　B3：引退
A4：老年の危機

出所：渡辺，2003，19頁より。

サイクル，③家族関係のサイクルの3つの側面を相互に影響させあい，そしてそれらのサイクルは段階と課題をもち，その課題を達成することによって個人の成長発達がなされると述べている（Schein, 1991）。

個人と組織の視点：人的資源の開発には，時の経過に伴う個人と組織の相互作用に焦点をおくことの重要性を説き，図V-1に示すような継時的発達モデルを示している。つまり，組織と個人が双方にとって有益な関係が構築されるためのプロセスが存在することで，調和を図る。しかし時として環境の変化が著しく，組織活動としての人的資源開発が個人のキャリア発達を待たずして進んでしまう場合があり，そうした場合には再配・入れ替えが行われることもありうることもこのモデルで説明できる。

（志田京子）

「組織文化とリーダーシップ」(2012) などの著書がある。

参考文献

Sverko, B., Super, D. E., and C. M. Super, *Life Roles, Values, and Careers : International Findings of the Work Importance Study*, Jossey-Bass Publishers, 1995.

ハンセン, S. S.／平木典子・今野能志・平和俊・横山哲夫監訳／乙須敏紀訳『キャリア開発と統合的ライフ・プランニング：不確実な今を生きる6つの重要課題』福村出版，2013年。

# Ⅴ 看護師のキャリア

## 2 キャリア・アンカー

▶シャイン
⇨ Ⅴ-1 「キャリアとは」

### 1 キャリア・アンカーとは

シャインが提唱した，能力及び職業に関して，成功に裏打ちされた能力，基礎的な特性・資質，価値観を包含したキャリア志向性を表す自己概念である。彼はある経営学大学院で卒業した男性44名に対し，卒業前（1961年）と卒業後10年から12年後（1973年）にインタビュー調査を実施した。調査は各人がその間にどのような職業や職歴選択をしたか，それを決定づけた理由は何かを尋ねることであった。その結果，ほぼ全ての者がキャリア選択において一定の型と一貫性をもち，それらがタイプに分類できることを発見した（1975年）ことに端を発する（シャイン，2009）。

### 2 キャリア・アンカーの特徴

「アンカー」とは anchor すなわち「船の錨」を意味する言葉であるが，その言葉の示す通り自分自身を安全な場所につなぎとめておくためのもの，という意味をもつ。「個人が自分自身をどのような分野で有能と感じるか」「人生に何を望むか」「自分の価値体系はなにか」「自分はどんな人間なのか」といった事柄について学習することがキャリア・アンカー形成に有益である。個人が人生における岐路に直面し，いずれかの進路を選択するような状況に迫られたときに，自分が何を大切に考えるか，自覚された才能と動機と価値の類型を頼りに判断し，決定する。そうしたキャリア・アンカーを拠り所にして自己のキャリアを導き，制約し，安定させかつ統合する。言い換えれば，異なるアンカーをもつ者は異なるキャリア目標を求めており，異なる基準で自己の成功度を測定するという個別性を示すものであるといえる。

たとえ青年期においては不明瞭なものであっても，様々なチャレンジを通して成功と失敗の連続から徐々に自己のキャリア・アンカーは明確にされていく。しかし，価値観を表す概念であるので一度形成されると変換されにくい特徴をもつ。

キャリア・アンカーは個々の価値観に基づく自己概念なので，優劣をつけることはできない。また結婚や出産などのライフイベントなどが影響してキャリア選択の方向が変化することはあってもキャリア・アンカーは変化しないといわれている。

## 3 キャリア・アンカーのカテゴリーとその説明

キャリア・アンカーには以下の8つの類型があるといわれているが、それぞれの次元ごとにまとめると以下のようになる（シャイン、2009）。

〇得意なことや能力の高さに関するカテゴリー

1. 管理的コンピタンス（General Managerial Competence：GM）：組織の中で高い地位につき、部門を超えて人々の努力を統合し自部署の成果を最大限に上げることに価値を置く
2. 技術的・機能的コンピタンス（Technical／Functional Competence：TF）：自分の専門分野において自分の技能を応用し、技能を常に高いレベルに向上したいということに価値を置く

〇個人のもつ動機や欲求に関するカテゴリー

3. 独立・自由裁量（Autonomy／Independence：AU）：自分の仕事は自分で決めたい、自由な立場でいることに価値を置く
4. 安定（Security／Stability：SE）：保証や安定そのものに価値を置く（だれもがもつ安定へのニーズとは異なる）
5. 起業家的創造性（Entrepreneurial Creativity：EC）：新しい会社や組織を自らの手で創りあげることに価値を置く
6. 奉仕・社会貢献（Service／Dedication to a Cause：SV）：環境問題や社会問題への取組みなど、社会的に意味があるものを実現することに価値を置く

〇問題解決思考に基づくカテゴリー

7. 純粋挑戦（Pure Challenge：CH）：解決不能と思われる問題を解決したり強敵に勝利するなど、困難な状況を克服できることに価値を置く

〇キャリアと家庭の問題の統合に関するカテゴリー

8. 生活スタイル（Lifestyle：LS）：キャリアと自分自身の家庭生活や、家族成員の価値観とのバランスを重視することに価値を置く

## 4 キャリア・アンカーの意義と活用

キャリア・アンカーはキャリア初期において経験を通じて自己の欲求や動機を表すものにとどまらず、自分自身の才能への気づきも含まれ、学習された自己イメージである。したがって、折に触れ自己のキャリア・アンカーについて内省すること、他者との語らいによって違いを理解することにより、岐路に立ったときに後悔する選択をしないことや幸福なキャリア形成を促進することにつながる。また、**キャリアコンサルタント**は相談者のキャリア・アンカーを相談者との面談の中でひも解く作業をともに行うことにより、相談者の自己啓発につなげることを手助けすることができる。

（志田京子）

▶キャリアコンサルタント
就職を希望する人に対して相談支援を行う専門職のことで2016年4月より厚生労働大臣が認定する国家資格となった。厚生労働大臣が認定する講習（約150時間）の課程を修了した後登録試験期間が行うキャリアコンサルタント試験を受け資格を得る。5年ごとの更新制度がある。

（参考文献）

エドガー H. シャイン／金井壽宏・髙橋潔訳『キャリア・アンカー：セルフ・アセスメント』白桃書房, 2009年。

中西睦子・小池智子・松浦正子『看護サービス管理 第4版』医学書院, 2013年。

渡辺三枝子『キャリアの心理学：働く人の理解〈発達理論と支援への展望〉』ナカニシヤ出版, 2003年。

# V 看護師のキャリア

## 3 キャリア・サバイバル

▷キャリア・アンカー
⇨ V-2「キャリア・アンカー」

### 1 キャリア・サバイバルとは

キャリア・アンカーが「自分がどうありたいか」といった個人のニーズを基軸にして自らのキャリアデザインを考える指標となることに対し、キャリア・サバイバルとは、組織や環境からのニーズと自らの目指すキャリアデザインがマッチしているかを統合して考えるという視点に立つ。個人が自分のキャリアの拠り所（アンカー）に気づいて、その拠り所だけで生きていこうとしても結果としてうまく生きていけないことが常である。自分が置かれている立場や役割の中で、自分の拠り所（アンカー）を活かして数年から10年のスパンで戦略的に考えるというキャリアプランニングの手法をキャリア・サバイバル（キャリアとしての生き残り）という。

### 2 キャリア・サバイバルが必要となった背景

組織の方針や戦略は外的環境の変化に大きく影響を受け、変革は絶えず起こっている。このような組織の変化の際には新しいキャリアが発生する。医療や保健など看護を取り巻く環境も決して例外ではない。また、新人看護師教育の重点化という厚生労働省からの指針が打ち出され、2010年より各医療機関には専任の教育担当者を設置することを努力義務とされた。こうした変化には看護職員全体を対象とした教育計画を企画・運営・実施・評価のプロセスを任せられる人材が必要となる、といったことがあろう。例えば、看護師のA子さんは一般病院のCCU（冠疾患集中治療室）で10年のキャリアをもっている。彼女は結婚し現在3歳の娘がいる。今の職場は自宅からも近く、職場の人間関係もうまくいっているので、ここでずっと働いていたいと考えている。しかし、来年度より病院はCCUの申請を取り下げ、重症者はICU（一般集中治療室）で全て管理するという方針を打ち出した。彼女は自分のキャリアをどのように考えていったらよいのだろうか。CCUでの専門キャリアを大事にし、CCU機能を有する病院を探し転職するのか、この病院で自分の守備範囲を広げる方向を考えるのか、といった選択が必要となる。

▷1 ⇨ IV-4「養成教育の変遷」

インパクトある方針が打ち出されてから考えるのではなく、早くから外的環境変化に視野を広げ情報をつかみ、根拠に基づいた推測と進取の精神でチャンスをつかんでいくことが、組織と個人両者にとって重要なことである。

## 3 職務と役割の分析とプランニングの6段階ステップ

シャインは，プランニングの手順を以下の6段階で示している。

- ステップ1：現在の職務と役割を棚卸し　→これは自分自身の仕事とその関係者全員を図式化し，彼らが自分自身に期待している役割は何だろうか？を考えて整理することである。
- ステップ2：環境の変化を識別　→環境とは技術，経済，政治，社会文化の4つの側面で分析し整理する。
- ステップ3：環境の変化が**ステークホルダー**の期待に与える影響を評価　→ステップ1で明らかになった関係者にとってステップ2で見出された環境の変化はそれぞれどのような影響を与えるか，整理する。
- ステップ4：職務と役割に対する影響を確認　→4つの側面の環境の変化が自分の仕事や役割にどのような影響を与えるか（どんな仕事が増えるか，どんな能力が必要となるかを予測），整理する
- ステップ5：職務要件を見直す　→**職務特性プロフィール**に沿って自分の現状と将来あるべき自分の姿について自己採点を行う。この採点を実施することによって，自分の現在の評定と将来の自分の姿において乖離が大きい項目に着目し，自己啓発プランを立案する。
- ステップ6：職務と役割の戦略的プランニング・エクササイズの輪を広げる　→自分自身がステップ5までのプロセスを実施したら，組織の他の構成員にもこのステップを経験してもらう。複合的に実施することで共通点や相違点が明らかになり，個々の分析もより深まる機会となる。

## 4 環境の変化が与える組織への影響から生まれる新しい役割の例

目まぐるしい環境の変化は創造性の欲求が満たされる反面，安定性の欲求は満たされなくなるため，人はストレスと不安を抱く機会や頻度が増す。そうした不安定な心のありように対し支援をする仕事が「創造」される。代表的なものは，カウンセラーである。スクールカウンセラー，キャリアカウンセラーなど職業として成立しているものも存在する他，産業カウンセラー，環境カウンセラーなど学会や行政で登録制となっているものもある。

また，技術が成長するにつれて，生産される製品やサービスに多様性が生まれる。その結果，フロントラインでのサービス提供者は専門性の高い知識を必要とする。そうした専門分化が進行した組織ではさらにそれらを「統合」「調整」のスキルが新たに要求されるようになる。代表的なものは，コーディネーターと呼ばれる職種であり，移植コーディネーター，リサーチコーディネーター，ディスチャージコーディネーター等医療界では多く存在する。

（志田京子）

▷ステークホルダー
組織に関わる利害関係者と訳される。消費者，従業員，株主，取引先，地域社会，行政機関などがそれに当たる。

▷職務特性プロフィール
組織が効果的に業績を上げる上で重要だといわれる4つの次元で整理されている。すなわち，①動機と価値，②分析能力と技能，③対人関係と集団での技能，④感情にまつわる能力と技能であり，全部で50項目である。

参考文献
エドガー H. シャイン／金井壽宏訳『キャリア・サバイバル：職務と役割の戦略的プランニング』白桃書房，2003年。

## V 看護師のキャリア

# キャリア開発

### ▶スーパー
⇒ V-1 「キャリアとは」

▶ 1 ⇒ V-1 「キャリアとは」

### ▶ホランド (Holland, L. J., 1919-2008)
元ジョンズ・ホプキンス大学心理学教授。ホランドの6つのパーソナリティタイプは英語の頭文字をとってRIASECモデルとも呼ばれる。①現実型は，物や道具・機械といった，明確で秩序立った，体系化された操作を伴う活動を好む傾向のことをいう。②研究型は，物理学的，生物学的，文化的諸現象を対象とした，実証的，抽象的，体系的および創造的に研究する活動を好む傾向を示す。③芸術型は，芸術的作品の創造を目的とした，物理的素材，言語的素材，あるいは人間自身などを巧みに扱うことが必要な，あいまいで，自由で，体系化されていない活動を好む傾向を示す。④社会型は，他者に影響を与えるような，情報伝達，訓練や教育，治療や啓蒙のような活動を好む傾向を示す。⑤企業型は，組織的目標の達成や経済的利益を目的とした他者との交渉を伴う活動を好む傾向を示す。⑥慣習型は，資料を系統的，秩序的，体系的に扱うことを必要とする活動（簿記，

## 1 キャリア開発とは

Career Developmentの訳語は「キャリア開発」と「キャリア発達」があり，それぞれ意味するものが異なる（渡辺，2003）。個人の人生の中でキャリアをとらえた場合が「キャリア発達」であり，これらは発達心理学やパーソナリティ心理学を基盤とする理論から説明される。一方「キャリア開発」とは，組織や経営，人事の立場から構成員のキャリアを論ずることを意味し，経済学や経営学を基盤とする理論から説明される，と述べている。日本看護協会の定義によれば，看護職のキャリア開発とは，「個々の看護職者が，社会のニーズや各個人の能力および生活（ライフサイクル）に応じてキャリアをデザインし，自己の責任で目標達成に必要な能力の向上に取り組むこと」とある（日本看護協会「継続教育の基準 Ver2」2012）。

## 2 キャリア発達に関する主な理論

①スーパーのライフ・ステージ／ライフ・ロール理論的アプローチ（1995）

ライフ・ステージとは，「時間」の視点を意味し，それぞれ成長期（Growth, 生後～14歳），探索期（Exploration, 15～24歳），確立期（Establishment, 25～44歳），維持期（Maintenance, 45～64歳），減退（解放）期（Decline, 65歳以上）の5段階に分かれる。ライフ・ロールとは，仕事に関するものだけでなく，個人の人生における役割全体を示すものであり，それらは，子ども，学生，余暇人，市民，労働者，家庭人といった類型で示される。個人のキャリアはライフ・ステージとライフ・ロールという2つの次元の中で意味づけされ，発達していく，という考え方に基づく。

②ホランドの職業選択理論

人は現実型（Realistic），研究型（Investigative），芸術型（Artistic），社会型（Social），企業型（Enterprising），慣習型（Conventional）の6つの人格型に分類され，職業選択の際に自己を許容してくれると思われる環境を選択するという考え方である。例えば，もともと社会型の特性をもつ個人が同じ社会型の職種である看護師を職業選択したり，物事の成り立ちに強い好奇心をもつ研究型の個人が研究職を選択することを意味する。さらに，そうした人格特性をもつ人々が集うことでますますその集団の特性が強化される，あるいは個人の特性

が強化されるという個人と環境の相互作用が起こることを提唱した。

③ジェラットの積極的不確実性に基づいた意思決定理論

自身のキャリア発達においてキャリアコースの分岐点に到達したとき，どのような考えに基づいて意思決定するかを知ることは，個人に重要な示唆を与えてくれる。ジェラットの理論はそうした場面をどう乗り越えるかを知ることに貢献する。積極的不確実性（Positive Uncertainty）の前提となる考え方は「未来は予測するものではなく，創造されるものである」ということである。IT技術の進歩に伴い情報が氾濫し，もはや合理的な認知処理システムに基づく意思決定過程のみで将来の成功を予測することは困難で未来は不確実性に満ちている。しかしそれを悲観的に捉えるのではなく，連続した相互作用の中で個人が現在と過去の状況をどのように理解し，意味づけするのか，が重要である。従来の意思決定のプロセスである①情報の収集，②情報の整理や再統合，③選択肢の絞り込み，という各段階において，情報の客観性を疑うこと，自分が望むものは何かを知ることを知り，かつそこにこだわらないこと，自身の主観や直観をも考慮にいれた決定をすることを提唱した。

### 3 キャリア開発に関する主な理論

シャインのキャリアダイナミクス理論では，人は自己，仕事，家庭の複合体として三つのサイクルの中で役割をもち生きているとする。それは，①生物学的・社会的サイクル，②家族関係におけるサイクル，③仕事・キャリア形成におけるサイクルであり，それぞれのサイクルで求められる役割がお互いに相互作用を起こしながら時間的経過の中で推移していく。相互作用に影響を与えるのは個人の価値観による選択だけでなく，年齢や文化的背景，あるいは職場支援の状況など外的要因が大きく関わる。そしてキャリアを考える上での職能，中心度，序列で構成された3次元モデル「キャリアコーン」を示した（**図V-2**）。ここでいう職能とは，専門領域を意味し，中心度とは，その道のエキスパートになることであり，階層とは職位や職階の移動（昇進や昇格）を示す。

（志田京子）

ファイリングなど）を好む傾向を示す。

▶ジェラット（Gelatt, H. B.）
元スタンフォード大学カウンセリング心理学教授。2001年ジュラット・パートナーズを起業する。

参考文献
二村敏子・三善勝代『キャリア・ダイナミクス』白桃書房，1991年。
渡辺三枝子『新版　キャリアの心理学：働く人の理解〈発達理論と支援への展望〉』ナカニシヤ出版，2007年。
Sverko, B., Super, D. E., and C. M. Super, *Life Roles, Values, and Careers : International Findings of the Work Importance Study*, Jossey-Bass Publishers, 1995.

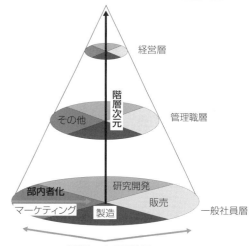

図V-2　シャインのキャリアコーン

出所：渡辺三枝子編著『新版　キャリアの心理学』ナカニシヤ出版，2007年。

# コラム-4

## キャリアはたまたまつくられる：Planned Happenstance

　キャリアデザインとはそもそも自分の職業や生活を「自分で」デザインすることを前提とする。そしてその先に目指すことは，満足のいく職業生活である。

　スタンフォード大学の教育学・心理学教授のクランボルツ（Krumboltz, J. D.）は，Planned Happenstance，計画された偶発性理論を唱えた。それは，①個人のキャリアの8割は予想しない偶然から成り立っている，②その偶発を計画的に生み出すことでキャリアアップすることが重要，という考え方である。現在は変化のスピードが速く，5年や10年後，未来がどうなっているかもわからないため，従来のキャリア開発の考え方ではキャリアビジョンを描くことが困難である，という社会背景の変化を受け，注目されるようになった。シャインの考え方が未来志向だとすれば，クランボルツの考え方は「今そこにあるかもしれない偶然を引き寄せろ」と主張する現在志向の考え方，といえよう。計画された偶発的キャリアとは，自分自身のカラに閉じこもったままで自分のキャリアをあれこれ考えるよりも，人生のあらゆる場面で起こる様々な出来事を柔軟に受け止め，それと向き合うことによって出来上がるキャリアのことをいう。

　クランボルツは，そうした偶然をつかむために次の5つのキーワードがあると述べている。

① 好奇心（Curiosity）
　自分自身の専門分野や関心エリアだけにとどまらず，あらゆることに興味をもつこと

② 粘り強さ（Persistence）
　一度やり始めたことは，結果が出ない，関心が薄れたといってすぐに投げ出すのではなく，努力や粘り強さをもって継続すること▷

③　柔軟性（Flexibility）
　　豊かな発想で様々な方向から物事をとらえる姿勢をもつこと
④　楽観性（Optimism）
　　自らに起こったこと，それが自分にとって望まないことであったり，不都合なことであったりしても，ネガティブに受け止めず，自分の知らない世界に飛び込むチャンスと受け止めること
⑤　リスクテイク（Risk Take）
　　失敗や挫折するリスクを恐れず前に進むこと

下記は，故スティーブ・ジョブズ氏がスタンフォード大学の卒業式のスピーチで語った言葉である。彼が最初に入学し，退学したリード大学での文字芸術（カリグラフィー）の授業を受けた経験が，10年後マッキントッシュの設計に生きているというエピソードを語ったのちに，以下のように述べている。

You can't connect the dots looking forward; you can only connect them looking backward. So you have to trust that the dots will somehow connect in your future. You have to trust in something – your gut, destiny, life, karma, whatever. This approach has never let me down, and it has made all the difference in my life.
（先を見通して点をつなぐことはできない。振り返ってつなぐことしかできない。だから将来何らかの形で点がつながると信じなければならない。何かを信じなければならない。直感，運命，人生，カルマ，その他何でも。この手法が私を裏切ったことは一度もなく，私の人生に大きな違いをもたらした）

スティーブ・ジョブズ氏の人生はまさに計画された偶発性で作られたといえよう。

（志田京子）

# V 看護師のキャリア

 看護継続教育

###  継続教育とは

　日本看護協会の作成した「継続教育の基準 ver.2」(2012) によれば，看護における継続教育とは，「看護の専門職として常に最善のケアを提供するために必要な知識，技術，態度の向上を促すための学習を支援する活動」をいう。看護基礎教育での学習を基盤とし，体系的に計画された学習や個々人が自律的に積み重ねる学習，研究活動を通じた学習など様々な形態をとる。継続教育は大学院や教育機関で実施される卒後教育と施設が企画・実施する施設外教育と施設内教育を合わせた現任教育に分けられる。(**図V-3**)

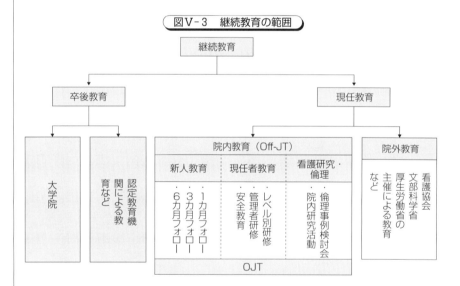

図V-3　継続教育の範囲

### 2 看護職の継続教育を取り巻く変化

#### ○看護職の背景の多様化

　文部科学省の届け出集計によれば，2015年4月現在で，看護系大学卒業生は1万6874人で35.3%を占め，年々上昇傾向をたどっている。一方，厚生労働省統計情報部がまとめた看護職員の年齢階級別就業状況 (2016) を見ると2008年と2014年では30代の看護師が28万人から31万人，40代の看護師は22万人から30万人と顕著な伸びを見せている。これはすなわち，子育て世代の看護師が増加

していることを意味する。

　また，一般社団法人日本看護学校協議会の報告（2015）によれば，2013年には看護師養成所での総在籍数に占める社会人経験者の割合が23.7%であるという。2014年に厚生労働省は「看護師養成所における社会人経験者受け入れ準備・支援のための指針」を提示し，さまざまな経験を背景にもつ看護師の養成を推進している。

　厚生労働省医政局看護課の統計（2016）によれば，男性看護職は2004年には5万4713人であったが，2014年には9万7781人と，10年間で178%の増加を見せている。

　このように看護職の背景は「未婚の若い女性で結婚出産までがピーク」といったステレオタイプなものではもはやなくなってきている。こうした多様な背景をもつ看護職への継続教育も新しい局面を迎えているといえる。

### ○臨床研修等による資質向上の努力義務化

　2010年には保健師助産師看護師法と看護師等の人材確保の促進に関する法律の中で新人看護職員研修の努力義務化が明記された。新人看護職員を迎える全ての医療機関で研修が実施されるためのガイドラインが策定（2014〔平成26〕年改定）され，体制の構築から研修内容や評価方法，教育担当者の育成についての指針が示された。

### ○卒後教育

　大学院や認定教育機関による教育であり，**専門看護師**や**認定看護師**，**認定看護管理者**など明確な教育課程に沿ったプログラムによる教育である。近年において新設された特定行為看護師の研修もこれに含まれる。

### ○現任教育

　図V-3で示す通り，院内教育と院外教育に分けられる。院内教育はさらに集合教育としてのOff-JTとOJTに分けられ，新人や管理者などの対象別の教育プログラムが編成されているほか，安全管理や倫理事例検討など，普及と啓発を目的とした研修が実施される。院外教育は環境や人々の価値観の変化に伴い，制度の変更や新しい考え方など，必要とされる知識の普及を目的とした外部機関から提供される教育プログラムである。

（志田京子）

▷1　「看護師養成所における社会人経験者受け入れ準備・支援のための指針」
http://www.mhlw.go.jp/file/06-Seisakujouhou-10800000-Iseikyoku/0000079680.pdf　2016年12月20日

▷2　「新人看護職員研修ガイドライン」
http://www.mhlw.go.jp/stf/seisakunitsuite/bunya/0000049578.html
http://www.mhlw.go.jp/file/06-Seisakujouhou-10800000-Iseikyoku/0000049466_1.pdf　2016年12月20日

▷専門看護師，認定看護師，認定看護管理者
⇨ V-6「認定看護師・専門看護師・認定看護管理者・特定行為に係る看護師の研修修了生」

▷Off-JT，OJT
⇨ V-7「OJT」

（参考文献）

『看護白書〈平成28年度版〉』「看護の将来ビジョン　暮らしと医療をつなぐ18の実践」日本看護協会出版会，2016年。

日本看護学校協議会「看護師養成所の管理運営等に関する実態調査」2015年。

## V　看護師のキャリア

# 6 認定看護師・専門看護師・認定看護管理者・特定行為に係る看護師の研修修了生

## 1 資格認定制度

　わが国においては，看護師の職能集団である日本看護協会による専門看護師，認定看護師，認定看護管理者がある。厚生省（現厚生労働省）の「看護制度検討会報告書（21世紀に向けての看護制度の在り方）」（1987年）において，専門看護婦，看護管理者の育成が提言されたことを契機とし，発足している。1994年に専門看護師制度，1995年に認定看護師制度，1998年に認定看護管理者制度がスタートした。こうした職能集団による独自の認定制度は海外にも存在する。◁1

▷1　アメリカの CNS や Nurse practitioner（NP）は ANCC（American Nurses Credentialing Center）で認証され，イギリスの Specialist Community Public Health Nurse と呼ばれる一部の処方を認められた看護師は NMC（Nursing & Midwifery Council）という非営利組織で登録を行う。

## 2 社会背景の影響

　1985年の医療法改正により，都道府県に医療計画の策定が義務づけられた。これに端を発し駆け込み増床が起こり，全国で病床数が急増した。そのため看護職不足が発生し，看護職が「3 K（キツイ，キタナイ，キケン）職」と呼ばれるなど労働環境の悪化が問題となった。

　こうした様相を鑑みてマンパワー不足の解消を目的とした「看護師等の人材確保の促進に関する法律」が制定（1992年）されると同時に，看護の質の向上と看護職の専門性を強化する動きも活発となった。そうした流れが資格認定制度の導入の契機となった。

## 3 認定看護師（Certified Nurse, CN）

　特定の看護分野（2016年時点で21分野）において，熟練した看護技術と知識を用いて水準の高い看護実践のできる者として，臨床経験5年以上を有し，日本看護協会が定める615時間以上の認定看護師教育を修了した者のみ認定審査を受けられる。◁2

▷2　認定者は2016年1月時点で全国1万5617名。

## 4 専門看護師（Certified Nurse Specialist, CNS）

　複雑で解決困難な看護問題をもつ個人，家族および集団に対して水準の高い看護ケアを効率よく提供するための，特定の専門看護分野（2016年時点で11分野）の知識・技術を深めた者として，特定の養成課程（大学院 CNS コース）を修了した者のみ認定審査を受けられる。◁3

▷3　認定者は2016年1月時点で全国1678名。

▷4　認定者は2016年1月時点で全国2599名。

表Ⅴ-2 特定行為及び特定行為区分：38行為21区分

| 特定行為区分 | 特定行為 | 特定行為区分 | 特定行為 |
|---|---|---|---|
| 呼吸器（気道確保に係るもの）関連 | 経口用気管チューブ又は経鼻用気管チューブの位置の調整 | 創傷管理関連 | 褥（じょく）瘡（そう）又は慢性創傷の治療における血流のない壊死組織の除去 |
| 呼吸器（人工呼吸療法に係るもの）関連 | 侵襲的陽圧換気の設定の変更 | | 創傷に対する陰圧閉鎖療法 |
| | 非侵襲的陽圧換気の設定の変更 | 創部ドレーン管理関連 | 創部ドレーンの抜去 |
| | 人工呼吸管理がなされている者に対する鎮静薬の投与量の調整 | 動脈血液ガス分析関連 | 直接動脈穿刺法による採血 |
| | | | 橈骨動脈ラインの確保 |
| | 人工呼吸器からの離脱 | 透析管理関連 | 急性血液浄化療法における血液透析器又は血液透析濾過器の操作及び管理 |
| 呼吸器（長期呼吸療法に係るもの）関連 | 気管カニューレの交換 | 栄養及び水分管理に係る薬剤投与関連 | 持続点滴中の高カロリー輸液の投与量の調整 |
| 循環器関連 | 一時的ペースメーカの操作及び管理 | | 脱水症状に対する輸液による補正 |
| | 一時的ペースメーカリードの抜去 | 感染に係る薬剤投与関連 | 感染徴候がある者に対する薬剤の臨時の投与 |
| | 経皮的心肺補助装置の操作及び管理 | 血糖コントロールに係る薬剤投与関連 | インスリンの投与量の調整 |
| | 大動脈内バルーンパンピングからの離脱を行うときの補助頻度の調整 | 術後疼痛管理関連 | 硬膜外カテーテルによる鎮痛剤の投与及び投与量の調整 |
| 心嚢ドレーン管理関連 | 心嚢ドレーンの抜去 | 循環動態に係る薬剤投与関連 | 持続点滴中のカテコラミンの投与量の調整 |
| 胸腔ドレーン管理関連 | 低圧胸腔内持続吸引器の吸引圧の設定及び設定の変更 | | 持続点滴中のナトリウム、カリウム又はクロールの投与量の調整 |
| | 胸腔ドレーンの抜去 | | 持続点滴中の降圧剤の投与量の調整 |
| 腹腔ドレーン管理関連 | 腹腔ドレーンの抜去（腹腔内に留置された穿刺針の抜針を含む。） | | 持続点滴中の糖質輸液又は電解質輸液の投与量の調整 |
| ろう孔管理関連 | 胃ろうカテーテル若しくは腸ろうカテーテル又は胃ろうボタンの交換 | | 持続点滴中の利尿剤の投与量の調整 |
| | 膀胱ろうカテーテルの交換 | 精神及び神経症状に係る薬剤投与関連 | 抗けいれん剤の臨時の投与 |
| 栄養に係るカテーテル管理（中心静脈カテーテル管理）関連 | 中心静脈カテーテルの抜去 | | 抗精神病薬の臨時の投与 |
| | | | 抗不安薬の臨時の投与 |
| 栄養に係るカテーテル管理（末梢留置型中心静脈注射用カテーテル管理）関連 | 末梢留置型中心静脈注射用カテーテルの挿入 | 皮膚損傷に係る薬剤投与関連 | 抗癌剤その他の薬剤が血管外に漏出したときのステロイド薬の局所注射及び投与量の調整 |

出所：厚生労働省令第33号（平成27年3月13日）。

## 5 認定看護管理者（Certified Nurse Administrator, CNA）

多様なヘルスケアニーズをもつ個人，家族及び地域住民に対して，質の高い組織的看護サービスを提供することのできる管理者として，日本看護協会が定める510時間以上の認定看護管理者教育を修了，もしくは大学院で看護管理に関連する修士課程を修了した者のみ認定審査を受けられる。

## 6 特定行為に係る看護師の研修修了生

設定された診療の補助のうち，一定の行為を特定行為として規定し，これらの行為を医師があらかじめ作成した手順書によって実施することのできる看護師をいう。2015年に保健師助産師看護師法第37条の2として新規制定された。

養成は2016年4月よりスタートし，その養成期間は行為ごとに異なり，4カ月から24カ月である。この制度は**団塊の世代**が**後期高齢者**となる2025年に向けて在宅ケアを充実していくために，脱水等に対する輸液の補正やドレーンの抜去といった医療行為を実施できる看護師の養成を，という社会の期待に応えたものである。しかし，医師不足を解消するための看護師の業務拡大による「安上り医療体制」という批判や，一般看護師への特定行為の強要による医療現場の混乱の発生といった問題を内包しているといわれ，今後の課題となっている。

（志田京子）

▷5 特定行為とは38行為21区分（表Ⅴ-2）をいい，特定看護師の育成は全国の指定研修機関において当該特定行為区分に関わる特定行為研修で実施される。研修の内容は臨床病態生理学やフィジカルアセスメントなどの共通科目と特定行為ごとに異なる向上を図るための区分別科目である。

▷6 法文上は「特定行為を手順書により行う看護師」。

▷団塊の世代
終戦後日本国憲法が公布された1947（昭和22）年から1949（昭和24）年までに生まれた人たちで約800万人にのぼる。

▷後期高齢者
65歳から74歳までを前期高齢者，75歳以上を後期高齢者という。

# V 看護師のキャリア

## 7 OJT

### 1 OJT とは

On the job training の略。職場（ジョブ）での業務の中（オン）で教育を行うことを意味する。対義語として Off-JT（Off the job training）があり，これは職場を離れて（オフ）の教育を実施することを意味し，施設内，施設外に場所を移して行う集合教育である。両方に利点と欠点があり，相互補完の関係にあるので，教育内容や目標によって方法を選択していく。

▶1　職場での実務を通じてティーチング，コーチング，フィードバックといった手法を用い，指導を行う。職務実践能力が向上するには最も効果的的である。

### 2 OJT と Off-JT の比較

それぞれ以下のような特徴があげられる。

| | OJT | Off-JT |
|---|---|---|
| メリット | 理解度に応じた細かい教育が可能，教える側の能力向上，職場内のコミュニケーション力の向上 | 専門的な知識の習得が可能，大人数に対し一度に訓練が可能，教育に専念しやすい |
| デメリット | 指導者の能力に依存するため習得度にばらつきが生じる，業務との両立が困難 | 費用が発生する。出席可能にするための勤務調整が必要，現場に活かせる研修かどうか検証が必要 |

### 3 教育方法

OJT の場合では，シフト上の教育担当者や予め割り当てられた**プリセプター**より勤務開始前の助言，未経験のケア実施時の確認や助言，実施後の振り返り，習熟方法に関する相談を受けるといった方法がある。

Off-JT の場合では，講義，視聴覚教材の活用，ロールプレイやシミュレーションを用いた演習，e-learning など，共通の到達目標をもつ者を同時に集めて実施する方法がある。

▶プリセプター
⇒ V-8 「プリセプターシップ」

### 4 新人教育における OJT と Off-JT

「新人看護職員研修ガイドライン」では新人看護職員の 1 年以内での到達目標が①看護職員として必要な基本姿勢と態度，②技術的側面，③管理的側面という分類で示され，それぞれの到達程度が明確になっている。**表 V-3** は①のみ示すが，自立してできるものと指導のもとでできるものなど，達成レベルが明確に示されている。それらの到達目標に向けて，年間を通じて OJT，Off-JT（**表 V-4**）を複合的に織り交ぜながら教育計画を立案していく。　　（志田京子）

▶2　新人看護職員研修ガイドライン（厚生労働省，2014）http://www.mhlw.go.jp/file/06-Seisakujouhou-10800000-Iseikyoku/0000049466_1.pdf　2016年12月10日

表V-3　看護職員として必要な基本姿勢と態度についての到達目標

★：1年以内に到達を目指す項目
到達の目安　Ⅱ：指導の下でできる　Ⅰ：できる

| | | ★ | 到達の目安 | |
|---|---|---|---|---|
| | | | Ⅱ | Ⅰ |
| 看護職員としての自覚と責任ある行動 | ①医療倫理・看護倫理に基づき，人間の生命・尊厳を尊重し患者の人権を擁護する | ★ | | Ⅰ |
| | ②看護行為によって患者の生命を脅かす危険性もあることを認識し行動する | ★ | | Ⅰ |
| | ③職業人としての自覚を持ち，倫理に基づいて行動する | ★ | | Ⅰ |
| 患者の理解と患者・家族との良好な人間関係の確立 | ①患者のニーズを身体・心理・社会的側面から把握する | ★ | | Ⅰ |
| | ②患者を一個人として尊重し，受容的・共感的態度で接する | ★ | | Ⅰ |
| | ③患者・家族にわかりやすい説明を行い，同意を得る | ★ | | Ⅰ |
| | ④家族の意向を把握し，家族にしか担えない役割を判断し支援する | ★ | Ⅱ | |
| | ⑤守秘義務を厳守し，プライバシーに配慮する | ★ | | Ⅰ |
| | ⑥看護は患者中心のサービスであることを認識し，患者・家族に接する | ★ | | Ⅰ |
| 組織における役割・心構えの理解と適切な行動 | ①病院及び看護部の理念を理解し行動する | ★ | | Ⅰ |
| | ②病院及び看護部の組織と機能について理解する | ★ | Ⅱ | |
| | ③チーム医療の構成員としての役割を理解し協働する | ★ | Ⅱ | |
| | ④同僚や他の医療従事者と適切なコミュニケーションをとる | ★ | | Ⅰ |
| 生涯にわたる主体的な自己学習の継続 | ①自己評価及び他者評価を踏まえた自己の学習課題をみつける | ★ | | Ⅰ |
| | ②課題の解決に向けて必要な情報を収集し解決に向けて行動する | ★ | Ⅱ | |
| | ③学習の成果を自らの看護実践に活用する | ★ | Ⅱ | |

表V-4　新人看護職員研修プログラムの例

| 研修項目 | | 方法 | 時間 | 4月（入職時）—数日間 | 4月—6月 | 7月—9月 | 10月—3月 |
|---|---|---|---|---|---|---|---|
| 1．新人看護職員研修の概要 | | 講義 | 1時間 | ・目標と計画<br>・研修手帳の活用方法 | | | |
| 2．看護職員として必要な基本姿勢と態度 | | 講義・演習 | 3時間 | ・患者の権利と看護者の責務<br>・看護者の倫理綱領<br>・接遇 | | | ・実践の振り返り |
| 3．技術的側面 | 清潔・衣生活援助技術 創傷管理技術 | 講義・演習 | 6時間 | | | ・スキンケア | ・褥瘡の予防：リスクアセスメント，体圧分散等 |
| | 与薬の技術 | 講義・演習 | 6時間 | | ・皮下注射，筋肉内注射<br>・点滴管理：薬剤準備，ボトル交換，挿入部の固定，輸液量の計算等<br>・輸液ポンプ，シリンジポンプの使い方 | ・点滴静脈内注射<br>・薬剤等の管理（毒薬・劇薬・麻薬・血液製剤を含む） | ・輸血の準備，輸血中と輸血後の観察 |
| | 救命救急処置技術 | 講義・演習 | 4時間 | | ・急変時の対応：チームメンバーへの応援要請等<br>・ELS，AED | | |
| | 症状・生体機能管理技術 | 講義・演習 | 6時間 | | ・静脈血採血 | | ・フィジカルアセスメント<br>・心電図モニター |
| | 感染防止の技術 | 講義・演習 | 2時間 | | ・スタンダードプリコーションの実施 | | |
| | その他配置部署で必要な看護技術 | OJT | | 配属部署で必要な看護技術 | 配属部署で必要な看護技術 | | |
| 4．管理的側面 | 安全管理 災害・防災管理 | 講義・演習 | 3時間 | | ・医療安全対策：組織の体制，職員を守る体制，事故防止策，発生時の対応等<br>・消化設備 | | |
| | 情報管理 | 講義・演習 | 3時間 | | ・個人情報保護 | ・診療情報の取り扱い<br>・記録 | |
| 研修の振り返り フォローアップ | | | 1時間 | ・振り返り | ・振り返り | ・振り返り | ・振り返り |

## V 看護師のキャリア

# プリセプターシップ

### 1 プリセプターシップとは

　OJTの1つで，新人看護職員に対し決められた先輩（プリセプター，preceptor）によるマンツーマンの指導法のことを指す。一定期間対象新人（プリセプティ，preceptee）と同じ勤務をし，担当する患者へのケアを新人とともに行う教育方法の一つである。仕事を通して**アセスメント**，看護技術，対人関係，医療や看護サービスを提供する仕組みや看護職としての自己管理，就業諸規則など広範囲にわたる手本を示すことで，プリセプター，プリセプティ双方の成長を促進する（厚生労働省ガイドライン，2014）。

### 2 新人看護職員を支える組織体制

　厚生労働省の「新人看護職員ガイドライン」（2014）によれば，新人看護職員を支えるフォーマルな教育支援体制として，プリセプターシップの他，チューターシップ（エルダー制），**メンターシップ**，チーム支援型がある。
　チューターシップとは，各新人看護職員に決まった相談相手（チューター）を配置することで新人看護職員の職場適応への不安を軽減することがねらいである。メンターシップとは，新人看護職員の支援者，理解者としての役割という意味があり，中長期的なキャリア支援，動機づけを行いながら新人看護職員の人間的な成長を促すことを目的とする。チーム支援型とは，特定の担当をつけずにチーム内のメンバーの得意分野を活かし，協力しながら新人指導に当たることをさす。一概にどの方法が優れている，といえるわけではなく，スタッフ配置数やスキルや能力の程度，施設や病棟の特色などを考慮して新人看護職員を支援する体制を決定していくことが望まれる。同時に，プリセプターとプリセプティをマンツーマンの孤立した関係に置くのではなく，プログラムコーディネーターが常にモニタリングしたり，双方の相談に乗れるようデザインされたシステムである必要がある。

### 3 プリセプターシップの目的と期間

　目的は以下の3つである（中西他，2013）。①新人の職場適応を促す，②看護サービスを提供するための基本的な知識・技術・姿勢の学習を支援する，③プリセプター自身の専門職業人としての成長や教育，指導の知識・技術の向上の

▶アセスメント
評価，査定という意味をもち，看護師が看護を適切に行うために，的確な情報収集と分析，判断を行うことをいう。

▶メンターシップ
⇒ V-9 「メンターシップとコーチング」

機会。カナダの看護協会（CNA）で定めるプリセプターのガイドラインによれば，プリセプターとしての役割を担う期間は1～2ヵ月程度であることが多い（CNA，2004）が，施設によって差がある。

## 4 プリセプターの要件

その部署での実践に当たり，基本的な知識と技術を身につけており，それらを言動で教授する能力が必要である。同時にプリセプターとしての介入の前後にはプリセプティの職務の習熟状況や職場への適応状況に関し，アセスメントや評価をする能力，必要時プリセプティの習熟達成にむけての助言や相談にのることも求められる。CNAのガイドライン（2004）はプリセプターに望ましい要件を以下のように述べている。①少なくとも当該部署での2年以上の臨床実践，②リーダーシップスキル，③専門職としての成長への意欲がある，④誠実で温かく，臨機応変で人のために行動できる人柄，成人学習について理解できている，⑤豊富なコミュニケーションスキル。施設の中で体制を構築するには，プリセプターの育成も重要な要素である。

## 5 プリセプターシップの利点と欠点

**利点**：プリセプティにとって，職場で必要となる判断力やスキルを効率的に磨く機会となるため，早期に専門職集団の一員として活躍することが容易となる。プリセプターとの相互交流により，職場適応へのストレスを軽減でき，専門職としての自信や職場への愛着も生まれる。プリセプターにとっては新人指導の経験を積むことにより，ロールモデルとしての自覚の芽生えや自己効力感の向上といったプラス面がある。組織にとっては，専門的な看護実践の質を担保すること，導入のための多くの時間を割かないですむことがあげられ，研究の結果では，プリセプター，プリセプティ両方の離職率の低下や職務満足との関連も認められている（CNA，2004）。

**欠点**：体制づくりには入念な計画策定，実施段階での共有や評価，それらに伴う多くの事務処理が発生することなどから時間の確保が必要となること，プリセプターの能力開発のための教育資源の探索や機会の提供など教育費用が発生すること，プリセプターとプリセプティの相互関係がうまくいかなかった場合，利点と逆の結果が発生するリスクがあること，プリセプターへの報酬や承認（reward and recognition）が明確でない場合，モチベーションにつながらない恐れがあることなどである。

（志田京子）

**参考文献**

Canadian Nurses Association (2004) Achieving Excellence in Professional Practice, A guide to Preceptorship and Mentoring. (https://www.cna-aiic.ca/~/media/cna/page-content/pdf-en/achieving_excellence_2004_e.pdf?la=en)

中西睦子・小池智子・松浦正子『看護サービス管理 第4版』医学書院，2013年。

# V 看護師のキャリア

 メンターシップとコーチング

## 1 メンターシップとは

　メンター（mentor）とはギリシアの詩人ホメロスの叙事詩「オデュッセイア」に登場するオデュッセイアの息子を後見，育成，支援した賢人の名前に由来し，そこから「ある一定の専門分野において熟練し，豊富な知識を持つ者」という語源となった。メンターとメンティー（新人，指導を受ける者）の間の信頼や共感を基盤としたインフォーマルで自然発生的な支援関係をメンタリング（mentoring）という。

## 2 メンタリング理論

　クラム（Kram, K. E.）はメンタリング機能を「擁護（advocacy）」「コーチング（coaching）」「保護（protection）」「人前にでるチャンスを与える（exposure & visibility）」「課題への挑戦（challenging assignment）」などのキャリア機能と「ロールモデル（role modeling）」「カウンセリング（counseling）」「受容と確認（acceptance and confirmation）」「友情（friendship）」といった心理社会的機能の2つで説明している（Kram, 1985）。キャリア機能とは，組織内での昇進や昇格をあと押しする機能であり業務遂行上のノウハウの教示や，上司への推薦という行動を示す。心理社会的機能とは職業人及び個人としての成長や，自己効力感やアイデンティティの向上を促す機能である。

## 3 組織としての効用

　当初は自発的な相互支援関係であったメンタリングであったが，メンティーのパフォーマンスやキャリア形成に影響を与えることが研究の結果から見出されたことから，職場でのメンタリングプログラムが導入され始めた。組織として，メンター，メンティー双方のキャリア満足度，職務満足度，自己肯定感，自己効力感が高まること，組織内の円滑なコミュニケーションが期待できる，上席者の知識や技術，価値観が後進に継承されることなどが期待できる。

## 4 コーチングとは

　コーチ（Coach）の語源は四輪馬車を語源とし，学生が家庭教師のことを目的地に運ぶ馬車に例えたことに由来する。コーチングとは対象者の能力を把握

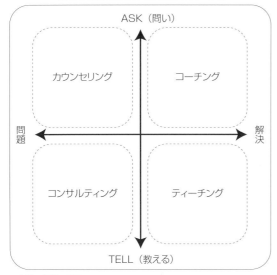

図V-4　コーチングの位置づけ

出所：伊藤, 2005。

した上で彼らの夢や目標を達成するために普段の努力すべき点や行動計画などを共に考え定期的に進捗状況を確認するという役割をいう。コーチングとカウンセリング，コンサルティング，ティーチングの違いは**図V-4**のマトリックスで説明されている（伊藤他, 2010）。すなわち，コーチとは質問を通じて解決に導くことを目的とした関わりであることがわかる。

## 5 職場におけるコーチング

職場においては，メンタリング機能の一環としてとらえられているほか，上級管理職を対象としたエグゼクティブコーチングなどがある。教えたり指示をしたりするのではなく，対象者の潜在能力を引き出し，業務遂行能力を高めるように関わる。

## 6 コーチングスキル

ソープ（Thorpe, S.）とクリフォード（Clifford, S.）はその著書 *Coaching Handbook* において，コーチがもつべきスキルとして，①分析力，②アサーティブネス（自己表現，意見表明），③コンフリクトマネジメント（対立の解消），④ファシリテーション（次の段階への移行の促進），⑤影響力の発揮，⑥傾聴力，⑦リフレクション（振り返り）とパラフレイジング（言い換え），⑧観察力，⑨計画力（目的を定め，達成までの道のりを細かいステップに分けるスキル）と優先順位の決定（緊急度と重要度を吟味することと，行動同士の相互依存性の判断），⑩プレゼンテーション力，⑪質問力（効果的な質問ができる能力），⑫ラポール（相手の世界観を理解し，尊重されていると感じられるときに得られる信頼関係）の構築の12のスキルを掲げている。

（志田京子）

**参考文献**

Kram, K. E., *Mentoring at work : Developmental relationships in organizational life.*, Scott, Foresman and Company, 1985.

ソープ, S. & クリフォード, S./桜田直美訳『コーチングマニュアル』ディスカヴァー・トゥエンティワン, 2005年。

伊藤守『図解コーチングマネジメント』ディスカヴァー・トゥエンティワン, 2005年。

伊藤守・鈴木義幸・金井壽宏『神戸大学ビジネススクールで教えるコーチング・リーダーシップ』ダイヤモンド社, 2010年。

産業・組織心理学会編『産業・組織心理学ハンドブック』丸善株式会社, 2009年。

# Ⅴ 看護師のキャリア

 クリニカルラダー

### 1 クリニカルラダーとは

　看護師の能力やキャリアを開発する指標の1つで段階別に臨床における看護実践能力の習熟状況を把握，支援するためのシステムをいう。クリニカルラダーとは Clinical ladder，すなわち臨床（実践スキル）の梯子と訳され，段階を追って着実に能力やキャリアが向上していくさまを示している。もともとはベナー（Benner, P.）の臨床技能習得の段階に関する理論に基づいている。

　看護職能団体である日本看護協会では，日本全国における標準化された指標による看護実践能力の保証を目指し，全国レベルの看護師のクリニカルラダー開発に2014年より着手している。類義語として，「キャリアラダー」という言葉があるが，日本看護協会では，クリニカルラダーは純粋な看護師の能力開発・評価システムとして位置づけ，キャリアラダーは看護実践能力だけでなく，管理的能力や研修修了の段階など看護師のキャリア（職業）開発の意味も含むとして区別している。

### 2 ベナーの看護論

　ベナーは，科学者は相互作用的な因果関係を明らかにすることで「知る」とするが，対して実践家は「いかにするかを知る－その知識をもたずともノウハウを知る」ことであると，理論的知識と実践的知識の違いを明示している（ベナー，1992）。彼女はドレイファス兄弟が提唱した，人が技能を習得し熟練するには「初心者（novice）」「新人（advanced beginner）」「一人前（competent）」「中堅（proficient）」「達人（expert）」の5段階を経るというドレイファスモデルに着目した。このモデルに基づき，多彩な看護師や看護学生を対象にインタビューを行い，看護師の技能と実践について質的研究を重ね，看護師にもドレイファスモデルと同様の段階が存在することを示した。特に看護実践においては，「初心者」と「一人前」の間に「新人（advanced beginner）」の段階があることを提唱した。表Ⅴ-5に簡単に各段階の特徴を示す。ベナーは一人前から中堅に段階が上がるためには，単に経験年数ではなく，経験の質が影響すること，全ての看護師が達人になれるわけではないと述べている（ベナー，2005）。

表V-5　看護師におけるドレイファスモデルの5段階

| 段　階 | 特　徴 |
|---|---|
| 第1段階<br>（初心者） | 看護学生に代表され，客観的な情報を把握し，患者の状態をアセスメントはできるが，状況に応じた判断，行動までには至らない段階といえる。マニュアルに準ずる行動は可能である。 |
| 第2段階<br>（新　人） | 入職後1年から2年目の段階にある看護師に代表され，頻回に起こる問題に対して，単にマニュアル的な行動だけでなく，状況に応じた判断ができる。 |
| 第3段階<br>（一人前） | 入職後2年から3年目の段階にある看護師に代表され，継続的な臨床経験の下で，自ら立案した長期的な目標や計画に基づき看護ケアが提供できる。 |
| 第4段階<br>（中　堅） | 入職後3年から5年目の段階にある看護師に代表されるが，個人差がある。その場の一時的な視点ではなく全体的な視点で，自分自身の格率に従って看護ケアを提供できる。経験知を活かし，考慮すべき選択肢を少数に絞り，重要性や緊急性の判断ができる。 |
| 第5段階<br>（達　人） | 規則やマニュアル，格率といったものに頼らず，直観的な把握と判断をする。卓越した経験知があり，知覚の正確さに基づいたムダのない検討をし，行動を導いている。 |

### 3 クリニカルラダーの効用

ベナーの理論によって導かれたクリニカルラダーは様々な臨床現場の中で適用が可能である（ベナー，2005）。例えば，キャリア開発と教育への適用として，個々の看護師が自身の臨床実践能力を共通の指標で評価することで，組織が求める看護師像についての理解が深まり，自己の課題が明確となり今後の改善点が見えてくる，将来のキャリアプランニングの契機とすることができる。組織側の利点としては，全体の習熟段階の傾向を知り，教育事業の課題を明らかにする，昇進の判断基準とするなど幅広い用途がある。

### 4 クリニカルラダーの発展

ベナー看護論が日本に紹介されて以来，病院を中心として独自のクリニカルラダーの作成が進められた。しかし，施設ごとに作成されたラダーは，内容やレベルの基準が異なっていたり，ラダーそのものをもたない施設も多い。そこで日本看護協会が中心になって，あらゆる施設や場で活用可能な標準化された，すべての看護師に共通する看護実践能力を育成する目的で「**看護師のクリニカルラダー**」（日本看護協会版）が作成された（2016年）。

本来，施設における人材育成とは，まず施設の理念から目指す看護師像を想定し，看護師の能力に応じた看護実践に関する到達目標や基準が設定される。次にその目標到達のための学習支援のプログラムが開発され，運用されるものである。

看護協会が作成したクリニカルラダーは，看護の核となる実践能力を「看護師が論理的な思考と正確な看護技術を基盤にケアの受け手のニーズに応じた看護を臨地で実践する能力」（「看護師のクリニカルラダー（日本看護協会版）」活用のための手引き，4頁）と定義し，病院の機能や規模，施設を問わず活用可能なものとなっている。

（志田京子）

▶看護師のクリニカルラダー
http://www.nurse.or.jp/nursing/jissen/pdf/tebiki.pdf

参考文献

ベナー，P./井部俊子訳『ベナー看護論：達人ナースの卓越性とパワー』医学書院，1992年。

ベナー，P./井部俊子訳『ベナー看護論：初心者から達人へ』医学書院，2005年。

Benner, P., *From Novice to Expert : Excellence and Power in Clinical Nursing Practice*, Prentice Hall, 2000.

Benner, P., "Quality of Life：A phenomenological perspective on explanation, and understanding in nursing science", *Advances in Nursing Science*, 1985；8：1-14.

Ⅴ 看護師のキャリア

# 11 コンピテンシーマネジメント

## 1 コンピテンシーマネジメントとは

　組織行動学において，最初にコンピテンシー（Competency）の概念に注目したのはマクレランド（McClelland, D.）である。彼の研究によって，職務上成功を収めている人は必ずしも学校の成績や資格の有無ではなく一定の特性をもつことが判明し，この特性をコンピテンシーと呼んだ。彼の研究から，職種ごとにコンピテンシー群を明らかにし，人材開発や人的資源管理システムに導入し，組織の業績を上げることを戦略的に考えるアプローチが注目されるようになった。コンピテンシーマネジメント手法は様々な業界で人材評価，人材育成，配置・任用，採用と幅広く活用されている。また，コンピテンシーの中でもその職種における中核となるコンピテンシーのことをコア・コンピテンシーと呼ぶ。類義語としてコア・コンピタンス（Core Competence）があるが，これは，組織として有するオリジナルな価値をもたらすことのできる，他組織が安易にマネできない優位性をもつ技術，スキル，ノウハウを指す。近年では，コンピテンシーを単に従業員個々を対象としたものだけでなく，部署やチームを対象としたコンピテンシーにも着目し，組織としてのコアコンピテンスを築くことの重要性を説く者もいる（山口，2005）。

## 2 コンピテンシーのモデル化

　コンピテンシーのモデルの構築のためには，まず行動事例面接（BEI, Behavioral Event Interview）といって，高業績者に自らの経験において重要な出来事について語ってもらい，その周辺事情やどのような気持ちで何を実施したかを詳しく聞き取る方法を用いる。聞き取った情報に基づいて概念化，クラスター化（分類して小さなグループにまとめること）を行う。この手法を用いて，ボヤティーズ（Boyatzis, R.）は**管理者のコンピテンシーモデル**として6領域21項目を，スペンサー＆スペンサー（Spencer, L. M. & Spencer, S. M.）は**コンピテンシーディクショナリー**として6領域20項目を示した。日本の看護業界においても，虎ノ門病院で作成された看護管理者のコンピテンシーモデル（2013）や日本助産師会が作成した助産師のコア・コンピテンシー（2010）などがある。

▷管理者コンピテンシーモデル
6領域：①目的と行動の管理，②リーダーシップ，③人的資源管理，④部下への指揮命令，⑤他者志向，⑥専門知識

▷コンピテンシーディクショナリー
6領域：①達成・行動，②援助・対人支援，③インパクト・対人影響力，④管理領域，⑤知的領域，⑥個人の効果性

## ③ 従来の人材マネジメントとの違いとコンピテンシーマネジメントの効用

人材評価では，過去は日本の**職能資格制度**による職能給や年功制が主流であった。しかし，1990年ころより，仕事の成果に着目した成果主義に基づき，その出来栄えや出来高による賃金体系（職務給，役割給）が導入されるようになり，必ずしも報酬や昇進が経験や年齢による横並びではなくなった。しかし，成績というアウトプットのみで評価することの弊害として職場の人間関係の悪化や意欲の低下といった問題も同時に発生するようになった。そうした中，コンピテンシーモデルを人材評価のツールとして用いるようになることで，高い業績を上げるために自己の課題に取り組むことにつなげるといった，従来の年功制と成果主義の両方利点を生かすことができるしくみとして注目された。

育成プログラムにおいては，従来は階層別研修や，PCスキルなど汎用的な技術スキルアップのための研修が主流であったが，コンピテンシーを習得することを目的とした研修プログラムが提唱されるようになった。その一例がコンピテンシー・ラーニングである（古川, 2002）。

配置，任用においては，従来は経験年数や慣例によるローテーションや人事担当者の情意評価で決定されていたが，コンピテンシーの高さは高業績の予測因子となりうるため適任者を客観的に選りすぐることが可能であるし，採用においても，組織への貢献が期待される人材を逸する機会を減らすことにつながる。

## ④ コンピテンシー・ラーニング

コンピテンシー・ラーニング理論では，「経験による学習」「モデリングによる学習」「概念化による学習」を通して学習される。1つ目は職場で様々な仕事を実際に行う中での成功や失敗体験からの学習である。2つ目は，他者（モデル）の行動や活動の仕方や取組み方を模倣する学習である。3つ目は，獲得した情報や実務経験を整理統合，概念化することによって新しい状況に適応するための知識や行動を学習することである。この概念化が最も重要なプロセスである。自己の経験や他者の経験の中で法則性を見出したり，行動と業績の間での因果関係を見つけることで，次なる目標を掲げたり，課題を明らかにすることができる。そうしたプロセスを通じて学習されたことはノウハウや熟達のコツといったものは形式知として他者への継承が可能になる。

これらの学習の機会を職場でどう形成，維持していくかが職員の育成の鍵となり，ひいては他組織との競合において優位性を保つ知識創造の鍵となる。

（志田京子）

▶職能資格制度

組織がその職種に対し，職務遂行能力をどの程度期待しているかによって序列を決め，職能給として賃金に反映させる制度のこと。

参考文献

山口裕幸「組織の安全行動とチーム・マネジメント：集団力学的アプローチ」『産業・組織心理学研究』18, 2005年, 113-122頁。

社団法人日本助産師会『助産師の声明／コア・コンピテンシー』日本助産師会出版, 2010年。

古川久敬『コンピテンシーの学習「コンピテンシー・ラーニング」』日本能率協会マネジメントセンター, 2002年。

# V 看護師のキャリア

## 看護師のアントレプレナー

### 1 アントレプレナーとは

「新たな事業を創造する者」を示し，日本語では「起業家」「企業家」といった訳がされることが多い。**シュンペーター**は，アントレプレナー（entrepreneur）を「資源の真結合を実行する者」と定義し，その機能とは，新しい製品やサービスの開発において，新たな技術可能性を開発したり，新たな材料の供給源や製品販路の開拓をしたりすること，産業構造の再構築によって製造パターンの変革を起こすこととらえ，必ずしも独立したり起業したりするばかりではなく，組織内においてもアントレプレナーは存在すると提唱した（原，2002；シュンペーター，1998）。すなわち，アントレプレナーとは既存秩序を創造的に破壊し，新たなビジネスを創生することで経済発展をもたらす者と言い換えることができる。このようなアントレプレナーの実践のプロセスのことをアントレプレナーシップと呼び，様々な教育手法が開発されている。

### 2 アントレプレナーの心理学的・社会学的特徴

アントレプレナーのもつ心理・社会的特性とは，①個人的特質として高い目標達成意欲をもちリスクを負う，②結果を求める，③新しく革新的・創造的な仕事を好む，④将来に関する思慮や予測をし，目標設定と計画を得意とする，⑤方式・非公式の教育の中で権威に服従することを不本意と感じた経験をもつなどがあげられる（原，2002）。

### 3 アントレプレナーシップ教育

発達段階に応じた教育的アプローチが有効である（柳沼，2010）。初期の教育（小学校高学年）では内的起業家能力，すなわち創造性，柔軟性，勇気，イニシアチブ，危機管理，共同作業スキル，達成動機に焦点を当てた教育を奨励される。中学では自分の才能を生かした経験をもつこと，高校では基礎科目として位置づけ，グループ作業や企業視察や起業した先輩との議論を通じ，視察報告やビジネスプランの作成などを経験することを奨励し，起業家の能力とは子どものころから育むことが大切である。

---

▶シュンペーター (Schumpeter, J. A., 1883-1950)
チェコ出身の経済学者でハーバード大学教授，アメリカ経済学会会長，国際経済学会会長を歴任する。経営者の行う不断のイノベーションこそが経済を発展させるという理論を構築した。

▶看取りケア
自宅や老人ホームなどの高齢者施設や病院で，近い将来の死が避けられないとされる「終末期」にある人に対し，身体的・精神的な苦痛をできるだけ軽減し，人生の最期まで尊厳ある生活を送れるようサポートするため，その時期にふさわしい医療や介護を行うこと。

## 4 看護におけるアントレプレナー

「開業ナース」という言葉には，2つの意味がある（村松，2013）。1つは新たなサービスを創造したり，既存のサービスをミックスして新たなものをつくるといった看護の機能を拡げること，もう1つは看護を追求することである。つまり開業ナースとは自らがあるべき看護を具現化することにこだわることが重要で，そのこだわりがあるからこそオリジナリティが生まれ，革新的なサービスにつながる。多くの看護を基盤としたアントレプレナーが活躍することによって，保健医療市場のイノベーターとなり経済発展を促進する可能性を秘めている。

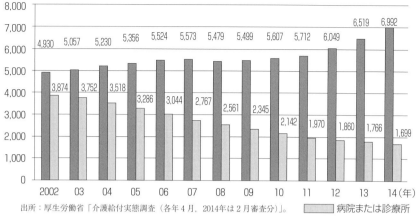

図V-5　訪問看護事業所数の年次推移

出所：厚生労働省「介護給付実態調査（各年4月，2014年は2月審査分）」。■ 病院または診療所

## 5 看護師起業の実際

### ○介護保険・医療保険を主な収入源としたサービスの提供

厚生労働省の実態調査（2014）によれば，訪問看護ステーションの数は2014年2月現在で6992施設となっている（**図V-5**）。病院または診療所が付設している数は減少傾向にあるが，数自体は増加傾向にあり，看護師が開業する独立型訪問看護ステーションが増加傾向であることがわかる。訪問看護ステーションを起業した看護師は自らの看護に対するポリシーを明確にし，「**看取りケア**」「**グリーフケア**」「障害児在宅介護時の家族の**レスパイトケア**」「NICUベビーのフォローアップ」「小規模多機能型居宅介護施設での認知症ケア」などのそれぞれの強みを生かしたサービスを展開している。

### ○新たなサービスの創造

医療や看護における起業の収入源は必ずしも社会保険ばかりではない。収入源を保険適用対象者にとらわれない患者ケアサービスとして，予防医療ビジネスとしてワンコイン（500円）健診事業や，オーダーメイドの看取りケアを実施する訪問看護，訪問介護を提供する会社を設立した者がいる。

また，顧客を病院や看護師など医療。介護サービス提供者に据えた事業展開をする者もいる。医療・看護・介護用品の開発・販売を手掛ける会社，看護師のキャリアカウンセリング支援を行う会社，訪問看護ステーション経営コンサルタント事業を立ち上げるなど，起業の幅は拡大している。

（志田京子）

▷**グリーフケア**
身近な人との死別を経験し，悲嘆に暮れる人をそばで支援することで悲しみから立ち直れるようにすること。

▷**レスパイトケア**
乳幼児，高齢者を在宅でケアをしている介護者の心身の負担を軽減するために，一時的にケアの代替を行うサービスのこと。

**参考文献**

原憲一「アントレプレナーシップの概念試論」『龍谷大学経営学論集』Vol 42(2)，2002年，44-57頁。

シュンペーター，J. A. ／清成忠男編訳『企業家とは何か』東洋経済新報社，1998年。

厚生労働省（2014）「訪問看護ステーションの事業運営に関する調査詳細」

村松静子『めざせ！開業ナース　地域での起業25の実際』日本看護協会出版会，2013年。

柳沼寿「企業家能力と教育　地域イノベーション」『法政大学地域研究センター紀要』Vol 3, 2010年，63-77頁。

## VI ストレスマネジメント

# 1 ストレスとは

▷ セリエ（Selye, H., 1907-1982）
カナダの生理学者。ストレス学説を唱え、ストレスによる生体反応を明らかにした。
▷ 1 Selye, H., *The Stress of Life.* New York : McCGraw-Hill Book Company, 1956.

▷ ストレスチェックの実施が義務化
改正労働安全衛生法に基づく「ストレスチェック制度」が、2015（平成27）年12月1日に施行され、労働者数が50人以上の事業場では年に1度のストレスチェックの実施が義務化された。このストレスチェックで、高ストレス者と判定された従業員には医師による面談勧奨を行い、遅滞なく面談を実施する必要がある。

▷ 職業性ストレス簡易調査票
職場で比較的簡便に使用できる自己記入式のストレス調査票。1995〜1999（平成7〜11）年度労働省委託研究「作業関連疾患の予防に関する研究」のストレス測定グループの研究により作成されている。労働者のストレスを測定する「仕事のストレス要因」「ストレス反応」「ストレス要因による影響を緩和する要因」項目から構成されており、あらゆる業種の職場で使用で

## 1 ストレスの定義

　ストレス（stress）という言葉は、日常生活において頻繁に使われている。ストレスは、元々「外から加えられる力、圧力、応力」という意味合いで工学分野において使われていた言葉であるが、生物に起こるストレスとして使い始めたのは、**セリエ**という学者である。セリエは、ストレスを有害因子に対する非特異的な反応と考え、「ストレスとは、すべての生体内で引き起こされた非特異的な変化からなる特定の症候群として現れる状態である」と定義している[1]。

　現在では、ストレスという言葉には2つの側面があると理解され、外から与えられる刺激、つまりストレスの要因となるものを「ストレッサー」、ストレッサーの影響を受けて起こる生体内に起こる変化を「ストレス反応」と表現するのが一般的である。

## 2 職場のストレスチェック

　職場では、2015年12月より、**ストレスチェックの実施が義務化**された。これにより、企業だけではなく、医療現場で働く人にも、年に1回全ての従業員を対象にストレスチェックが行われることになる。ストレスチェックを行うことの意義は、労働者が自らのストレス状態を知り、ストレスの影響による不調を未然に防ぐためのセルフケアを行うきっかけをつくることにある。そして、もしストレスが高いと判定された場合には適切なケアにつなげることが重要となる。

　ストレスチェックは「**職業性ストレス簡易調査票**」による実施が厚生労働省により推奨されている。職業性ストレス簡易調査票は、「仕事のストレス要因」として仕事の量による負担、仕事の質による負担、身体的負荷、仕事のコントロールなどの17項目、「ストレス反応」には活気のなさ、イライラ感、抑うつ感など29項目、「ストレス要因による影響を緩和する要因」として上司、同僚、家族や友人からのサポートと仕事や生活の満足度を尋ねる11項目の計57項目の設問から構成されている。

　また、職業性ストレス簡易調査票を用いてストレスチェックを実施することにより、部署ごとの**組織結果**を出すこともできる。そのため、組織結果に基づき職場環境の改善に向けた情報を定期的に得ることも可能になる。現段階では、組織結果の分析や対策は義務化されておらず、高ストレス者への面談やストレ

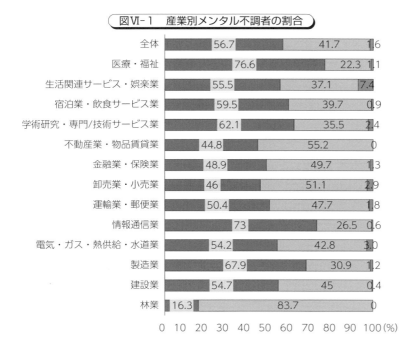

図Ⅵ-1 産業別メンタル不調者の割合

出所：労働政策研究・研修機構（2012）より引用。

> きる。
> ▶組織結果
> 職業性ストレス簡易調査票による「仕事のストレス判定図」では，事業場全体，部や課などの集団を対象とした仕事のストレス要因を評価し，従業員のストレスや健康リスクに対する影響が判定できるようになっている。仕事の量的負担と仕事のコントロールをストレス要因，算出されたストレス度を健康リスクとしてプロットして表現した「量―コントロール判定図」と，同僚の支援と上司の支援から作成する「職場の支援判定図」から成る。

スチェック実施の体制づくりに追われている組織が多い。しかし，この機会を個々の従業員に対するケアにとどまらず，職場のメンタルヘルス対策の促進や組織の活性化につなげていけるよう活用していくことが望ましい。

### 3 医療・福祉職場のストレス

労働政策研究・研修機構によると，メンタルヘルスに問題を抱えている労働者の割合が最も高い産業に「医療・福祉（76.6％）」が挙げられている（**図Ⅵ-1**）。このことからも，看護師をはじめとする医療従事者のストレス対策は，急務の課題であることがわかる。医療や福祉現場で働く者のストレスには，夜勤を伴う交代勤務や，人員の不足，人の命を扱うため緊張を強いられる仕事であることなどの要因が推測できる。ストレスの高かった職場では，職員へのヒアリングや，グループワークなどの形式で，問題点や改善点を出し合い，働きやすい職場づくりに向けた活動を業務の一環として行うことが，メンタルヘルス対策につながる。特に，医療や福祉の現場では，休憩室のレイアウトを変更するなど物理的な環境の改善が比較的取り組みやすく，身体的負荷の軽減や職場内のコミュニケーションの活性化に直結しやすいため，ストレス低減の効果が期待できる。

このようにストレスチェックの義務化を機に職場組織ごとにストレスとなっている要因を分析し，医療・福祉職の従事者のメンタルヘルス不調を予防するための対策を促していく必要がある。

（中川裕美）

> **参考文献**
> 「職業性ストレス簡易調査票を用いたストレスの現状把握のためのマニュアル」http://www.tmu-ph.ac/topics/pdf/manual2.pdf（2016年10月29日アクセス）
> 労働政策研究・研修機構「職場におけるメンタルヘルス対策に関する調査」2012年。

第2部 個人レベルの組織論

## Ⅵ ストレスマネジメント

# 心理学的アプローチ

### ① 心理学的ストレスモデル

ラザラス（Lazarus, D. S.）とフォルクマン（Folkman, S.）は，心理学的ストレスモデルとして図Ⅵ-2のようなモデルを提唱している。このモデルによると，ストレッサーは心理的ストレスとなり得る外界からの刺激であり，その刺激によりどのようなストレス反応が生じるかは「認知的評価」と「コーピング」により個人差があると考えられている。

つまり，ストレッサーを受けたとき，まず私たちはそのストレッサーがどの程度脅威であるのか，対処すべきなのか，対処すべきとしたらどのような方法が選択できるのかを判断する。この過程が認知的評価である。そして，対処すべきと判断されて方法が決まれば，ストレッサーを低減させるための対処を行う。この対処がコーピンとなる。もし，このコーピングが成功し，ストレスが軽減した場合には，心身の不調に至らず成長につながる。しかし，コーピングに失敗した場合には，短期的な変化として**情動的なストレス反応**が生じ，長期化した場合に**慢性的なストレス反応**が起こると考えられている。

このように，心理学的ストレスモデルではストレスによる影響を個人と環境の相互作用によるものと捉えていることから，トランスアクショナル・モデルと言われている。

### ② 認知的評価

「認知的評価」には，1次的評価と2次的評価がある。1次的評価では，ス

▷コーピング（coping）
⇨ Ⅵ-3 「コーピング」

▷情動的なストレス反応
不安，苛立ち，怒り，緊張，孤独感，憂うつ感などの，感情的変化を指す。

▷慢性的なストレス反応
心理面では，注意，集中力の低下や記憶力，判断力の低下，感情への鈍感さ，慢性的な感情的変化がある。身体面では，頭痛，腰痛，肩のこり，歯痛，疲労感，食欲や性欲の減退，胃腸障害などがあげられる。これらは，外科的，内科的に異常がないにもかかわらず症状があるときにストレスによる影響として考えられる。また，行動面では，対人関係の幅が狭くなる，人とのトラブルやケンカが増える，外出しなくなる，過食，拒食などの変化がある。

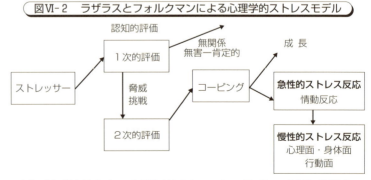

図Ⅵ-2 ラザラスとフォルクマンによる心理学的ストレスモデル

出所：小杉正太郎編『ストレス心理学』川島書店，2002年，36頁，図3-1を参考に著者作成。

トレッサーが自分にとってどの程度脅威であるかどうかといった，ストレッサーと自分自身との関係性が評価される。ラザラスとフォルクマンによると，1次的評価は「無関係」「無害─肯定的」「ストレスフル」の3種類に区別されると考えられている。さらに，ストレスフルには，まだ起きてはいないが害や損失を伴うと予想される「脅威」という評価と，対処努力を要すると捉える「挑戦」がある。なお，この2つは両立する場合もあると考えらえており，例えば仕事での昇進や昇級は，新しい要請や期待に沿えなかったらどうしようという側面では脅威であるが，新しい知識や技術，裁量の範囲が増えるという側面では挑戦である。

そして，1次的評価において自分にとって脅威，または挑戦であると評価されたストレッサーには，2次的評価が行われる。2次的評価では，ストレッサーに対してどのような対処方法が可能か，適用できそうな手段を探し，その対処方法で思ったとおりに成し遂げられそうかを考慮しながら，対処方法つまりコーピングのあり方を選択する。

### ❸ コーピング

コーピングというのは，認知的評価において対処が必要と判断されたストレッサーに対して行う認知的・行動的な対処のことを指している。これには，ストレッサーに対して実際に何らかの行動を起こすことだけではなく，ストレッサーに対する考え方や捉え方を変える努力も含まれているとされている。

そして，このコーピングに成功すればストレス反応は軽減できるが，失敗した場合にはストレス反応が起こり，こころや身体に影響を及ぼすと考えられている。

### ❹ 心理学的アプローチの特徴

心理学的ストレスモデルでは，ストレッサーに対する認知的評価やコーピングのあり方を個人差ととらえ，同じストレッサーを体験したとしても，認知的評価やコーピングのあり方により，実際に表れるストレス反応は異なると考える。

これらのことから，心理的ストレスモデルを用いたストレスマネジメントでは，主に出来事に対するコーピングの取り方に焦点を当てて，ストレッサーに出会ったときに，結果としてストレス反応が軽減されるような考え方や行動が取れるように，コーピングのレパートリーを増やしたり，役に立つコーピングを持つようにしたりすることで，ストレスと上手に付き合っていく方法を身につけられるよう働きかけを行う。

（中川裕美）

**参考文献**

Lazarus, R. S. & Folkman, S., *Stress, Appraisal, and Coping.*, Springer, 1984（リチャード・S・ラザラス, スーザン・フォルクマン／本明寛・春木豊・織田正美監訳『ストレスの心理学：認知的評価と対処の研究』実務教育出版, 1991年）。

## VI ストレスマネジメント

# コーピング

### 1 コーピングの種類と効果

ラザラスとフォルクマンは，コーピングの様式についての測定尺度が示しており，コーピングの様式には以下の2つの「**対処ストラテジー**」と4つの「**対処モード**」があるとしている（Lazarus & Folkman, 1984）。

対処ストラテジーには，「問題中心の対処」と「情動中心の対処」がある。問題中心の対処とは，ストレスの原因となっている出来事を取り除くために，直接的に問題の解決に取組む対処を指す。一方で，「情動中心の対処」とは，情動的な興奮状態を緩和することに焦点を当てた対処であり，ストレスの原因となっている出来事に対しては間接的な対処となる。

対処モードには，遭遇したストレスを引き起こすような出来事を変えたり，その出来事について直接何かをして働きかけたりする「直接行為」と，何もしないで，ただその出来事を受け入れる「行為の抑制」，その出来事について何かするよりも，もっとその出来事についてよく知ろうとする「情報の収集」，その出来事について自分がしたいことを思いとどまろうとする「認知的対処」がある。

このように，コーピングの対処モードにはいろいろなタイプがあるが，ストレスを低減する目的で行う対処であれば，何もせず受け入れる（行為の抑制）のも，とらえ方を変えて思いとどまろうと考えること（認知的対処）もコーピングに含まれる。

### 2 コーピングの効果

対処ストラテジーでは，問題中心の対処と情動中心の対処のうち，どちらが効果的かというよりも，併用することでストレスを低減させる効果が上がると考えられている。

例えば，大勢の人の前でプレゼンテーションをしなければならないとき，演台に上ると緊張して，うまく話ができるか不安になるので，まずは深呼吸をしたり，水を飲んだりしてして気持ちを落ち着かせてから，原稿に目を通したり，時間配分について確認したりする。この場合，深呼吸して，水を飲むという行為が「情動中心の対処」であり，原稿に目を通したり，時間配分を確認したりするのは「問題中心の対処」となるが，情動中心の対処だけではプレゼンテー

---

▶対処ストラテジー
何に焦点を当てて対処をするかといった考え方のこと。

▶対処モード
実際に遂行されていくことになる行動の表れ方のこと。

ションの進め方がわからくなるかもしれないし、問題中心の対処だけでは緊張が収まらず、十分に原稿の内容や時間配分の確認に集中できないまま、本番を迎えてしまうことになるかもしれない。つまり、どちらか一方だけでは、大勢の人前でプレゼンテーションをするというストレスへの対処が難しいので、情動中心の対処と問題中心の対処を併用することで効果を上げていることになる。

また、どのような対処モードが有効かは、問題の質や量、そして自分の状態により違ってくる。例えば、「直接行為」は、問題解決に向かうエネルギーがある間は有効に作用するかもしれないが、問題が長期化するような場合には、これ一辺倒のアプローチでは疲労が蓄積して体調を崩してしまうかもしれない。また、「認知的対処」は、劣悪な環境での作業や長時間の残業が続いているというように、実際に行動を起こして環境に働きかけたほうがよい場合には、ストレス低減への効果は薄いといえるだろう。このように、どのようなコーピングが有効かは、時と場合により異なるため、より多くのコーピングをもっていることが対処の成功率を上げると考えられている。

## ❸ コーピングに焦点を当てたストレスマネジメント

ストレスへの対処能力を上げるには、幅広く多様なコーピングをもつことが重要である。しかし、ストレス発散のつもりで休日外出したつもりが、知らず知らずのうちに食べ過ぎてしまったり、買い物をしすぎてしまったりするのは、コーピングではなく、ストレス反応としての行動面の変化といえる。そこで、**ストレスマネジメント**の観点からコーピングを上手に活用するために必要と考えられているのが「意図」の有無である（伊藤, 2011）。

例えば、気分転換にテレビを見るといったコーピングを選んだとしても、番組の内容を楽しみ、あらかじめ決めた時間に切り上げることができれば、その気分転換は有効だと考えられる。しかし、気分転換のつもりではじめたテレビ鑑賞が、いつの間にか数時間経ち、家事や仕事に戻らなければと思いながらも、だらだらとテレビを見続けてしまっては、かえって時間を浪費しまったことによる新たなストレスを生んでしまう。

このように、コーピングに焦点化したストレスマネジメントでは、コーピングのレパートリーを広げておくことと共に、ストレッサーに対して直接働きかけるために「問題中心の対処」を取るのか、自分のコンディションを整えるために「情動中心の対処」を取るのかといった選択肢の中から、ストレス反応の低減に有効と思われるコーピングを選択したり、組み合わせたりしながら意図的に実行できるよう、日ごろからトレーニングしておくことが必要である。

（中川裕美）

▷**ストレスマネジメント**
ここでは、認知（思考）と行動のレパートリーを広げることに焦点を当てたストレスとの上手な付き合い方を示す。

【参考文献】
伊藤絵美『ケアする人も楽になる認知行動療法入門BOOK1』医学書院, 2011年。
Lazarus, R. S. & Folkman, S., *Stress, Appraisal, and Coping*, Springer, 1984（リチャード・S・ラザラス、スーザン・フォルクマン／本明寛・春木豊・織田正美監訳『ストレスの心理学：認知的評価と対処の研究』実務教育出版, 1991年）。

# Ⅵ ストレスマネジメント

 ## ソーシャルサポート

### ▶ NIOSH の職業性ストレスモデル

米国国立職業安全保険研究所(National Institute for Occupational Safety and Health)により作成された仕事のストレスに関するモデル。このモデルでは，仕事に関連するストレッサーが急性ストレス反応を生起させ，それらの反応が長期化した場合，疾病へと進展する可能性を想定している。ストレッサーとストレス反応の間に，個人要因と仕事外の要因，そして緩衝要因として上司，同僚，家族からの社会的支援が位置づけられている。

### ▶ Job demands-control model（仕事の要求度―コントロールモデル）

カラセックにより提唱された職場のストレスに関するモデル。職場における心理社会的ストレッサーを仕事の要求度（仕事の量，時間，仕事に要する集中度，緊張の程度など）とコントロール（仕事のやり方を決定できる自由度）という2つの要因とその組み合わせによって表している(Karasec Jr., Robert A. "Job demands, job decision latitude, and mental strain : Implications for job redesign," *Administrative science quarterly*, 1979, pp. 285-308.)。

### 1 ソーシャルサポートとは

ソーシャルサポートとは，「ある人から他の人へ，何らかの形の人間関係を通して，相手を助けたいという意図のもとに与えられる支援」(クレア，2011, 201頁)のことをいう。ソーシャルサポートが心身の健康を促進し，ストレスによる影響を低減させることを示す研究は数多く行われている。また，**NIOSH 職業性ストレスモデル**やカラセックの **Job demands-control model（仕事の要求度―コントロールモデル）**などの代表的な職業性ストレスモデルのなかでも，ソーシャルサポートはストレスの**緩衝要因**として重要な位置づけを担っている。

### 2 様々な形のソーシャルサポート

ソーシャルサポートには，大きく分けると道具的サポートと情緒的サポートがあると考えられている。道具的サポートとは，ストレスになっている何らかの問題を解決するのに必要な資源や情報を直接的に提供する働きかけのことである。一方，情緒的サポートとは，話を聴いて共感したり励ましたりすることでストレスによる情緒的な反応を癒すような働きかけのことをいう。この他にも，さらにいくつかの分類があることを示唆している研究も見られる。

例えば，ハウス(House, 1981)では，ソーシャルサポートを先に述べた「情緒的サポート」と「道具的サポート」に，「情報的サポート」と「評価的サポート」を加えて4種類に分類している。情報的サポートは，相手が知りたいことを理解し必要な知識を与えたり，処理すべき事柄を整理して提示したり，問題解決に有用な専門家を紹介したりすることによる支援であり，問題解決を間接的に進めてくれるものである。一方，評価的サポートとは，努力を評価したり，ほめたり，処理できた仕事をフィードバックする，適切な人事考査（昇進や報奨金など）を行うといった支援である。

ソーシャルサポートを受けることによるストレスの低減効果や意義は，誰からサポートを受けるかといったサポートの送り手によっても異なると考えられている。例えば，働く人に向けたソーシャルサポートで考えてみると，評価的サポートの場合は，仕事のことを詳しく知らない家族や横並びの関係である同僚から受けるよりも，仕事の内容をよく知っていて，評価する立場にある先輩

や上司から受けたほうが，サポートの受け手にとっては，より自信につながり，効果的であると予測できる。一方，情緒的サポートの場合ならば，職場の先輩や上司から受けるよりも，利害関係が少なく，ある程度自分自身の内面や弱みを安心して開示できる関係にある家族や職場外の友人からのほうがストレスの低減につながりやすいだろう。

このように，ソーシャルサポートには，種類や送り手により様々な形態が存在するため，これらにより受け手に得られる効果は異なると考えられる。

## ❸ ソーシャルサポートの効果

ハウスらは，ネットワークの程度（①結婚しているかどうかといった親密な社会的関係，②教会へ行くかどうかといった仕事以外の公式な組織への関与，③他者とレジャーを楽しむことがあるかどうか）と死亡率の関係を調べ，これらの間に負の関係があることを明らかにしている[2]。つまり，他者や社会とのつながりが弱い人ほど，死亡率が高いということを示唆しているのだ。それでは，他者や社会とのつながりがあれば，ひとは長く生きていくことができるのだろうか。

例えば，コーエンらは，ある出来事がその人にとってどの程度精神的に負担であると感じるものかを評価する段階で，多くのサポートを利用できると考える人は出来事そのものを精神的に負担だと評価する程度が低いこと，そして多くのサポートを利用できると考えている人は，精神的な負担が高いと評価されたものに対しても適切に対処できることを示している[3]。

これらのことから，ソーシャルサポートは，他者や社会とのつながりを持っているだけでなく，「自分はサポートを多く受けることができる」と思っていることが重要な意味をもつのではないかと考えられる。

看護の仕事を行っていく中では，多くの患者や医療関係者と関わりがあり，特に患者に対するサービスの中には，ソーシャルサポートの送り手となる機会も多くあるだろう。しかし，関わり方によっては，患者や周りの医療関係者との人間関係がネガティブな体験の要因となってしまうこともある。

看護の仕事にまつわる人と関わる機会の多さを，ストレスの要因としてとらえるのではなく，ソーシャルサポートの授受の機会ととらえることができるように組織内のコミュニケーションを円滑にする仕組みを考えたり，個人のコミュニケーション・スキルを向上させるトレーニングを活用したりすることができれば，看護の仕事を担う者の精神的な負担は人との関わりを通して低減させていくことができるようになるのではないだろうか。

（中川裕美）

▶緩衝要因
原因となるもの（ここではストレッサー）からの影響を和らげる要因のこと。

▶1 House, J. S., *Work stress and social support.* Reading, Addison-Wesley, 1981.

▶2 House, J. S., Robbins, C., & Metzner, H. L., "The association of social relationships and activities with mortality: prospective evidence from the Tecumseh Community Health Study," *American journal of epidemiology*, 116(1), 1982, pp. 123-140.

▶3 Cohen, S., Mermelstein, R., Kamarck, T., & Hoberman, H., "Mesuring the functional components of social support", I. G. Sarason & B. R. Sarason, eds., *Social Support : Theory, Research, and Applications.* The Netherlands: Martinus Nijhoff, 1985, pp. 73-94.

参考文献
クレア・M・ウィラー／大野豊監修，中里京子訳『きっと上手くいく10の解決法シリーズ：ストレス』創元社，2011年。

# VI ストレスマネジメント

## バーンアウト

### 1 バーンアウトとは

バーンアウト (burnout) とは，これまで意欲的に働いていた人が，あたかも燃え尽きたかのように働く意欲が低下する症候群のことであり，特に看護師や介護士，教師などのように人にサービスを提供することを職務とする，ヒューマン・サービス職の従事者にみられるといわれている。

マスラックとライターによると，バーンアウトの特徴として次の3つにまとめられている。1つ目は，「情緒的消耗感」であり，仕事を通じて情緒的に力を出し尽くし，消耗してしまった状態である。そして2つ目は，「脱人格化」というサービスの受け手に対する無常で，非人間的な対応であり，患者の人格を無視した思いやりのない言動が特徴とされている。そして最後が「個人的達成感の低下」であり，ヒューマン・サービスの職務にかかわる有能感，達成感の低下した状態を示している (Maslach et al., 1996)。

バーンアウトの要素の中でも情緒的消耗感は，バーンアウトの主症状として位置づけられている。また，情緒的消耗感が高まると，つまり情緒的な資源が枯渇すると，2つ目の要素である脱人格化の症状があらわれると考えられている。さらに，情緒的消耗感や脱人格化は，サービスの質そのものを低下させ，結果としてヒューマン・サービス従事者（例えば，看護師）としての自己評価の低下として個人的達成感の低下があらわれると考えられている（久保，2004）。

### 2 看護師におけるバーンアウトのリスク要因

バーンアウトの要因に関する研究は，様々なヒューマン・サービス職の従事者を対象に国内外で数多く行われてきた。そのような中でも，看護師はバーンアウトに陥る割合が多いことが指摘されている（田尾・久保，1996）。

まず，看護師におけるバーンアウトのリスクを高める環境要因としては，職務の特性上，**役割葛藤**を抱えやすい点があると考えられる。例えば，患者やその家族から寄せられる期待と，実際に行わなければならない業務との間に生じる役割葛藤がある。一般に看護師には，いつでも心から親切に接してくれるというイメージがある。一方，実際は患者の状態を冷静に観察し，適切な処置や生活指導にかかわる必要がある。両者の間で生じる葛藤は，精神的な負担になる。また，看護師の仕事には，専門職でありながらも，医師の指示のもとに動

▷ 1 Maslach, C., Jackson, S. E. & Leiter, M. P. *Maslach Burnout Inventory manual*, Palo Alto, 1996.

▷ 役割葛藤
同時に2つ以上の両立させることができない異なった役割を引き受ける時に起こる心理社会的な欲求不満のこと。

かなければならない業務が多く，**自律性**が制限されるという特徴をもっており，この点においても専門職としての役割葛藤は生まれやすい。

また，看護師が置かれている職場環境としては，上司や同僚，先輩，後輩との関係といった看護師間の関係性と，他の専門職との関係性という二重構造があることが指摘されている（田尾・久保，1996）。ただでさえ，医療技術の進歩に伴い知識習得や技術の訓練をしていかなければならなかったり，患者へのケアに気を抜けなかったりするような状況の中で，関係者間の調整を図っていくには，多大な情緒的エネルギーを要するものと考えらえる。

一方，看護師の個人要因としては，役職や，年齢，勤続年数，婚歴などがある。主任や看護師長などの職制は，役職のない看護師に比べて情緒的消耗感が低く，個人的達成感の低いことがわかっている。また，年齢は低いほど情緒的消耗感が高く，勤続年数は高いほど個人的達成感が高いことが示されている。その他にも，既婚者は未婚者よりも脱人格化や情緒的消耗感が低く，個人的達成感が高いという調査結果が報告されている（田尾・久保，1996）。これらは，現職の看護師を対象に行われた調査結果によるものであるため，バーンアウトを乗り越えた人たちが勤務を継続しているため出ている結果と解釈することもできるが，人生経験や職務経験を経ることでバーンアウトのリスクは低減すると考えることもできる。

### ③ バーンアウトを予防するには

バーンアウトを低減させる要因としては，特に職場内でのサポートが有効であることが示されている（田尾・久保，1996）。上述したように，看護師が抱えるバーンアウトのリスク要因は，職務上生じる役割葛藤や組織の中での立ち位置の問題など一人で解決していくことが難しい課題が多い。

職場内でサポートを得るには，同僚や上司に自ら相談できるように働きかけていくことのできるコミュニケーションスキルをもっていることが大切なことではあるが，職場組織の側からも，従業員のバーンアウトを防止するために教育的なサポートが得られるシステムをつくる，職場内でケースに関するカンファレンスを定期的に開催するなど，提供できるものもある。また，新人の看護師に行われるような**プリセプターシップ**や**メンターシップ**の制度活用を活用しながら，すでに職場内にある資源を用いて，職場で得られるサポートを強化していくことがバーンアウトの予防に有効ではないかと考えられる。

（中川裕美）

---

▶**自律性**
自分の行動を自分で決めたルールに沿って行うこと。

▶**プリセプターシップ**
⇒ Ⅴ-8 「プリセプターシップ」

▶**メンターシップ**
⇒ Ⅴ-9 「メンターシップとコーチング」

（参考文献）
久保真人『バーンアウトの心理学：燃え尽き症候群とは』サイエンス社，2004年。
田尾雅夫・久保真人『バーンアウトの理論と実際：心理学的アプローチ』誠信書房，1996年。

# VI ストレスマネジメント

 惨事ストレス

## 1 看護における惨事ストレス

惨事ストレス（CIS：Critical Incident Stress）とは，「通常の対処行動がうまく働かないような惨事（脅威）に直面した人に起こるストレス反応」と定義されている。惨事には，地震・洪水・津波・台風といった自然災害や，交通事故・火災・テロ・暴力などの人為災害が含まれる。

看護師の場合，自然災害の発生時に被災者支援を行う際に惨事ストレスを被ることがある。また，それ以外でも日常のケア場面において患者の急変や死亡，**自殺未遂・既遂**の対応，重篤な外傷の処置などにおいて多様な惨事ストレスを受ける可能性がある。三木らによる，病院に勤務している看護師の部署別の惨事ストレスに関する調査では，**表VI-1**のような結果が示されている。[1]

## 2 惨事ストレスによる心理的反応

惨事ストレスに対する心理的反応は人により異なるが，その1つとして懸念されるのは，トラウマ症状が続くことによる外傷後ストレス障害（PTSD：Posttraumatic Stress Disorder）である。トラウマ症状は，惨事ストレスになった出来事をあたかももう一度体験するような感覚が生じる「再体験症状」，惨事ストレスに関係する物事を避ける「回避・麻痺症状」，心身が興奮して落ち着かなくなる「過覚醒症状」の3つを特徴から成る。**表VI-2**に，チェックリストを示す。これらの症状が1カ月未満の場合は急性ストレス障害（ASD：Acute Stress Disorder），1カ月以上経っていればPTSDと呼ばれる。これらの症状が1か月以上続く場合には，心理療法や薬物療法が必要となるため，早めの受診を促すことが望ましい。

▶**自殺未遂・既遂**
自殺未遂は自分で死ぬことを意図する行為であるが，結果として死には至らないものであり，自殺既遂は結果として死に至る自殺行為を指す。

▶1 三木明子・黒田梨絵・田代朱音「病院勤務看護師が被る部署別の惨事ストレスとIES-Rとの関連」（日本看護学会論文集）『看護管理』43，2013年，383-386頁。

**表VI-1 病院勤務看護師が被る部署別の惨事ストレス**

| 部 署 | 惨事ストレスの内容 |
|---|---|
| ICUなど | 職員の自殺，職員の身体的暴力，職員の暴言・脅し，職場のいじめ |
| 手術室 | 職場のいじめ |
| 精神科病棟・外来 | 小児の急変，小児の死亡，職員の暴言・脅し，職員のセクハラ，職場のいじめ |
| 一般病棟 | （患者の）家族の身体的暴力，職員の身体的暴力，患者の暴言・脅し，（患者の）家族の暴言・脅し，職員の暴言・脅し，患者のセクハラ，（患者の）家族のセクハラ，家族のセクハラ，職場のいじめ |
| 一般外来 | 家族の身体的暴力，職員の身体的暴力，職員のセクハラ，職場のいじめ |

出所：三木他，2013。

### 表Ⅵ-2　トラウマ症状のチェックリスト

**①再体験症状**
- □出来事に関するイメージや考えが突然思い出される（侵入思考）
- □悪夢や恐ろしい夢を見る
- □出来事が再び起こったかのように行動したり，体験する（フラッシュバック）

**②回避・麻痺症状**
- □出来事について話をしたり，思い出したりしないようにする
- □出来事を思い出させる活動，場所，人を避ける
- □出来事の一部が思い出せない
- □生活上の基本的なことができなくなったり，やる気がなくなったりする
- □周りの人が遠くに感じる，孤独を感じる
- □感情の幅が狭くなる（例：以前は感じられたような喜びや愛情を感じられない）
- □未来が短縮された感覚（例：今後仕事をするのは一生無理だと感じる　など）

**③過覚醒症状**
- □寝付きにくい，途中で目が覚める
- □イライラしたり，怒りっぽくなったりする
- □ものごとに集中できない
- □いつも警戒している
- □些細なことでもひどく驚く

（注）表中の「出来事」とは，回答者にとっての惨事ストレスを指す。
出所：伊藤他，2012，24-25頁を参考に筆者が作成。

## 3　職場における惨事ストレスへの対応

　職場組織の取組みとしては，阪神・淡路，新潟県中越，東日本における震災の教訓から，医療従事者の惨事ストレスに対する組織的マネジメントの必要性が高まり，管理職による「（体験したことへの）つらさを察した労い」「健康を保つ先を見通した支援」「明確な職務と肯定的なフィードバック」「家族の安全と連絡の確保」が効果的であるという研究結果が報告されている。また，日本赤十字社では小冊子「災害時のこころのケア」を作成し，惨事ストレスへの対処におけるリーダーの役割を重視した研修も実施されている。

　また，惨事ストレスに対するケアの中でも「**心理的デブリーフィング**」という手法は自殺者が出た際のケアやPTSDの予防のため，職場などの集団で行うことができる手法である。デブリーフィングを行う目的は，遺された人の心の傷を癒し，再発予防のために関係者の複雑な感情をありのままに表現する機会を与えることにある。そのため，**精神保健の専門家**が主導して集団で話し合いの場をつくり，ケースの事実確認から，出来事に遭ったときに考えたことや感じたこと，自分に生じている症状などを取り上げる。その上で，惨事ストレスに遭ったときの症状や対処法について解説し，リスクの高い者には継続したフォローアップを行う（土橋，2007）。ただし，実施によりPTSDの症状が悪化する危険性もあり，効果的に行うにはかなりの経験を要するため，専門家の指導の下で行う必要がある。また，惨事ストレスの内容や対象者によっては，個別のケアが適している場合もあるため，慎重に導入を検討する必要がある。

（中川裕美）

▷2　平野美樹子「被災しながら活動する救援者が組織に求めるストレス緩和策──組織的ストレス緩和策尺度の信頼性，妥当性の検討」『トラウマティック・ストレス』11(2)，151-159頁，2013年。

▷**心理的デブリーフィング** (Psychological Debriefing)
惨事ストレスとなった最近の出来事における認知や考え，情緒的反応を，簡単に，しかし系統的に語るように求め，感情の表出を促すもの。無理強いをすると逆効果であるため，慎重に行う必要があると考えられている。

▷**精神保健の専門家**
ここでは，精神科医，精神保健福祉士，臨床心理士など精神保健の分野における専門家を指す。

### 参考文献

伊藤正哉・樫村正美・堀越勝『こころを癒すノート』創元社，2012年。

土橋西紀「労働者の自殺リスクの評価と対応」川上憲人・堤明純『職場におけるメンタルヘルスのスペシャリストBOOK』培風館，2007年，第11章。

# Ⅵ　ストレスマネジメント

 マインドフルネス

## 1 マインドフルネスとは

　マインドフルネスとは，西洋に伝わった仏教瞑想の総称といわれている。元々はパーリ語（ブッダが日常会話で使っていた言葉，テーラワーダ仏教の経典言語）で「サティ（sati）」という言葉であり，その英訳が「マインドフルネス（mindfulness）」，日本語では「気づき」，漢語では「念」と訳されている。これが近年，ストレスやネガティブな感情や思考との付き合いかたのコツとして注目されてきている。この概念を心身の不調に対するアプローチに導入したカバット・ジン（Kabat-Zinn, J.）によると，マインドフルネスとは「意図的に，現在の瞬間に，評価も判断もせずに，注意を向けること」(Kabat-Zinn, 1994, p. 4)と定義されている。[1]

　つまり，マインドフルネスは過去や将来のことでなく，「今・ここ」において自分自身の内外に起こっている体験に対し，能動的に注意を向け，なおかつその際に自分の体験を価値判断することなく，ありのままに気づいていられることを指す。

　心身の不調に対するアプローチとしてマインドフルネスが導入されるようになったのは，海外が先行しており，日本のマインドフルネスの夜明けはマインドフルネス・フォーラム2012のシンポジウムといわれている。その後，翌年の2013年に日本マインドフルネス学会の設立記念大会が行われ，医療，産業，スポーツ，矯正教育など様々な領域での活用について議論されている。

## 2 マインドフルネスの2つの側面

　マインドフルネスのトレーニングによる効果は，慢性疼痛の軽減，うつ病の再発予防や不安症状の軽減，感情調整機能の向上など，主に精神医学の分野で研究が積極的に行われてきた。このように，1つは心身の不調をもつ人の症状を軽減するための方法として注目が寄せられている。

　さらに近年では，もう1つの側面として，マインドフルネスのトレーニングは一般の人たちにとっても効果的である可能性があるとされている（図Ⅵ-3）。これは，マインドフルネスの概念の定義を見てもそう感じるように，そもそもマインドフルな状態というのは，特に健康上の問題をもたない人たちにとっても，日ごろから到達したり，維持されていたりするようなものではない。その

---

[1] Kabat-Zinn, J., *Whenever you go, there you are : Mindfulness meditation in everyday life*, Hyperion, 1994.

▷マインドフルネスのトレーニング
「今，ここ」における自分の内外の状態に気づき，マインドフルでいるためのトレーニングとして，座瞑想，ボディスキャン，レーズン・エクササイズなどの手法を用いて行うトレーニングのこと。マインドフルネス・ストレス低減法，マインドフルネス認知療法，アクセプタンス＆コミットメント・セラピー，弁証法的行動療法などの心理療法，仕事のパフォーマンスの向上を目的としたサーチ・インサイド・ユアセルフなどのプログラムとしても取り入れられている。

▷慢性疼痛
急性疾患の通常の経過あるいは創傷の治癒に要する妥当な時間を超えて持続する痛みと定義され，症状としては身体の痛みとしてあらわれるが，ストレスや感情的変化など精神的な状態と関係していると考えられている。

▷うつ病
2週間以上の抑うつ気分や興味の減退，それに伴う身体的症状（食欲や睡眠の障害，疲れやすさなど），認知的症状（無価値観や罪責

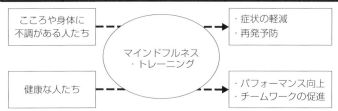

図Ⅵ-3 マインドフルネス・トレーニングの効果に関する2つの側面

ため、健康問題をもたない人たちにとっても、トレーニングを通して注意力や集中力を高めることで、ポジティブな方向での変化も期待できることが推測できる。

この一例として、ビジネス分野では、Google において開発された「**サーチ・インサイド・ユアセルフ**」というマインドフルネスを活用したトレーニング・プログラムが導入され、個人の集中力や創造力の向上に加え、チームワーク、リーダーシップの促進など個人と組織のパフォーマンスの向上に寄与する可能性が示されてきている。

### ③ 看護師を対象としたマインドフルネス・トレーニングの効果

それでは、看護師がマインドフルネスのトレーニングを行った場合、どのような効果が得られるのだろうか。これについては、マインドフルネスのトレーニングの効果として、患者との関わりの中での気づきを深める可能性が示されてきている。マインドフルネス・トレーニングにより深められた気づきは、ヒューマン・サービスの送り手と受け手との間に起こる感情的な交流や、関係性そのものに対する洞察を促すと考えられている (Thieleman & Cacciatore 2014)。また、マインドフルネスのトレーニングでは、慈愛・慈悲を育てる瞑想が組み込まれていることが多いことから、ヒューマン・サービスの送り手の「**コンパッション**」を促進する可能性があることが指摘されている（池埜, 2016）。コンパッションは、医療や福祉の領域で質の高いサービスを提供する上での動機となる思いであり、看護の仕事においても少なからず当てはまるのではないかと思われる。

これらのことから、看護の仕事に関わる人々がマインドフルネスのトレーニングを行うことによって、ストレスマネジメントとしての効果のみではなく、患者との関わりの中での自己への気づきや、援助関係の深化が期待できるのではないかと考えられる。

（中川裕美）

感などのネガティブ思考、思考や集中力の減退など）を特徴とする精神障害。DSM-5では、気分障害に分類されている。

▶「サーチ・インサイド・ユアセルフ」
Google 社においてエンジニアのEQ（自己認識、自己統制、モチベーション、共感、社会的技能）の向上を目的として、注意のトレーニング、自己認識と自制、役に立つ心の習慣の創出のトレーニングを基盤とするマインドフルネスのプログラム。

▶2 Thieleman, K. & Cacciatore, J., "Witness to suffering : Mindfulness and compassion fatigue among traumatic bereavement volunteers and professionals," *Social Work*, 59(1), 2014, pp. 34-41.

▶コンパッション
「人の苦悩を取り除きたいという慈愛に満ちた思い」と定義されている。
(Neff, K. D., "The Science of self-compassion," Germer, C. K. & Segal, R. D., eds., *Wisdom and Compassion in Psychology : Deeping Mindfulness in Clinical Practice*, Guilford, 2012, pp. 79-92.)

**参考文献**

チャディー・メン・タン／柴田裕之訳『サーチ！富と幸福を高める自己探索メソッド』宝島社, 2012年。

貝谷久宣・熊野宏昭・越川房子『マインドフルネス：基礎と実践』日本評論社, 2016年（池埜聡「マインドフルネスと援助関係」115-125頁）。

第2部　個人レベルの組織論

Ⅵ　ストレスマネジメント

# 8 リテンション・マネジメント

## 1　医療現場における深刻な看護師不足の問題

　現在，看護師資格を保有しており，看護の仕事に就いていない潜在看護師は，約71万人に昇ると推計されている（厚生労働省，2010）。病院をはじめ，各地域の医療現場では深刻な看護師不足や偏在が問題となっており，看護の質向上を目的とした教育研修制度や，離転の防止，いったん離職した看護師への職場復帰支援の整備といった，いわゆるリテンション・マネジメント（retention management）が進められている。

　離職や転職の要因としては，新任の看護師では大学や専門学校で受けた教育と現場での体験との間にギャップを感じて戸惑い，勤務継続が難しくなる場合がある。また，再就職を望む者にとっては，医療技術の進歩の速さから離職していた期間の情報や技術に追いつくことが難しく，復帰を望んでも現場に戻ることが難しい場合がある。このような現状から，新任看護師の教育支援の強化を目的とした制度や，職場復帰を目的とした教育研修制度の取組みに力を入れている機関もある。

　また，厚生労働省（2010）の調査によると，看護師として退職経験のある者の退職理由として「出産・育児のため（22.1％）」が最も多く，次いで「結婚のため（17.7％）」，「他施設への興味（15.1％）」があげられている。このことから，結婚や出産，育児などを望む看護師に対しては，個々のライフスタイルに合わせた働き方を認めてもらえるような**ワーク・ライフ・バランス支援**の観点から離職や転職を防止するための施策が求められている。

▶ワーク・ライフ・バランス支援
⇨ Ⅷ-6「ワークライフバランス支援」

## 2　職場内での教育支援制度

　新任看護師に対する教育支援の一環として，**プリセプターシップ**，**メンターシップ**や**コーチング**などがある。特に新任の看護師は，これまでに経験したことのないような患者やその家族，周囲の医療関係者から発せられる多くの情報に混乱してしまったり，患者の急変や死など初めて遭遇する場面や命を扱う仕事の責任の重さに動揺したりする機会が多い。そのため，医療的な処置に関する技術面のサポートのみならず，看護師自身が周囲の先輩や上司から精神的な部分も含めたサポートを受けることが早期離職の防止につながると考えられている。

▶プリセプターシップ
⇨ Ⅴ-8「プリセプターシップ」

▶メンターシップとコーチング
⇨ Ⅴ-9「メンターシップとコーチング」

## 3 職場復帰の支援

 国の施策として，1992（平成4）年の「看護師等の人材確保の促進に関する法律」に基づきナースセンターが設置され，就職先を探している看護師資格保有者と，看護師を雇用したいと考えている施設に，無料で職業紹介を行うナースバンク事業が行われている。また，2015年10月より保健師・助産師・看護師・准看護師の免許保持者は，現在の職場を離職した場合などに，都道府県**ナースセンター**へ氏名や連絡先などを届け出ることが努力義務となった。この届出制度により，潜在看護師がどのような状況にあるのかを正確に把握し，ニーズに合わせた支援を行うための取組みが進められている。さらに，各都道府県のナースセンターと**ハローワーク**との連携強化をはかり，求職者と求人施設との橋渡しが円滑に進むよう対策が行われている。また，全国の医療機関では，再休職者支援を目的とした研修やセミナーが開催され，現職の医師や看護師とともに最新の医療知識や技術を習得できる機会を設ける機関が増えてきている。

 以上のように，潜在看護師や休職中の看護師に対する復職支援の整備は積極的に進められている。しかし，一方では求職者の半数近くが非常勤や臨時雇用を希望しているとの報告もあり（日本看護協会，2014），今後は看護従事者の数の確保だけでなく，質の向上も視野に入れた対策が急務の課題であると考えられる。

## 4 出産・育児に対する支援

 上述したように，看護師の退職には出産や育児を理由とする者の割合が多い。これは，女性の割合が多く，夜勤などが多い職場において，出産や育児と勤務継続との両立が困難であることをあらわしている。これらの現状から，各医療機関では短時間正規雇用の導入や夜勤，残業の免除，院内保育施設の設置が進められてきてはいるが，未だ半数以上の医療機関では導入されていない。

 出産・育児に対する支援の整備を阻害する要因には，看護師長などの労務管理をする者に多元的な労務管理の知識が不足していることや，「看護師は夜勤ができて当然である」といった組織風土が影響していることが指摘されている（厚生労働省，2010）。

 しかしながら，看護師不足の問題に取り組んでいくためには，職場復帰支援とともに，多様な勤務形態を認めながら子育てと仕事の両立ができ，出産・育児を控える看護師が留まれるような職場環境の構築を目指していくことが，結果としては専門職としての**キャリア**の断続を防止し，看護の質向上に繋がるものと考えられる。

（中川裕美）

---

▶ナースセンター
全国の都道府県知事の指定を受け，看護協会が運営している看護職の人材確保をするための事業。無料で職業紹介を行うナースバンク事業のほか，訪問看護支援事業，看護の普及事業等を実施している。⇨ XIII-5 「医療・介護総合確保推進法」

▶ハローワーク
国により運営されている職業紹介事業。主として，仕事を求めている「求職者」と人材を求めている「求人者（事業主）」の間に雇用関係（労働契約）が成立するように斡旋する役割を担っている。

▶キャリア
⇨ V-1 「キャリアとは」

参考文献
厚生労働省「看護師等の『雇用の質』の向上に関する省内プロジェクトチーム報告書」2010年。
日本看護協会「平成25年度版潜在看護職員の就業に関する報告書：ナースセンター登録データに基づく分析」2014年。

# 第3部 集団レベルの組織論

## guidance

　看護学教育の中心は，患者を受け持ち，看護過程を展開し，患者に合った看護を提供する方法を考える「個」に対する看護であった。看護管理の対象は，「個」も含まれるが「集団や組織」が中心であり，効果的に「集団や組織」を動かすために必要な知識や方法を学ぶことなのではないかと思う。看護管理者の研修などで，「動機づけ理論」「キャリア発達」「新人教育」などの講義をすると看護管理者らは目をキラキラさせながら聞いているが，「集団や組織」の話をすると，「難しかった」，と感想を語る。筆者はこの理由は，看護が個別の実践を強調することが多く，集団や組織を動かすことの意味や意義を学んでこなかったからではないかと思っている。しかし，「集団や組織」を効果的に動かすことは，1人の看護師が「個」で実践をする看護よりももっと大きな力を発揮できる面白さがある。マネジメント次第で変わる組織は生き物なのである。第3部では，集団や組織を動かすために必要なリーダーシップの考え方，人的資源管理，組織の成果としての医療・看護サービスの質保証，患者中心の医療の提供のためには欠かせないチーム医療と多職種連携について解説する。

# Ⅶ リーダーシップ

## 1 リーダーシップとは

### 1 リーダーシップの定義

　リーダーシップ（leadership）とは，研究者などによって様々に定義されている。マネジメント論でよく紹介されている著書によると，「リーダーシップは与えられた状況で，目標達成のため，個人，ないし集団に影響を及ぼすプロセス」と述べている（ハーシィ他，2000，89頁）。個人ないし集団に及ぼす影響とは強制力を伴ったものではなく，**リーダー**がもっている**特性**を指す。つまり，それはリーダーの個人的な特性や行動に対して，部下が「あの人と一緒に働きたい，あの人についていきたい」という魅力や尊敬の念を抱くことである。

　リーダーシップは個人ないし集団がその影響力に従うかどうか，自らの意思で決定することができる。影響を与える個人ないし集団に受け入れられてこそリーダーシップは成り立つ。したがって，リーダーシップは組織の中の指導者や管理者など地位があれば発揮できるものではなく，周りからリーダーとして受容されることにより実行することができるのである。

### 2 リーダーの役割

　**病院などの集団組織**では多様なリーダーが存在する。1つの部署（例えば病棟，外来，手術室など）内でのチームリーダーは，チームのメンバーをまとめ組織目標の達成に貢献する。また，他者と協働しながら患者への看護が適切に行われるように責任をもつ。そして部署をまとめるリーダー（看護師長）は，チームのメンバーの職務，役割を明確にし，目標を効果的に追求できるよう部下を導く。さらに，看護部門を統括するリーダー（看護部長）は組織の目標達成に向けて進むべき方向を決めていく。いずれのリーダーのレベルでも，集団を維持しながらなすべき仕事を遂行できるように基本的な職務と，役割や目標を決定すること，価値や行動規範を設定すること，そして最も重要なことは目標達成に向けて，人々が活き活きと意欲的で効率的に働くことができるように，**動機づけ**，導き，指導することである。

### 3 リーダーシップの3つの能力

　ハーシィらは目標達成を目指して，他者を動機づけ，導くためには3つの能力が必要であると述べている（ハーシィ他，2000，10頁）。

---

▶リーダー
リーダーとは個人や集団の目標達成や集団維持に影響力を与える人である。また，率先してメンバーが目標を達成することができるよう支援する役割を担う。

▶特性
特性とは，リーダーがもつ仕事に対する能力（専門的能力）と人格など人間的な魅力である。

▶病院などの集団組織
⇒ Ⅰ-7 「ヒューマンサービス組織」

▶動機づけ
⇒ Ⅲ-1 「科学的管理法から人間関係論」

①診断能力：現状について良し悪しを含めて把握し，その現状をどう変えられるかについて判断する能力である。人をどのように目的に向かわせるかを考えていくときに，診断能力は重要である。

②適応能力：状況に応じて自分の行動や用いることができる資源を的確に判断し応用する能力である。

③コミュニケーション能力：相互に了解を得ながら強制ではなく，合意形成を図る能力である。コミュニケーション能力とは単に情報などを伝達するのではなく，相手の理解や納得を得た上で行動することである。そのためには相互に信頼しあい，互いの立場を理解しあう態度が重要である。

リーダーシップでは上記に示した3つの能力とともに，実践上の知識や技術を要する専門的能力が必要である。特に，病院などで，チームリーダーとして患者へのケアやスタッフ指導を行う看護職では専門的能力が要求される。近年，医療がより高度化・複雑化する中で，これまでよりチームリーダーの仕事の範囲は広がっている。リーダーとして全てに目配り・気配りを行うことが難しい状況では，専門的能力をもつメンバーに仕事を任せるなどメンバーへの**権限委譲**や専門的能力をもったメンバーを配置するという判断も重要である。そこではメンバーそれぞれが意欲的に仕事に取り組むことができているか，仕事が予定通り進んでいるか，リーダーとしての評価が求められる。

## ④ マネジメントとリーダーシップの違い

**マネジメント**とは組織の目的を達成するために，人々を動かしていく活動である。マネジメントの定義を説明したが，マネジメントとリーダーシップは何が異なるのであろうか。

リーダーシップとマネジメントはどちらも「組織目標」に関わることであるが，組織目標に向けてリーダーシップは他者や集団の行動に影響を与える過程であり，マネジメントは戦略や体制（システム）を立案し，組織化することである。つまり，リーダーシップは人や集団に着目し，人々を動機づけ，導いていくが，マネジメントは体制（システム）や構造により人々を統制し管理していく。リーダーシップとマネジメントはそれぞれが独自の役割と手段をもち，両方を活用することが重要である。

伊丹と加護野は，リーダーシップとマネジメントについて概念として混同してはいけないが，リーダーシップはマネジメントの大切な要素の一部であると述べている（伊丹・加護野，2003，371-386頁）。したがって，マネジメントでは戦略や体制（システム）を計画的に立案し組織化する中で，リーダーがもっている特性で集団を指示・統制していくことが求められる。

（撫養真紀子）

▶権限委譲
権限委譲とはリーダーがもつ仕事や役割を誰にどの程度担ってもらうかを決め，責任を与え任せること。⇨Ⅶ-6「エンパワーメント」も参照。

▶マネジメント
マネジメントは計画，組織化，動機づけ，統制から成り立っている。計画は目的・目標の設定と目的・目標を達成するための情報収集と工程の作成，予算，戦略について立案する。立案した計画について組織化では人的資源，物的資源，財的資源などをどのように配分するか，を示す。計画・組織化したことが実践できるように動機づけ・導き，そして計画・組織化・動機づけのプロセスが適切に実施されたかの統制（評価・修正）を行う。

参考文献
ハーシィ，P.・ブランチャード，K. H.・ジョンソン，D. E.／山本成二・山本あづさ訳『入門から応用へ行動科学の展開（新版）』生産性出版，2000年。
伊丹敬之・加護野忠男『ゼミナール経営学入門（第3版）』日本経済新聞出版社，2003年。

# VII リーダーシップ

## 2 リーダーシップの理論(1)：2要因説

### 1 特性理論から行動理論へ

初期のリーダーシップ研究は過去の優れたリーダーだけに見られる特性を見出そうとする**特性理論**であった。例えば，リーダーとして認められている人たちだけに見られる特性としては，知性，強さ，勇気，誠実さ，自信などがある。これらは全てのリーダーがもち合わせているだろうか。仮にこれらの特性をもっていたとすれば，リーダーシップをより発揮できる有能なリーダーであるということは予測できる。しかし，特性をもっているだけではリーダーとして，目標達成のために個人や集団に影響を及ぼすことができるとは限らないという考えが生まれた。そこで，生まれもった特性よりも，置かれている状況の中で，リーダーがとる特定の行動に着目する行動理論へと関心は移っていった。

### 2 リーダーシップ：行動理論

リーダーの行動スタイルを示した行動理論は2要因で構成されたPM理論，オハイオ州立大学の研究，ミシガン大学の研究がある。

#### ●PM理論

三隅によって提唱されたPM理論は，P要因とM要因で構成されている（三隅，1984）。P（Performance）は目標達成に向けて具体的に仕事内容を指示する行動のことである。M（Maintenance）は良好な人間関係を維持しようと積極的に他者へ関わる行動のことである。リーダーの行動はP要因とM要因の2つの要因があり，この要因の程度によってリーダーシップ行動を4つのタイプで示すことができる（図VII-1）。

- pMタイプ：Pが低くMが高いタイプである。目標達成に向けて具体的に仕事を指示するより，良好な人間関係の構築に尽力する。
- Pmタイプ：Pが高くMが低いタイプである。目標が明確で具体的に仕事を指示するが，人間関係の維持や構築には気を使わない。
- PMタイプ：PもMも高いタイプである。目標達成に向けて積極的に仕事を指示しながら，人間関係の維持・構築にも気を配る。
- pmタイプ：PもMも低いタイプである。目標達成に向けて仕事を指示する行動も，人間関係を維持し調整する行動も果たさない。

大久保はリーダーシップPM理論を用いて，PM機能を4つのタイプ（PM

---

▶**特性理論**
初期のリーダーシップ理論である。特性理論では生まれながらリーダーとしての特性をもっている人物のみがリーダーシップを発揮することができると考えられていた。

▶**構造づくり**
目標達成に向けて集団を組織し，計画的に仕事を遂行する行動で，PM理論ではPに相当する。

▶**配慮**
部下の思いを尊重するなどリーダーが人間関係に気を配る行動で，PM理論ではMに相当する。

▶**従業員志向**
従業員の思いや気持ちを尊重し人間関係を重視する行動。

▶**生産志向**
仕事のやり方に着目し仕事の成果を重視する行動。

タイプ，Pmタイプ，pMタイプ，pmタイプ）別に得点化した。その4つのタイプの割合はPMタイプ33.1%，pmタイプ30.3%で，pMタイプ20.4%，Pmタイプ16.2%で，PMタイプの割合が最も多かった。職位でみると，スタッフではpmタイプの割合が最も多く，管理職ではPMタイプの割合が多かった。4つのタイプのうち，PとMのどちらも高いPMタイプが優れたリーダーの行動であることから，今後は，スタッフへの目標を達成する行動（P要因）と人間関係を円滑にする行動（M要因）の両者を強化することが求められる。

図Ⅶ-1 PM理論（リーダーシップ行動：4つのタイプ）

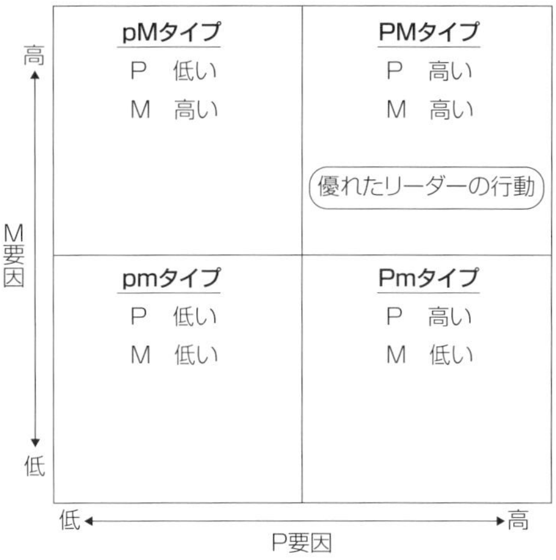

| | | |
|---|---|---|
| 高 | pMタイプ<br>P 低い<br>M 高い | PMタイプ<br>P 高い<br>M 高い |
| M要因 | | 優れたリーダーの行動 |
| 低 | pmタイプ<br>P 低い<br>M 低い | Pmタイプ<br>P 高い<br>M 低い |
| | 低 ← P要因 → 高 | |

出所：三隅（1984）より作成。

○オハイオ州立大学の研究

本研究では従業員を対象にリーダーの特定の行動を見出そうとした。その結果は，「**構造づくり**」と「**配慮**」の2側面であった。

研究結果は「構造づくり」と「配慮」がいずれも高いリーダーが，いずれかあるいは両方が低いリーダーに比べて，部下の仕事の成果や満足度が高かったことを指摘している。

○ミシガン大学の研究

オハイオ州立大学と同時期に，リーダーの行動についての研究が行われた。本研究においても，「**従業員志向**」と「**生産志向**」の2側面であった。本研究結果では「従業員志向」のリーダーの行動が従業員には重要で好まれた。

## 3 行動理論の今後

筆者が担当する看護管理者研修では，「これまでに出会ったリーダーの優れている行動」について看護管理者に発表してもらうことがある。以前はM要因，「配慮」「従業員志向」に相当するリーダーの行動の発表が多かったが，近年はP要因，「構造づくり」「生産志向」に相当するリーダーの行動をあげる研修生が多くなってきた。組織において，看護管理者は**ベッドコントロール**の役割など，医療経営に参画する機会が増えてきている。数値目標の達成にむけて，看護管理者は集団を計画的に組織化しながら仕事を遂行することが求められ，そのような背景からP要因のリーダー行動が多くとられているのではないだろうか。P要因，「構造づくり」「生産志向」だけでは部下は疲れてしまい長期的にはうまくいかない。仕事の遂行においては，M要因，「配慮」「従業員志向」を重視していくことも必要である。「優れている行動（PMスタイル）」であっても，影響を及ぼす個人や集団そして状況によっては，「優れている行動」は異なるのではないかという疑問がある。今後は影響を及ぼす個人や集団そして状況から，優れているリーダーの行動スタイルとはどのようなものかを考えていく必要がある。

（撫養真紀子）

▶ベッドコントロール

病床管理ともいわれており，病院などの病床を効果的・効率的に稼働させるための管理手法で，具体的には部署の責任者である看護師長などが空きベッドの数や患者の退院予定などを確認し，次の入院患者をスムーズに受け入れていくシステムのことである。そのためには，入院から退院までの入院計画を医療従事者だけでなく患者にも説明の上，作成することが必要である。病床が500床以上の大規模病院などでは，ベッドコントロール管理室を設けて，スムーズな病床管理を行っている。

参考文献

三隅二不二『リーダーシップ行動の科学改訂版』有斐閣，1984年。

大久保清子「看護におけるインフォームドコンセントの普及とリーダーシップ類型との関連」『日本看護管理学会誌』12(1)，2008年，60-68頁。

# VII リーダーシップ

## 3 リーダーシップの理論(2)：状況適合理論

### 1 状況適合理論

これまでのリーダーシップではリーダーとなる人には生まれもった特定の特性があると考えられていた。しかしその後，特性だけはなくリーダーの行動は，学習により習得することができると論じられ，行動に着目した行動理論が生まれた。さらに，リーダーはメンバーの状況を把握した上で，どのような関係性をつくりメンバーへ関わるのか，メンバーに対してどのような行動を取るのかを示した状況適合理論が注目されるようになった。状況適合理論では代表的なSL（Situational Leadership）理論，フィードラーの状況モデルを紹介する。

### 2 SL理論

SL理論におけるリーダーの行動は①具体的な指示・指導の程度（指示的行動），②他者との関係を構築し協労的支援の程度（協労的行動）の2領域である。そして，リーダーが影響を与える成員（以下フォロワー）の**レディネス**のレベルとの関係について示している。

①具体的な指示・指導の程度（指示的行動）とはいつ何をどこでどのようにすればよいか，具体的に指示をするリーダーの行動である。
②他者との関係を構築し協労的支援の程度（協労的行動）とは支援的なリーダーの行動である。

指示的行動と協労的行動のリーダーの行動は，4種類のリーダーシップスタイルで説明することができる（ハーシィ他，2000，184-226頁）。

- S1（高指示・低協労）：協労的行動である関係性を重視するよりリーダーが具体的に誰に何をいつどのように行うかを指示する。
- S2（高指示・高協労）：リーダーが決定するが，誰に何をいつどのように行うかをフォロワーに説明する。リーダーは対話を重視しながら仕事を進める。
- S3（高協労・低指示）：お互いのコミュニケーションをとりながら，フォロワーが決めるように仕向けていく。リーダーはフォロワーが行った仕事を認め支持する。
- S4（低協労・低指示）：フォロワーに仕事を任せる。フォロワーの決定を支持し結果について賞賛する。

▶ **レディネス**
レディネスは個々人の資質，特質，年齢では判断できず，その状況・課題に対する能力と意欲の2つの概念の程度で判断する。能力とは，特定の課題を実践するために備えている知識，技術，経験の程度である。意欲とは特定の課題に対しての熱意とやる気，動機の強さである。意欲ではやる気がないのか，やったことがないのか，を見極める必要がある。レディネスのレベルは与えられた状況，課題によって変化する（ハーシィ他，2000）。例えば，看護師Aは透析に関する専門的な知識・技術を有し，高い水準の仕事をしている。したがって，レディネスは高いと判断することができる。しかし，手術室に異動になり，手術室での仕事は初めてで経験がない。手術室におけるAのレディネスは低いということになる。

▶1 指示的行動とは強制的であったり，押しつけがましいということではない。リーダーは相手に役立つような指示や助言を的確に与える。

▶2 協労的行動とはフォロワーに関心をもつ，話を聞く，尊重する，サポート

指示的行動ばかりのリーダーではフォロワーは疲れてしまう。仕事の合間に協労的行動として、励ましや困っていることに対しての声かけは重要である。逆に、協労的行動だけでは目標への行動や役割が示されないため、これからどのように進めていけばよいか方向性がわからないということになる。

次に、レディネスレベルについてである。

・レディネスレベル1（R1）：能力も意欲も低く不安を示す。
・レディネスレベル2（R2）：能力は低いが意欲や熱意を示す。
・レディネスレベル3（R3）：能力は高いが意欲が低く、他者に支援を求める。
・レディネスレベル4（R4）：能力も意欲も高く、自律している。

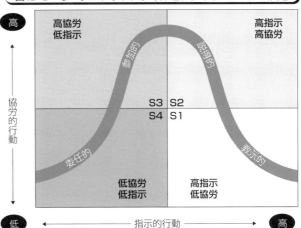

図Ⅶ-2　リーダーシップスタイルとレディネスレベルの決定

出所：ハーシィ他、2000、197頁を一部改変。

このレディネスに合わせたリーダーシップモデルが図Ⅶ-2である。

・レディネスR1ではリーダーシップS1（高指示・低協労）で具体的に指示・指導する教示的スタイル
・レディネスR2ではリーダーシップS2（高指示・高協労）で具体的指示とともに双方向の対話を重視する説得的スタイル
・レディネスR3ではリーダーシップS3（高協労・低指示）で双方向のコミュニケーションと相手に権限を付与しながらの参加的スタイル
・レディネスR4ではリーダーシップS4（低協労・低指示）で信頼して仕事を任せていく委任的スタイル

## 3　フィードラーの状況モデル

フィードラーはリーダーシップスタイル（職務志向型、人間関係志向型）を測定する調査票（LPC）を作成した。LPCによって個人のリーダーシップスタイルがわかると、次にリーダーが置かれている状況を評価した。フィードラーの状況モデルではリーダー個々のリーダーシップスタイルと状況から、望ましいリーダーシップスタイルを判断することができる。リーダーとフォロワーの関係性がよく、職務構造が高く、職務の権限や影響力が強い場合とリーダーとフォロワーの関係性が悪く、職務構造が低く、職務の権限や影響力が弱い場合は、職務志向型のリーダーシップスタイルが効果的である。リーダーとフォロワーの関係性、職務構造、職務の権限や影響力が普通であれば、人間関係志向型リーダーシップスタイルが望ましい。

（撫養真紀子）

する姿勢などである。フォロワーの健康に関心を寄せることも含まれる。

▷　LPC（least-preferred co-worker）
リーダーシップの指標を表す調査票である。

▷3　状況とはリーダーとフォロワーの関係性がよいか悪いか、職務構造（システム）が示されているか、職務の権限や影響力をどれだけもっているかである。

参考文献
ハーシィ, P.・ブランチャード, K. H.・ジョンソン, D. E.／山本成二・山本あづさ訳『入門から応用へ行動科学の展開　新版』生産性出版、2000年。

## Ⅶ リーダーシップ

#  変革的リーダーシップとサーバントリーダーシップ

## 1 変革的リーダーシップとは

企業組織だけでなく，現在は医療分野も変革期にある。変革期を乗り切るためには変化に対して適切に対応し，組織を維持・発展させることが求められている。そこでは組織の大枠の変更も含めて様々な革新を行い**変えるリーダー**がリーダーシップを発揮することが必要とされている（伊丹・加護野，2003，391頁）。変革的リーダーシップは変革するという目標に向かって，**ビジョン**，目的，目標を明確にして将来の動向をつかみ，推進力となる変化を組織とフォロワーの心に巻き起こす。そして，リーダーは高い成果を達成できるように，フォロワーを激励し鼓舞しながらチャレンジを促進することが求められる。

変革的リーダーシップを発揮するために，変革型リーダーが備えておかなければならない条件は，変革のための判断能力，判断への信頼感である。判断能力と信頼感のベースとなる条件は，大きな視野，深い思考，筋の通った決断，ぶれない判断である（伊丹・加護野，2003，391-395頁）。リーダーは物事に対して様々な視点や過去の出来事も加味して考えることが必要である。

リーダーは筋の通った決断を行わなければならない。それには他者の納得が得られるような首尾一貫した姿勢が必要である。そして，ブレない判断が変革型リーダーには重要である。変革のたびに判断がぶれると影響を受ける人は何を信頼してよいかわからず，混乱を来してしまう。そこでは大きな視野，深い思考を基盤に，筋の通った決断とぶれずに変革を成し遂げるという自らの責務を自覚することが求められる。

## 2 変革への抵抗を克服するためには

変革の影響を受ける組織メンバーが変革への抵抗を克服するには以下のような方法がある。

・変革には抵抗が発生しやすい。変革への抵抗を克服するためには，変革に関わる人々が変革について理解できるような**コミュニケーション**をとる。そこではたとえ不利益になることでも事実を伝え，誠意をもって対応する。
・変革に影響を受ける人を変革の前や変革を決定するプロセスに参加させる。特に，変革に反対しそうな人を変革の前から参加させるとよい。
・変革に影響を受ける人の心配事や不安に思っていることを聞き，必要であれ

▷**変えるリーダー**
変革型「変える」リーダーは様々な変革を行う。一方組織では変革型だけでなく調整型「まとめる」リーダーも必要である。多くの日本の企業では変革型リーダーをより多く必要としている（伊丹・加護野，2003，391-392頁）。

▷**ビジョン**
組織のありたい方向性や目指すべき理想の姿を明確に示すことである。

▷**コミュニケーション**
⇨ Ⅹ-1 「チームビルディング」

ば新しいスキルに関する研修などの支援策を提供する。

## 3 サーバントリーダーシップとは

サーバントリーダー（servant leader）は自らが相手に対してサーバント（奉仕する人）となる。これまでのリーダーシップとは異なり，主役はメンバーであり，メンバーに奉仕し協力しあうことで目標を達成する。そのためには相手の問題や欲求に焦点を当て，他者の役に立ちたいと思うことから始まり，個人を尊重した関係を構築する。そして，最終的にはメンバーの意欲ややる気を促し，個人や組織の成長につなげていく。

病院組織では，安全・安心で質の高い看護ケアを提供するなどの組織目標が掲げられている。顧客である患者に最も近い看護職は患者のことをよく知っており，その看護職を**エンパワーメント**することが質の高い看護の実践につながり，患者へ満足を提供することができると考えられている。患者への満足を導く力は組織の**トップ**ではなく，看護実践を担う現場の看護職にあり，つまりそこではトップは組織のビジョンや**ミッション**を示し，患者に近い看護職の力を引き出し支えるサーバントリーダーシップの発揮が求められる。

## 4 サーバントリーダーの属性

サーバントリーダーには以下のような特徴がある（グリーンリーフ，2008）。

1. 傾聴：メンバーの思いや望みを意図的に注意深く聴く。一方向でなく，双方向のコミュニケーションを大切にする。メンバーの感情にも配慮する。
2. 共感：他者の気持ちをより理解しようとする姿勢をもつ。人間の尊厳や価値観を尊重する。
3. **癒し**：相手に欠けているもの，傷ついているところを見つけて探し求める。
4. 気づき：気づきへの意識を高める。特に，自らに対する気づきに敏感であることが必要である。
5. 説得：サーバントリーダーの源泉はメンバーとの信頼関係であり，指示命令でなく，相手が納得し，行動できるよう導いていくことである。
6. 概念化：物事を概念的に捉えて，目指すべき方向性を示して夢を実現する。
7. 先見力，予見力：今の状況から先を予見し，先を見据えることである。現状を分析しどのように行っていくか創造する。
8. 執事役：執事役とは信頼して物事を任せることができる人のことで，この人になら任せることができると思われることである。
9. 人々の成長にかかわる：メンバーや組織の成長を重要視し行動している。例えば，メンバーが成長を実感できる仕事を与える。
10. コミュニティづくり：互いに協力しながら目標を達成する。同じ仕事をする人たちの中で，協力・支援しあえる環境をつくる。

（撫養真紀子）

▷エンパワーメント
⇨ Ⅶ-6 「エンパワーメント」

▷トップ
組織を指揮し監督する経営層や幹部など上位階層の立場にある者である。

▷ミッション
組織が社会において何をなすべきかという与えられた任務や使命である。

▷癒し
他の人の恐れ，心配事，苦悩などを理解することも含まれる。

参考文献
伊丹敬之・加護野忠男『ゼミナール経営学入門　第3版』日本経済新聞出版社，2003年。
ロバート K. グリーンリーフ／金井壽宏監訳『サーバントリーダーシップ』英知出版，2008年。

## Ⅶ リーダーシップ

# 5 シェアド・リーダーシップ

## 1 シェアド・リーダーシップとは

医療現場は大きな転換期を迎えている。医療は高度化・複雑化し，患者は多様で個別的なケアを求めている。このような現況では，一人のリーダーが実践するリーダーシップだけではよりよい**看護サービスの質**を維持し実践するのが難しい場面が発生しており，環境や状況に応じてそれぞれのメンバーがリーダーシップを発揮していくことが必要ではないか。

石川はシェアド・リーダーシップ（shared leadership）を「チーム・メンバー間でリーダーシップの影響力が配分されているチーム状態」と定義している(石川, 2013)。この定義では，①チーム・メンバーのそれぞれがどの程度リーダーシップを発揮しているのかに着目する，②個人レベルの概念ではなく，チーム・レベルの概念として取り扱う，③リーダーからフォロワーへの一方向でなく双方向でリーダーシップを発揮しているのかを検討する視点が重要である。

シェアド・リーダーシップに関する実証研究では，シェアド・リーダーシップを発揮するチームはメンバーの仕事に対するやる気や意欲を高めるとともに，メンバーの主体性の発揮を促すという結果を導き出している(西尾, 2014)。また，シェアド・リーダーシップはメンバーそれぞれが得意分野に対してリーダーシップを発揮し，チーム力を高めることができる。したがって，チームにおいてメンバーが主体性をもち意欲的であるためには，リーダーがシェアド・リーダーシップを身につけることが重要である。リーダーの役割を担うものには，リーダーシップ研修が盛んに行われている。看護職においてもリーダーとしての役割が付与されると同時に**リーダーシップ研修**などが実施されていることが多い。これからの研修ではリーダーとして果たすべき役割とともに，メンバーのリーダーシップを促すシェアド・リーダーシップの育成についても検討する必要がある。

## 2 シェアド・リーダーシップには信頼が不可欠

現在の変化が激しい不確実な組織環境において，シェアド・リーダーシップを実践するためにはチーム・メンバーが目標に向けてそれぞれ自律的に活動する（分化）と目標達成に連携・協力しあう（統合）のどちらも高いレベルにす

---

▶ **看護サービスの質**
⇒ Ⅸ-1 「医療・看護サービスの質とは何か」

▶1 石川はシェアド・リーダーシップが効果的な場面を以下のように説明している。
1．職場を取り巻く環境が曖昧である。目標達成に向けたプロセスが曖昧であるという意味である。
2．職場の成果に創造性（新しい知識やアイディアを生み出すこと）が求められる状況である。
3．職場での対応に素早さが求められる状況である。それぞれが自律的に判断することが期待される。
4．職場のメンバーの専門性が高い。それぞれが持つ専門的な知識や技術を発揮することができる。
(石川, 2016, 87-100頁)

▶2 経済産業省が提示する社会人基礎力によると，主体性は物事に進んで取り組む力と定義されている。社会人基礎力は3つの能力（前に踏み出す力，考え抜く力，チームで働く力）で構成され，主体性は前に踏み出す力の能力要素である。

る必要があり，そのベースとなるのがチーム・メンバー間の信頼関係の構築である（石川，2016，128-130頁）。

### ◯信頼の5つの側面

1．誠実性：信用できる人物であるかということである。
2．能力：知識と熟練した技術，コミュニケーション能力，他者と協働できる能力などをもっている。確実さなど状況判断を行うときに関係する。
3．一貫性：言葉と態度が一致していることで，言葉と態度が一致していないとチーム・メンバーは何を頼りにしてよいかわからず混乱を来す。
4．忠誠心：相手を守り，その人のことを尊重することである。
5．開放性：情報を自由に公開し，積極的に他者とのかかわりをもとうとすることである。　　　　　　　　　　　　　　　　（ロビンス，2009，281-283頁）

## 3　チーム・メンバーとの信頼関係の構築を目指して

リーダーがチーム・メンバーとの信頼関係の構築ができれば，チームでは，よりシェアド・リーダーシップを発揮することができると考えられる。信頼関係を構築するための要素として以下の7つの行動があげられる。

1．開放的である：まず，重要なことは隠しごとをせず相手に情報を与え，率直に語り合う時間をもつことである。リーダーとしてどのようなことを考えているか，根拠を示しながら情報を提供する。
2．公正である：何かを決定し行動に移すときには相手にどのような影響があるか，考えて伝えなければならない。その考えには客観的で公平であることが必要である。
3．感情を言葉で表現する：「私は」を主語に，気持ちや思いを表現する。感情は自分の言葉で表す。
4．真実を話す：相手にとって聞きたくないことでも，うそをつかずに話すことが必要である。
5．一貫性を示す：自分の価値観や信条について考えてみる。
6．約束を果たす：約束したことは必ず守る。相手から打ち明けられた秘密は他人に話したりせず秘密を守る。
7．能力を発揮する：専門的能力，コミュニケーション能力を発揮し他者とのよい関係を構築しようと努力する。　（ロビンス，2009，287-288頁，一部改変）

信頼関係を構築した中で，チーム・メンバーにリーダーシップを委譲することは，チーム・メンバーの意欲ややる気につながるばかりでなく，自らで意思決定しようとするだろう。また，リーダーシップの委譲は，チーム・メンバーが必要な知識，技術を存分に発揮することができるようになり，その結果，チーム全体にとってよい影響を与えることができる。

（撫養真紀子）

▷リーダーシップ研修
看護継続教育における卒後教育や現任教育で行われている。⇨第Ⅴ章「看護師のキャリア」

**参考文献**

石川淳『シェアド・リーダーシップ：チーム全員の影響力が職場を強くする』中央経済社，2016年。

石川淳「研究開発チームにおけるシェアド・リーダーシップ：チーム・リーダーのリーダーシップ，シェアド・リーダーシップ，チーム業績の関係」『組織科学』46(4)，2013年，67-82頁。

西尾克幸「シェアド・リーダーシップに関する実証研究　伝統的組織を改革するためのリーダーシップに関する一考察」『経営行動科学学会年次大会：発表論文集』(17)，2014年，379-384頁。

スティーブン P. ロビンス／髙木晴夫訳『新版　組織行動のマネジメント』ダイヤモンド社，2009年。

## Ⅶ　リーダーシップ

# 6 エンパワーメント

### 1　エンパワーメントとは

　エンパワーメント（empowerment）とは他者に力（責任や権利，権限）を与えることと部下のもっている力を引き出して，一人ひとりが目標に向かって**自律的**に動機づけ（モチベーション）を高めている状態である。

　力（責任や権利，権限）を与えるという意味は**組織階層**の上の者が下の者へ責任や役割を与える，権限を委譲する，下の者を意思決定へ参加させるなど，他者が誰かに力を渡すことである。**看護組織**では看護部長から看護師長へ，看護師長からスタッフへエンパワーメントが行われている。看護部長が病院の理念・方針を踏まえて，看護部門の方向性を示す。看護部長はどの師長にどのような責任や権限を委譲すればよいかを決定する。看護師長は与えられた責任や権限をスタッフに渡す。責任や権限を渡されたスタッフは自律的に行動する力が与えられ，その職務に責任をもって取り組むようになる。一方で，動機づけの視点では看護部長は病院の理念，方針や看護部門の方向性を看護師長たちと共有し，責任をもって働く気持ちを引き出していく。看護師長は看護組織の目的，目標を明確にし，自らの病棟で取り組むべき課題をスタッフと見出していく。看護師長はスタッフへ情報の提供や能力開発などの動機づけを行うとともに，意欲的に能力を発揮できるように支援する。その結果，スタッフは指示や命令でなく，自律的に仕事を遂行しようとする。看護管理者が部下の能力を引き出すこと（エンパワーメント）は重要な役割である。

　責任や権限を与える場合に，上の者が下の者へなんでも任せてしまえばよいということではない。業務やプロジェクトなどでは，その業務などの困難度や危険度と個人の能力や信頼度の程度からの見極めが必要である。業務の困難度や危険度が高く，その業務に対して個人の能力や信頼度が低ければ，管理者が個人に権限を委譲することは難しいだろう。個人の能力や信頼度が高いにもかかわらず，権限の委譲がなされず，管理者がすべてをコントロールすると，個人は仕事への意欲を失い，モチベーションを下げてしまう。管理者は少し上のレベルの責任・権限を与え，エンパワーメントを推進し，部下の成長を促していく必要がある。

---

▷**自律的（自律性）**
⇨ Ⅳ-3「専門職としての看護」

▷**動機づけ**
⇨ 第Ⅲ章「モチベーション」

▷**組織階層**
地位の高い上位者から下位者と階層で成り立っている組織構造である。階層ごとに責任と役割が明確に示されている。⇨ 第Ⅰ章「組織論の基礎」

▷**看護組織**
組織図は組織の一員として働く上で，自らの位置づけ（地位を含む）と誰から指示を受けるのかの指示命令系統のしくみが示されており，管理者だけでなくスタッフも理解しておく必要がある。⇨ 第Ⅱ章「看護組織の基礎」

▷1　上司と部下でどのような結果を望んでいるのか，どの程度までを目指しているのかを明確にする。

▷2　望む結果を得るために，原則，方針，手順を伝える。ここでは事細かな指示は行わず，柔軟性をもたせる。一方で，目標達成に向けて，どの程度率先して自律的に動いてよいかを示しておく。指示があるまで待つのか，自らの判断で行動をしてよいのかなど，そうすることで，期待が明確に示される。

## 2 エンパワーメントの6つの条件

エンパワーメントには以下の6つの条件があげられている（コヴィー，2004，276-292頁）。

①人格：誠実さ，成熟，豊かさという人格的特徴である。

②スキル：コミュニケーション能力（部下と上司といった縦方向のコミュニケーションではなく，対等な立場でのコミュニケーション），計画・組織化（企画力，行動力，実行力），相乗効果的な問題解決（代替案，問題解決に向けた新しい発想）という3つが必要不可欠である。

③Win-Winの実行協定：エンパワーメントで最も重要なことは上司と部下の心理的な契約であり，これらを作成し実行していくためには以下に示す5つの要素が必要である。

1. 望む結果を明確にする◁1
2. ガイドラインを設定する◁2
3. 目標達成に向けて使える資源を明確にする◁3
4. 責任を明確にする◁4
5. 実際の結果への対応を行う◁5

④自己管理：管理者は自己管理できる環境を整える。

⑤社員を支援する構造とシステム：戦略的なプランニング，組織構造，**職務設計**，コミュニケーション，人的資源管理（人事募集，**採用と配属**，**教育**，能力開発）などが整っている。

⑥結果報告責任（自己評価）：自分の成績結果のフィードバックがある。

　管理者は中核に位置する信頼される人格とスキルをもって，Win-Winの実行協定，自己管理，社員を支援する構造とシステム，結果報告責任を行う必要がある。エンパワーメントの6つの条件は互いに関係しあっている。特に人格，スキルはエンパワーメントの基盤である。今後はエンパワーメントの6つの条件の中に，部下の参加を進めていくことが望まれる（**図Ⅶ-3**）。

（撫養真紀子）

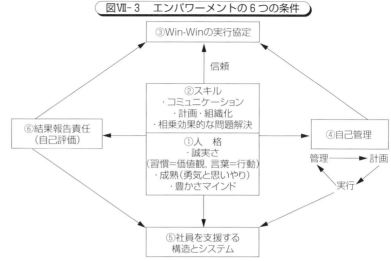

図Ⅶ-3　エンパワーメントの6つの条件

出所：コヴィー，2004，286頁。

▷3　資源とは物的資源，人的資源，財的資源などを指す。組織構造（システム），コミュニケーションの仕組みについても明確にしておく。⇨ Ⅰ-2「組織の構造」

▷4　結果を評価する方法を明確にする。方法は，測定，観察，自己査定がある。

▷5　望む結果が得られた場合は報酬を与えるなど賞罰を明確にする。

▷職務設計
⇨ Ⅲ-5「職務設計」

▷採用と配属
⇨ Ⅷ-1「採用と配属」

▷教育
⇨ Ⅴ-5「看護継続教育」

### 参考文献

スティーブン R. コヴィー／フランクリン・コヴィー・ジャパン訳『原則中心リーダーシップ』キングベアー出版，2004年。

Ⅶ　リーダーシップ

# 7 フォロワーシップ

## 1 フォロワーシップとは

　組織においてよりよいサービスを提供するためには，必要な職務をメンバーが効果的・効率的に遂行することが不可欠である。そこで，重要なのはチームの一員として，組織の目標達成に向けて自らの役割を理解し，実践しているメンバー（フォロワー：follower）の存在である。フォロワーが目標に向かってリーダーや集団に対して発揮する影響力をフォロワーシップ（followership）という。看護の組織において，フォロワーとして新人看護師をはじめ全ての看護職が身につけておかなければならない**スキル**である。

　フォロワーシップはリーダーシップとの関係の中で発揮される。経営学者ロバート・ケリーは，フォロワーシップを「積極的関与（**貢献力**）」と「独自の**批評的思考**（批判力）」の2つからなると述べている（Kelley, 1992）。

・貢献力：リーダーの指示のもとで，与えられた役割を遂行し目標達成に向けて行動する力である。
・批判力：リーダーの指示や考えが正しいのかをメンバーとして考え，必要があれば建設的に意見を述べ批判する力である。

　この2つの力がともに高い状態において，フォロワーシップは効果的に発揮されると考えられている（図Ⅶ-4）。

　貢献力と批判力について考えてみると，組織目標の実現に向けて，フォロワー自らが努力し貢献することは重要である。そこではリーダーの指示にただ従っているだけでなく，全体を見て自律的に何をする必要があるのかを考え提案することや，リーダーによる方針を受け入れ，それを積極的・発展的に実行することが期待される。したがって，フォロワーシップにはリーダーと協働して目標達成することができるように，貢献力ならびに批判力を発揮する行動が求められる。また，フォロワーシップはリーダーの方針をフォロワーの立場から周知することができ，その結果，目標達成に向けて，チームが円滑に機能するのである。

## 2 フォロワーシップの基本類型

　ここではフォロワーの献身度の視点から分類した5つの類型「孤立者」「傍観者」「参加者」「活動家」「硬骨漢」を紹介する（ケラーマン, 2008, 28-40頁）。

▶スキル
スキルとは熟練した技術を指し，全ての看護職が発揮することを期待されている。

▶批評的思考
クリティカルシンキング（critical thinking）であり，物事に対して単に批判や反対をするのではなく，よくそのことを吟味して客観的・論理的に分析することである。看護の場面で，他職種とともにチームでケアを実践するときは，看護専門職として物事を批判的に思考することが重要である。

・孤立者：周囲の出来事に関心を示さず全くの無頓着であるため，リーダーの役割や存在が大きくなる。リーダーとフォロワーの関係性が悪くなり，グループや組織が弱体化するとともに，進歩や変革が進みにくい。リーダーは孤立者の存在を知り，なぜ孤立しているのか理由を考え，他にやりたい仕事があるなら配置部署を変えるなどの対策を講じる。
・傍観者：周りを見ているだけで，自分からは行動を起こそうとしない。しかし，与えられた仕事はやりぬく。やる気がないわけではないので，傍観者である理由を聞き，**動機づけ**を行っていく。孤立者とは異なり，周囲の状況には敏感であるため，周囲との交流を持ち参加者へと促していくのがよい。
・参加者：与えられている仕事やプロジェクトなどに何らかの影響力を行使しようとする気持ちをもっている。例えば，患者のためになること，よりよいケアを提供するために自らがどうすればよいか，という動機を原動力としている。リーダーと考えが一致しているときはよいが，やり方に不満や疑問をもつとトラブルとなるため，コミュニケーションを取りながら進めていくことが求められる。
・活動家：リーダーや組織の強い味方になるか，強い反感を抱くかのどちらかである。目標達成に向けて自ら仕事に励む。また，人の面倒見がよく，プロセスの改善にも献身的である。しかし，活動家タイプは必ずしも多くない。
・硬骨漢：リーダーと大義のどちらに突き動かされているにせよ，自らの動機にあくまでもこだわる。献身的であり，自ら発展的に関わる。

献身度が高い順では「硬骨漢」「活動家」「参加者」「傍観者」「孤立者」であり，「硬骨漢」「活動家」「参加者」はリーダーを献身的に支える。

## ③ 今後のフォロワーシップについて

リーダーの言いなりになっているフォロワーだけでは組織は発展しない。リーダーとフォロワーは車の両輪であり，うまく車を動かすためにはリーダーはリーダーシップをフォロワーはフォロワーシップを発揮することが重要である。特に，組織構造では階層が少ない**フラット型組織**において，フォロワーの役割が重要になる。

（撫養真紀子）

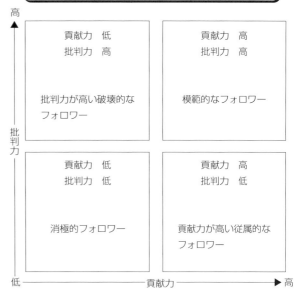

図Ⅶ-4 貢献力・批判力からみたフォロワー類型

出所：松浦正子編著『看護師長の「超」指導力アップ術』（メディカ出版，2013年）を参考に著者作成。

▶動機づけ
⇒Ⅲ-1「科学的管理法から人間関係論」

▶フラット型組織
組織の中間に相当する階層が省略され，上位階層と下位階層で，水平化に近い組織のことである。

参考文献
Kelley, R., *The power of followership*, Doubleday, 1992（牧野昇監訳『指導力革命』プレジデント社, 1993年）.
ケラーマン, B./有賀裕子訳「HBR Articles「献身度」から分析する頼れるフォロワー 困ったフォロワー」『Harvard Business Review』33（3）, ダイヤモンド社, 2008年.

# VIII 人事制度

 採用と配置

▷**医療法**
⇨ⅩⅠ-5 「DPC（診断群分類）」，ⅩⅢ-2 「各種衛生法規」

▷**非正規職員**
正規職員と非正規職員の定義について，法律で明確にされてはいないが，一般的には正規職員は，期間の定めのない雇用契約で働いているものをいい，非正規職員とは，契約職員やパートタイマー，アルバイト，派遣職員のように期間を定めた雇用契約によって正規職員と比べて短い時間で働く職員のことが多い。

▷**クリニカルラダー・キャリアラダー**
「クリニカル」は看護実践を，「ラダー」ははしごを意味し看護師の看護実践能力を段階的に表している。これによって自分の実力を確認しながら学習や経験を積むことが可能となる。キャリアラダーはクリニカルラダーよりも広い概念で，看護職の専門的な能力の発達や開発，看護実践能力ばかりではなく，管理的な能力の段階や専門看護師・認定看護師・特定行為研修修了看護師としての段階等も含む。⇨Ⅴ-10 「クリニカルラダー」も参照。

▷**労働基準法**
⇨Ⅷ-4 「賃金制度」

▷**労働契約**
労働契約法に基づいて，労働者が使用者に使用されて

## 1 人員計画と採用

　病院における採用は，組織にとって将来どのような人材（能力要件）が，どのくらいの数必要かを予測し（採用人数），採用時の条件を示して（採用条件），最も効果的な情報ルートで（告知方法）集った応募者の中から最適な人材を選ぶ（選抜方法）人材獲得のプロセスであり，その活動は中・長期的な経営方針や経営戦略に従ったものとなる。ただし，企業の採用と比べて看護師採用の特徴として，①**医療法**や診療報酬制度等で看護師数の最低基準が法令によって定められている。②採用対象の看護師資格保有者が不足しており人数確保が容易でない。③離職率が少なくないので，常に補充が必要な組織も多い。④法令等でその多くが正職員の雇用形態である必要があり，**非正規職員**などの柔軟な雇用形態の看護師を増やしづらい。⑤基本的に夜勤を前提とした職業であり，夜勤数など労働条件が採用に大きく影響する。⑥女性の割合が高い職種であることから結婚，出産，配偶者の転勤等ライフイベントの影響を受けやすい，などがあげられる。このことから，病院組織では，新卒を中心とした中・長期的な人員計画に基づく採用とは別に，短期的な補充を目的とした不定期な中途採用が他産業と比べ活発に行われることが最大の特徴の1つである。このような看護組織の特徴を踏まえた採用には，求職者に対して①期待する看護師像，②看護教育の方針と体制，プログラム，③**クリニカルラダー**など段階的な看護実践力習得の支援，④公平で的確な能力評価と処遇，⑤魅力ある**キャリアラダー**などの明示が有効といえる。

## 2 募集と選抜

　近年，募集活動は，ウェブ上の求人サイトを中心として行われ，ほとんどの病院のホームページには，採用情報に関する専用のページが設置され，イメージアップのための広報戦略が展開されている。**労働基準法**では，病院側は募集の際に，①契約はいつまでかといった**労働契約**の期間に関すること，②期間の定めがある契約の有無や更新する場合の条件，③仕事をする場所，仕事の内容，④仕事の時間や休み，あるいは残業の有無，交替制勤務のローテーションなど，⑤賃金をどのように支払うのかの決定や計算，支払いの方法，締切りと支払いの時期，⑥**解雇**の事由を含む辞めるときのきまりを明示することを義務づけて

募集条件に応じた求職者の中から，優秀な人材を選抜する方法には，説明会の開催，書類審査，筆記並びに面接試験等がある。特に書類審査では学歴や職歴，応募動機などが書かれた履歴書，新卒者の場合は学校の推薦書や成績証明書などを求めるのが一般的となっている。これらの書類審査は1次選抜と同時に，2次選抜以降の面接試験の質問事項の準備としても活用されている。筆記試験では，一般常識や看護師としての専門知識を審査するとともに，看護記録等に必要な文章表現能力を評価する目的でも行われる。このような選抜試験を通過した応募者には，内定通知を送付することになる。

## 3　配置と異動

　一般的に新入職員を迎え入れるにあたり，病院は入職直後に**オリエンテーション**を実施する。これは新人への職場適応の支援策でもあり，これを軽視すると，新卒者の**リアリティショック**等による短期離職を引き起こすことにも繋がるので，その内容の充実が求められる。具体的には，病院の歴史や理念，経営方針などの説明後，組織の部門や各種会議や委員会の運営方法，就業規則や規範的ルールなど総合的な説明が数日から1週間程度実施される場合が多い。その後，各部門別の目標や業務分掌等の役割と責任分担などが説明される。このような新入職員向けのオリエンテーションを終えた後，新人看護師は各部門に配置されることになるが，その配属先の決定には，組織ニーズと個人ニーズの2つの側面から総合的に人事部門が行う。組織ニーズによる配置とは，医療法や診療報酬制度による看護配置基準を満たし，かつ経営戦略の実現のために行うものである。一方で，個人ニーズによる配置とは，通勤事情や結婚，出産，育児，介護など**ワークライフバランス**を支援するために，できる限り個人の要望に沿った職場に配置を行うものである。このように，看護組織における配置活動では，組織ニーズと個人ニーズをいかにマッチングさせて，働きやすい職場環境を提供するかが重要となっている。また，新人看護師の多くは配置後，しばらくの期間を経て，他部署に異動するのが一般的である。異動の理由としては，本人の希望や人間関係による突発的なことも少なくはないが，組織としては，部門間の年齢や経験年数等のアンバランスの解消や，いわゆるマンネリを防ぎ，職場と個人に新たな刺激を与えることで，オールラウンド的な経験・実務を蓄積してもうためのキャリア開発を目的としたローテーションがある。

　近年では，人事異動を，組織側から一方的に発令されるものではなく，各部署が院内で異動したい人を募り，それに異動を希望する看護師側が応募し，うまくマッチングすれば異動できる院内公募制度を採用する病院も現れているが，看護組織にこのような多様な働き方がどこまで広がりをみせるかは未知数の部分も多い。

（米本倉基）

---

労働し，使用者がこれに対して賃金を支払うことを内容とする労働者と使用者の間の契約のこと。労働契約の締結や変更は，①労使の対等の立場によること②就業の実態に応じて，均衡を考慮すること③仕事と生活の調和に配慮すること④信義に従い誠実に行動しなければならず，権利を濫用してはならないことの原則に基づいて行うことが必要とされている。⇨ⅩⅢ-3「労働基準法，労働契約法」

▶解雇
使用者の一方的な労働契約の解約で，解約に当たり労働者の合意がないものをいう。しかし，客観的に合理的な理由を欠き，社会通念上相当と認められない解雇は無効になる。他方で，合意解約や自主退職は解雇理由等の要件はなく真意に基づく合意や意思表示があれば基本的には有効になる。解雇には，その事由（理由）によって，①懲戒解雇，②整理解雇，③普通解雇がある。

▶オリエンテーション
新しい環境に順応することを目的として，特に，新入生や新入職員などに対して，学校・職場の新しい生活に早く慣れることができるように行われる各種活動のこと。言葉の意味としては，方位，方位測定，指標である。

▶リアリティショック
数年間の専門教育と訓練を受け，卒業後の実社会での実践準備ができていないと感じる新卒専門職者の現象，特定のショック反応のこと。

▶ワークライフバランス
⇨Ⅷ-6「ワークライフバランス支援」

第3部　集団レベルの組織論

## VIII　人事制度

 人材アセスメント

### 1　人材アセスメントとは

　人材アセスメントとは，組織の中で，人材の配置，**昇進**，**昇格**などをより科学的に行うために，その人物の潜在的な性格や適性を心理テストや行動観察，面接など複数の側面から事前に評価するプログラムのことである。人材アセスメントと人事評価の違いは，人事評価が主に直属の上司が部下の日頃の働きぶりを観察して評価するのに対して，人材アセスメントは，職場の上司とは別の第三者的な立場から客観的なプロセスで行うもので，いわば誰が評価するかが異なる。すなわち，看護現場のライン組織による評価が前者で，看護現場から離れたスタッフ組織による評価が後者となる。実際の看護組織では，前者のライン組織における上司の評価が中心に行われるが，そこで発生する**評価者エラー**を補正する目的で人事部等のスタッフ組織が人材アセスメントを用いる。

### 2　人材アセスメントの始まり

　人材アセスメントの始まりは，アメリカでスパイ任務に就く隊員の選考プログラムとして開発され，その後，改良や修正が加えられ産業界で転用された。人材アセスメントは行動観察によるものと，心理学的テストによるものの2つに大別される。前者の行動観察は，アメリカの**ダクラス・ブレイ**の指導によりAT＆T社で最初に行われたとされ，管理職を選抜するために，3日半の研修プログラムにおいて，演習，面接，投影テスト，筆記試験などにより25の能力要件について評価するものであった。後者の心理学的テストは，イギリスの**フランシス・ゴルトン**による能力の個人差の測定から始まり，その後，ドイツの**ヴィルヘルム・ヴント**による刺激に対する反応時間研究やフランスの**アルフレッド・ビネー**による知能測定法等のいくつかの研究成果が統合されて今日に至っている。わが国においても，知能テスト，学力テストといった教育分野での利用や，**YGテスト**，**内田・クレペリンテスト**といった産業界での性格・適性の測定として広く活用されている。

### 3　人材アセスメントのメリット

　直属の上司によらない第三者の人材アセスメントの主なメリットとしては，①知能，知識，性格，経験など，個別の要因ごとに量的データを積み上げるこ

---

▷**昇進・昇格**
⇨ VIII-3「人事考課制度」

▷**評価者エラー**
評価者の主観や感情に影響されて適正な評価が歪められてしまう心理的な間違い。主なエラーとして，①部下の優れた（劣った）一面に影響され，評価してしまうハロー効果，②無難な評価で済ませたいという意識から評価結果が中間値に集中する中心化傾向，逆に，中間値に集中しないようとする意識から，極端に差のある評価をしてしまう極端化傾向，③評価を行う直前の出来事の印象に引きずられてしまう期末効果，④全体的に甘い評価をしてしまう寛大化傾向，その逆に全体的に厳しい評価に偏る厳格化傾向，⑤評価者が自分の能力と比較してしまう対比誤差，⑥1つの評価結果から勝手に他の評価も関連づけて推論で評価してしまう論理誤差がある。

▷**ダクラス・ブレイ**
（Bray, D., 1918-2006）
アメリカの社会心理学者。クラーク大学で心理学の修士号，エール大学で心理学の博士号を取得。1950年代に米国AT＆T社での管理者成長研究を基にアセスメント・センター（assessment center）方式を開発し，その普及のために専門会社を創設し社長を務めた。

とで，多角的に人物像を捉えるため，評価者の主観による偏りを防止し，人材を正確に把握できる。②組織の人材情報がデータによって整理，保存されていることで，管理者は人材配置の必要に応じて適切な情報を得ることができる。③直属の上司による評価だけでは現在従事する業務範囲に評価範囲が限定されてしまう欠点を補い，部下の潜在的な別の能力を早期に発見し，新たな活躍の場や成長の可能性を明らかにできる。④管理職に対して被評価者のアセスメント情報を伝えることで，部下の強み，弱みの理解を深め育成上の重点課題の発見に繋がる。⑤科学的根拠に基づく人材アセスメント結果を被評価者が得ることで，自分自身の保有能力や課題について，納得感が高まり，新たな気づきを得ることによって，自己啓発を促す。⑥部門別や階層別に人材の特徴を把握しておくことで，将来の人事管理，人事評価，採用計画，教育研修といった人事戦略の立案や見直しに役立つなどがあげられる。

## 4 人材アセスメントの実際と課題

人材アセスメントの実際は，昇進・昇格候補者を対象とした集合研修で，グループ討議演習，面接演習，インバスケット演習，分析発表演習（方針立案演習）等のロールプレイング型の演習内容をアセッサーと呼ばれる採点者が評点をつける手法で行われる。インバスケット演習とは管理職の机の上にある「処理済み・未処理箱」のことで，インバスケット指示書に従って20題ほどの「案件」を処理していくことからこう呼ばれる。演習では，制限時間の中に未処理箱の案件を効率よく処理することが求められ，この際，受講者は部長や課長などの決められた立場（役柄）があり，その職位に応じた意思決定行動が評価される。また，分析発表演習とは，受講者が個人，あるいはグループごとに膨大な所与の情報が与えられ，その課題を分析し，具体的な解決策の提案までを模造紙に書き出し，他の受講者の前でプレゼンテーションする演習のことである。これによって，受講者の論理的な分析力，問題解決能力，企画立案力が評価され，かつプレゼンテーションを通じて対人コミュニケーション力も観察される方法である。一方で人材アセスメントの課題としては，①通常2日から3日程度の集合研修で行う必要があり費用が高い。②アセッサーと呼ばれる専門的経験をもった人材の養成や確保が困難な場合が多い。③アセッサーの評価能力に評価結果が左右されてしまう可能性があげられる。

多くの看護組織で人事評価制度の導入が進む今日，その一方で評価者である管理職の人材アセスメント能力の向上が求められている。このように人材アセスメントは，評価者によるエラーを補う方法としてかなり有効であることは間違いないが，看護組織における普及にはまだ時間がかかると思われる。

（米本倉基）

▶フランシス・ゴルトン(Galton, F., 1822-1911)
イギリスの遺伝学者。C.ダーウィンの従弟。ケンブリッジ大学で数学の学位を取得。ロンドンのセント・ジョージ病院で医学を学ぶ。1883年，遺伝優生学を提唱し，ロンドン大学の教授となる。

▶ヴィルヘルム・ヴント(Wundt, W., 1832-1920)
ドイツの生理学者，心理学者。ハイデルベルグ大学で医学博士号を取得。1875年にライプチヒ大学の哲学教授に就任し，実験心理学のための世界最初の心理学研究室を開設した。

▶アルフレッド・ビネー(Binet, A., 1857-1911)
フランスの心理学者。パリの法律学校で学位を取得後，ソルボンヌ大学で心理学を学ぶ。その後，ソルボンヌ大学教授となり，知能（IQ）検査を創始した。

▶YGテスト
YGとは矢田部ギルフォードのイニシャル。性格検査の1つ。アメリカのJ. P.ギルフォードが考案した性格検査モデルを矢田部達郎らが日本人向けの性格検査として構成し，妥当化，実用化を経て検査用紙として完成させた。

▶内田・クレペリンテスト
性格検査・職業適性検査の1つ。ドイツの精神科医エミール・クレペリンが発見した作業曲線を元に，日本の内田勇三郎が1920年代から1930年代にかけて開発した。

## VIII 人事制度

# 人事考課制度

### 1 人事考課制度とは

人事考課制度とは，職員の業務の遂行度，業績，能力を評価し，組織が期待する行動を奨励し，改善すべき点を克服して，スタッフの成長を促すことを目的としたもので，その第一義的な目標は，スタッフの**モチベーション**向上にあり，必ずしも処遇や報酬の査定根拠として結びつけられるものではない。しかし，実際は多くの看護組織において，その結果を賃金や**昇進・昇格**等の人事施策に反映させてインセンティブ・システムの中心的方策としている。したがって，人事考課制度は，それ自体単独で機能するものではなく，組織が職員に期待する役割や責任を階層化した等級制度，その等級制度の基準に照らして自らの評価が高まり等級が上がる昇格制度，また，職員の能力開発を目的とした研修・**OJT制度**など，他の人事諸制度と密接な関連をもって一連の人的資源管理システムを形成している。

人事考課制度の考課とは評価と同意語であるが，その目的がどちらかといえば上司による部下の賃金や賞与の査定の意味で用いられることが多かった。しかし現在では，制度の目的が能力開発や異動配置，業務改善に役立てることに主眼が置かれるようになっているため，人事評価制度と呼ぶ場合が多くなっている。すなわち，人事考課制度は，本来，価値が認められる承認という意味をもっており，職員が上司から，適正に，納得のいくように評価を受けることで，職員一人ひとりの目標，能力，意欲を高めるための院内制度である。

### 2 人事考課と職能資格制度

人事考課を適切に行うには，多くの病院で採用する**職能資格制度**の理解が不可欠となる。職能資格制度とは，職種ごとに仕事をするための各種能力を基準化して，各スタッフの能力充足度をその基準に照らして格づけする職能等級を付与する人事制度上の序列システムである。この職能資格制度によって人事制度を運用する多くの看護組織では，スタッフ一人ひとりに職能等級が番号で与えられ，その等級毎に定められた賃金表に従って給与が支払われる。また，ここで示す職能とは，知識や技術など就学などで学習し獲得した能力と，指導力や判断力など，実際に働く経験から獲得した能力の2つによって構成される。そして前者の能力レベルを基準化したものを修得要件といい，後者の能力レベ

---

▶モチベーション
⇨第Ⅲ章「モチベーション」

▶昇進・昇格
昇進とは，例えば肩書である課長が部長になるような職位の上昇を指す。昇格とは，職能資格制度で定められた等級が上昇することを指す。したがって，職能等級が上がり，給与が増加する昇格があったとしても，肩書きが上がる昇進とは必ずしもいえない。

▶OJT制度
⇨ V-7 「OJT」

▶職能資格制度
⇨ V-11 「コンピテンシーマネジメント」

ルを基準化したものを習熟要件としている。そして，多くの病院では，各職種におけるこの修得要件と習得要件をレベルごとに明文化した**職能要件書**を作成し，それを人事考課の項目と序列基準としている。したがって，人事考課制度はこの職能資格基準に照らして運用されるもので，職能要件書に示された能力の充足度を測るプロセスが人事考課であるともいえる。

### 3 評価の視点

このように人事考課は職能要件書で示された仕事に必要となる能力評価（職能）によって行われるが，その一方で，高い職能をもつスタッフが，必ずしも高い成果を発揮しているとは限らない。すなわち，能力の有無の静態的評価と，能力を発揮して実際に仕事で成果を出す動態的評価とは異なり，職能に焦点を当てている能力考課だけでは，目に見える行動を評価する成績評価の視点に欠ける。この点を補うことを目的に，人事考課では，能力考課とは別に，仕事の結果に評価の視点を当てた成果評価が加えられることが多い。また，チームで仕事をしている実際の看護組織では，個人ごとに高い職能をもっていても，メンバー間の人間関係の影響を受けるなど，個人別の能力の総和がチーム全体として高いパフォーマンスにつながるとは限らない。すなわち，組織人としての規律性・協調性・積極性・責任感などの職務態度に加えて，成果に現れない目立たない努力や仕事への取組み意欲などを見過ごすことなくすくい上げる情意評価が必要であり，この3つの視点のミックスによって人事考課項目は設計されている。

近年，これら3つの評価の視点に加えて，**コンピテンシー**による新たな評価が普及している。コンピテンシーとは，行動によって見極められる動機，自己効力感，思考，スキル，知識などを含む総合的な能力の概念であり，高業績につながると予測される行動の背後にある潜在的な特性を観察して，それを評価するものである。

### 4 絶対評価・相対評価と360度多面評価

人事考課の結果には，絶対評価と相対評価がある。絶対評価とは，事前に評価の基準を定めて，その基準に対する達成度を評価する方法のことで，これによれば，他の職員との比較はないので，例えば，被評価者全員が基準を超えた場合は，全員が優れた評価結果となる。それに対して相対評価は，結果を他の職員と比較し順位をつけるので，例えば，被評価者全員の結果が基準以上の場合でも，順位化されるので全員が優れた評価結果とはならない。また，最近では，上司の目が行き届かない点を適切に評価し，評価の客観性，納得性を高めることを目的に，上司だけでなく，同僚や部下，他部門の人など日常的に接する機会のある同僚も評価者となる360度評価を行う看護組織もある。

（米本倉基）

▶職能要件書
職能要件書とは，職能資格の等級ごとに求められる能力を示した基準書のこと。例えば，「○○等級＝独力で担当業務をこなすことができる」というように定義していく。

▶コンピテンシー（competencies）
コンピテンシーとは，スペンサー・スペンサー（Spencer, L. M. & Spencer, S. M.）によって「ある職務または状況に対し，基準に照らして効果的，あるいは卓越した業績を生む原因として関わっている個人の根源的特性」（1993）とされている。看護分野では，2013年に虎の門病院看護部が作成した看護管理者のコンピテンシーが最初とされている。⇒ V-11「コンピテンシーマネジメント」

## Ⅷ 人事制度

 賃金制度

### 1 報酬制度の中の賃金

医療人としての奉仕の精神を拠り所とする看護師であっても，実際には仕事の見返りとして報酬を受け取らなければ生活者として仕事を続けられない。その生活を支える報酬は，大きく現金給付と間接給付の2つに分けられる。現金給付には，毎月の基本給や諸手当の他に，年2回ほど支払われる賞与（ボーナス）などがある。間接給付には，看護師寮など住まいの提供や託児所の整備，食事など補助，有給休暇の付加，人間ドックの補助，住宅融資の補助制度などの福利厚生と呼ばれるものがある。法令としては，**労働基準法**で「賃金とは，賃金，給料，手当，賞与その他名称の如何を問わず，労働の対償として使用者が労働者に支払うすべてのものをいう」と定義され，一般的には，間接給付よりも現金給付である賃金が報酬の中心となる。

### 2 公平原理と平等原理

報酬の中心となる賃金決定で最も問題となるのが分配基準である。例えば上司の好き嫌いや不公平な支給によって**モチベーション**が低下しまわないよう，個人の働きに応じた納得性の高いものにする必要がある。このように報酬の正しい分配基準を考えることを分配的公正と呼ぶが，その原理には大きく3つある。第1は，それぞれの個人毎の成果や貢献の度合いによって報酬を分配する「**公平（衡平）原理**」である。この原理は，個人間の経済的な競争原理によって組織内の生産性や効率性を上げようとする集団では，普遍的な原理として適用できる。しかし，看護組織のようにチームで業務を行うことが多く，親密かつ良好な人間関係がサービスの質や生産性に深く影響する共同体的な組織では，第2の原理，「**平等原理**」も取り入れる必要がある。平等原理とは，各個人の仕事の結果を問わず，各人に均等・平等に賃金を分配する原理である。例えば，極めて親密かつ良好な人間関係にある共同作業中心の集団では，能力が高く成果を出している人が多くの分配を受けると，周囲から，「自分さえよければよい人」という感情的な非難を浴び，孤立してしまうので，報酬の分配は平等原理の方がよいと考えることがこれに当たる。また，第3の原理として「**必要原理**」がある。例えば，会社や病院などの職域単位で社会保障を整備している国では，相互扶助の考え方が賃金の分配に影響を与える。すなわち，個人別の生

---

▶労働基準法
憲法27条「労働権」の規定に基づいて，1947年に制定された統一的な労働者のための保護法のこと。労働契約・賃金・労働時間・休日及び年次有給休暇・災害補償・就業規則など労働条件の基準が定められている。
⇨ⅩⅢ-3「労働基準法，労働契約法」

▶モチベーション
⇨第Ⅲ章「モチベーション」

▶公平（衡平）原理と平等原理
公平（衡平）原理とは，アダムス（Adams, J. S.）によって提唱された原理（理論）のこと。この原理では，人は自己の仕事量や投入（input）に見合う報酬や結果（outcome）を得たいと願う。それに対し，社会学者の M. ドイッチュ（Deutsch, M.）は，集団の構成員が共同体主義的な価値観をもつ場合は，公正（衡平）原理よりも全員に等しく別ける平等原理が適用されやすいとした。⇨Ⅲ-4「期待理論」参照。

活や収入，家族関係の状況の経済的な必要性を考慮して賃金を分配する原理である。

## 3 賃金構造

このように実際に支払われる賃金は，公平（衡平）原理に基づく職務給，平等原理に基づく職能給，必要性原理に基づく年齢給の3つによって構成されている。職務給とは，職務の困難度，重要度に基づいて序列化された職務の価値に応じて決める賃金のことである。よって，職務給は，仕事の成果や貢献の度合いが反映される傾向が強くなる。それに対して職能給は，看護師が保有する能力に応じて序列化された**職務遂行能力**に応じて決める賃金のことで，職務や職位にかかわらず，例えば能力以下の仕事の成果や貢献であっても賃金が下がることはない。よって，実際には年功的な運用となる傾向が強い。さらに年齢給は，生活に必要な所得は仕事の内容とは必ずしも連動せず年齢によって上昇するので，それをカバーしようという考え方に基づいている。そのため，家庭形成期の20代後半から上昇率が高くなり，教育費の負担が重い40代半ばでピークとなって以降は横ばいとし，50代後半で下降する場合が多い。現在の賃金制度では，どれか1つの給与タイプで全ての賃金が構成されるのではなく，職務給と職能給を中心に，年齢給も加えた，**ハイブリッド型**賃金制度を採用している組織が多い。

▶職務遂行能力
その職務を遂行する上で発揮することが求められる能力のこと。

▶ハイブリッド（hybrid）型
雑種の意味。もとは動植物について用いられる言葉だが，2つの異なる要素を併せもつシステムの場合に使われている。

## 4 賞与と諸手当

手当とは，基本給以外に諸費用として支払われる賃金のことで，具体的には扶養手当，通勤手当，住居手当，資格手当，役職手当，時間外手当（超過勤務手当）などがある。近年，この諸手当を廃止し，賃金を基本給に一本化する傾向が強まっている。その理由として，本来的に賃金は，職員の仕事や組織への貢献に対し支給されるべきもので，貢献度を正しく評価しその結果が基本給に反映されていれば，特に諸手当を支給する根拠はないとしている。しかし，それには納得性の高い人事考課制度の整備が必要であり，個人別の業績評価が浸透していない段階で，むやみに諸手当を廃止することは慎重さを必要とする。賞与制度は，基本給を中心とする月例給与を基礎額とし，評価結果によって格差がつけられた支給月数を掛け合わせる方法でこれまで最も多くの組織で使われてきた。しかし近年では，人事評価結果に等級（あるいは役職）別の係数を掛けた評価ポイントをもとに原資を配分する方法が開発されている。

（米本倉基）

Ⅷ　人事制度

# 5　目標管理制度

## １　目標による管理とは

目標管理（management by objectives：MBO）とは，組織目標の達成，個人の能力・意欲の開発，公平感のある処遇の実現を目指して，将来の環境変化に対する経営資源を見つめ，目標を設定し，達成のための手段を実行し，結果を振り返る，というサイクルを組織的に回す仕組みのことである。理論としては，**ドラッカー**が，その著書の中で「目標と自己統制による管理（Management by Objectives and self-control）」を示したのが最初とされるが，他にも，シュレイ（Schleh, E.）による「組織の全体目標と個人目標を関連づけ，しかも目標達成することが，人間としての興味と欲求を満足させる」や，**マグレガー**の「企業の人間的側面（Y理論）」など，1950年以後，労働者の自律性を軽視し，効率をあげることだけに偏重した伝統的管理論の反省の中から生まれた。具体的には，最初に管理者が目標と方針を部下に示す。それを受けた部下は自らの責任において上司との話し合いの上で自己目標を設定する。その後，上司の助言，援助のもとで目標を達成し，期末に上司，部下の双方で評価する。すなわち，目標の設定，目標達成の指揮，結果の測定の3段階の過程を経る。

このように，目標管理は，従業員の主体性，モチベーション，問題解決能力の向上など，自律的に行動できる個人の養成を目的としていたが，その後，多くの組織で，経営戦略や部門方針と連動した**人事考課**制度へ組み込まれ，組織目標の浸透，能力開発，人事評価の3つの目的をもったハイブリット型の制度となっている。

## ２　目標管理制度導入の背景

目標管理制度が人事評価制度の1つとして導入される背景として，従来の職能資格制度の限界がある。従来の日本的経営の特徴である職能資格制度では，従業員の賃金や評価は，職務遂行能力に応じて処遇されるはずだが，実際は，年功序列や学歴重視によって処遇される現状があった。しかし，1990年代に入り，高度成長末期に大量採用した団塊世代の高齢化やバブル経済の崩壊後の景気低迷に伴い，日本型職能資格制度は抜本的な見直しの必要性に迫られた。この課題の打開策として，年俸制を導入し，個人の成果や実績に応じて処遇する成果主義的人事制度への転換をはかる組織が増え，これらの新制度を補完し，

▷**ドラッカー**（Drucker, P. F., 1909-2005）
アメリカの経営学者，経営コンサルタント。ドイツのフランクフルト大学卒業後，経済記者として勤務後，1937年に渡米。ニューヨーク大学教授などを経て，1971年クレアモント大学院大学教授に就任，以降この地で執筆と教育，コンサルティング活動を続け，40冊近い膨大な著作群は，マネジメントの理論的普及に多大な影響を及ぼした。

▷1　Drucker, P. F., *The Practice of Management*, Harper & Row, 1954.

▷**マグレガー**（McGregor, D. M., 1906-1964）
アメリカの心理学者，経営学者。ハーバード大学で心理学の修士号と博士号を取得。マサチューセッツ工科大学の教授となった後，アンティアーク大学長を務めた。1960年に著書『企業の人間的側面（The Human Side of Enterprise, Annotated Edition）』において，低次元の欲求をもつ人間と高次元の欲求をもつ人間の行動モデルを示したX理

円滑に機能させる制度として「目標による管理」が注目されるようになった。

### ③ 目標管理の効果とコーチング

この目標管理の導入は，看護師の職務満足度を高め，目標達成者の割合を高める効果があり，また，目標達成度は，その成果の高低に関わりなく，組織への継続的コミットメントを高め，離職せず勤務を継続しようという意思を高める効果があるとされている。さらに，各スタッフの目標達成度には，上司のフィードバックが関連していることから，上司にはコーチング技術の習得が必要であるとも指摘されている（高橋他，2010）。

このように，目標管理を効果的に機能させるためには，一方通行の指示命令や上司の立場からのコントロールではなく，上司と部下の双方向のコミュニケーションが求められる。そこで，最近では，上司の部下に対するコミュニケーション力を習得させるための手法として，コーチング心理学を応用したリーダーシップ研修を導入する組織が増えている。特に，看護組織の目標管理制度で用いられるコーチングでは管理職は部下に対して，主に傾聴，承認，質問，提案の4つのスキルを用いて，部下が効率よく，効果的に目標に対して行動できるよう問題の焦点を絞り，向かう先の改善課題を意識させる。その上で，部下が管理職のサポートを得ながら自分の責任において解決策を自律的に選択し行動できるよう促していく。

### ④ 目標管理制度の課題

このように目標管理制度は組織マネジメントのツールとして，すでに多くの病院組織で導入されているが，その過程でいくつかの課題も指摘されている。経営管理機能面の課題としては，①結果を良くしたいためにあらかじめ達成しやすい目標を立ててしまう。②進捗管理に手間がかかるために結果管理だけとなってしまう。③個人がバラバラに目標を設定するため，全員が目標達成したにもかかわらず相乗効果が得られずに業績向上に結びつかない。④環境変化などによる期中の目標変更や修正がしずらいので，目標そのものが途中で意味のないものなる，ことがあげられる。

また，人事評価機能面の課題としては，①目標が個人の能力に見合ったものである必要があるため，目標の難易度・ウエイト設定が困難な場合がある。②結果を重視するあまりプロセスを軽視し，人事考課と矛盾が生ずることがある。③部署や管理職によって目標がバラついて，難易度水準が一定でない。④目標の数値化の困難な部門があるため，目標のための目標設定となることがある。などがあげられる。このようなノルマ管理制度化した目標管理制度を運用し続けるとモチベーションは低下し，目標管理制度の本来の目的から逸脱したものとなるので，**処遇制度**等の人事制度との連動には注意が必要となる。（米本倉基）

論，Y理論を示したことで知られる。

▶Y理論
アメリカの経営学者マグレガーによって提唱された，人は条件次第で目標達成に努力し，自ら進んで責任をとろうとするという前提に立つ人間観のこと。これに対して，X理論は，人は生まれつき怠け者で，厳しい賞罰で統制しなければ働こうとしないという前提に立つ人間観。

▶人事考課
人事考課とは，従業員がその職務を遂行するに当たり発揮した能力及び達成した業績を把握した上で行われる勤務成績の評価でのこと。人事評価ともいうが，人事評価は，任用，給与，分限その他の人事管理と同時に人材育成の意義も有する。
⇒ Ⅷ-3「人事考課制度」を参照。

▶2 髙橋澄子他「病院看護組織における目標管理とその効果測定」『日本看護管理学会雑誌』14（2），2010年。

▶処遇制度
処遇制度とは，職員の組織への貢献実績に報い，労働のモチベーションを高めて将来のさらなる貢献を引き出す制度のこと。具体的には，等級への格づけ，配置・異動，評価とフィードバック，昇給・賞与，昇格・昇進，教育，福利厚生，退職金等を決定する仕組み全般のこと。

Ⅷ 人事制度

## ワークライフバランス支援

 ワークライフバランスの発展経緯

　ワークライフバランス（仕事と生活の調和）は欧米から始まった概念である。1980年代のアメリカでは優秀な女性を積極的に確保するためにワーク（仕事）とファミリー（家庭）を両立するワークファミリーバランス施策，あるいはファミリーフレンドリー施策としてスタートした。当初は，出産や子育てなどの家族的条件つき施策として登場したものが，その条件をなくし「すべての労働者のワークライフバランス」という枠組みに移行してきたとする見方もある。

　イギリスでは労働環境や労働条件は労使間で決めるべき問題とされてきたが，2000年から官民一体のキャンペーンが展開され，柔軟な雇用制度の導入を中核としつつ，父親休暇制度のように男性の家庭・育児への関わりを促進するスタンス，ワークライフバランスがもたらす経営上のメリットが強調された。2003年には6歳未満の子どもをもつ親がパート勤務，在宅勤務，期間勤務などの柔軟な働き方を雇用主に要求できる権利を認めたフレキシブル・ワーキング法が施行された。オランダでは，1980年代以降，女性の労働力率が急速に高まり，出産後も仕事を継続するようになった。女性の労働力率が高まった理由としては1982年の**ワッセナー合意**に基づいて**ワークシェアリング**によるパートタイム労働や臨時雇用を促す政府の施策が寄与したと分析されている。スウェーデン，フィンランド，フランスなどでは長期休暇制度「サバティカル休暇制度」が導入されてきた。

 日本におけるワークライフバランス支援の必要性

　内閣府の実施したフルタイム雇用者の労働時間に関する国際比較では，日本の男女ともにイギリス・フランス・ドイツに比較して労働時間が長く，家事時間は他のいずれの国よりも短い。また，日本女性に見られる**M字構造**は欧州には見られず，概ね45〜49歳までは年齢の上昇につれて就労率が上昇するという結果であった（2010年，内閣府）。この調査結果から日本人の過重労働が伺われる。また，2012〔平成24〕年度の「脳・心臓疾患と精神障害の労災補償状況」によると，脳・心臓疾患の労災認定件数は前年度比28件増の338件で2年続けて増加している。精神障害の労災認定件数は前年度より150件多い475件で過去最多となった。うち，未遂を含めて自殺と認定された件数は93件にのぼった。

▶ワッセナー合意
労働者が賃金抑制に合意する代わりに経営者はコスト中立的な時間短縮を約束したもの。

▶ワークシェアリング
少ない雇用を競争で奪い合うのではなく，分け合うことで労働時間を短くして多くの労働者を雇用すること。

▶M字構造
新卒で就労し，出産・子育てなどを理由にいったん退職し，子育てが終わった後に再就職する女性の働き方。出産・子育て期に就労者数が激減し，M字のような谷間になる就労構造になることからM字構造といわれる。

過重労働による健康障害の問題から2014（平成26）年6月，労働安全衛生法を改正し，50人以上の事業所に**ストレスチェック**を実施することが義務化された。ストレスチェックをする以前に，ワークライフバランス支援を推進し過重労働自体を是正し，健康に活き活き働き続けられる職場環境への改善が必要である。さらに出産や子育ての希望が通りにくい状況は，急速な少子化を招いているとの指摘もある。働き方の選択肢が限られてしまうことによって女性や高齢者など多様な人材を活かすことができない，などの問題もある。ワークライフバランス支援は，個人の希望であると同時に，それが豊かな社会の構築にもつながっていくものである。内閣府はワークライフバランス支援を「明日への投資」と述べている。

▶ストレスチェック
⇨ Ⅵ-1「ストレスとは」

## 3 ワークライフバランス施策

政府はワークライフバランス憲章を策定し（2007〔平成19〕年12月），行動指針として，国・地方公共団体，企業，個人の取組みをまとめ，適宜それを改正してきた。「仕事と生活の調和が実現した社会に必要とされる諸条件」として，①就労による経済的自立が可能な社会，②健康で豊かな生活のための時間が確保できる社会，③多様な働き方，生き方が選択できる社会を挙げている。

2010（平成22）年4月に育児休業，介護休業等育児又は家族介護を行う労働者の福祉に関する法律（育児休業介護休業法）が改正され，3歳までの子を養育する場合，短時間（6時間）勤務制度を設けること，労働者の求めがあった場合に所定外労働（残業）を免除することが義務化された。また，年次有給休暇が時間単位で付与できることになったこと，60時間を超える時間外労働について，割り増し賃金の代わりに有給休暇を付与できることとなった。これらには長時間労働を抑制する狙いがある。

## 4 医療・看護におけるワークライフバランス施策

日本看護協会は都道府県ごとにワークライフバランス推進事業を展開してきており，「看護職のワークライフバランス推進ガイドブック」「はたさぽ　ナースの働くサポートブック」「夜勤・交代制勤務に関するガイドライン」などの冊子を作製し，看護職者のワークライフバランスを支援している。

さらに，2014（平成26）年，医師・看護師等の医療従事者の労働環境の改善を目的に医療法が改正され，病院・診療所の管理者の医療従事者の勤務環境の改善措置，都道府県は医療従事者の勤務環境改善に関する相談助言を実施することが努力義務化された。加えて都道府県に医療勤務環境改善支援センターが設置され，医療分野の雇用の質向上のための勤務環境改善マネージメントシステム導入の手引きがつくられている。

（田中幸子）

## Ⅷ 人事制度

# ダイバーシティ

## 1 ダイバーシティとは

ダイバーシティ（diversity）とは多様性と訳され，人事制度上は，人種・国籍・性別・年齢・障がいの有無などにこだわらずに多様な人材を活用することを意味する。さらにダイバーシティマネジメントにおいては活用の仕方についても多様性が求められ，それは一般的には雇用形態の多様化を促進してきた。

様々な人種・国籍であふれている欧米の社会とは異なり日本では，働く女性が少数派であったことから，多様性の尊重＝少数派の尊重という考えから女性の活用に力をいれる傾向があった。それが少しづつ変化し，高齢者，障がい者，外国人などに拡大してきた。その背景には，急激な少子高齢化，労働力の減少，経済のグローバル化，国際的な人々の移動などがある。企業の国際的な競争力を維持するためにも多様な人材の活用が求められるようになった。

## 2 看護におけるダイバーシティマネジメント

看護におけるダイバーシティマネジメントで最も重要と思われるものの1つに多様な働き方を取り入れたり，看護師の多様なキャリア開発を支援することが挙げられる。2006（平成18）年に看護の配置基準7対1が承認されたころから雇用形態を問わずに看護師の実数がカウントされるようになった。では，本当に看護師の雇用形態は多様化しているのだろうか。

図Ⅷ-1，Ⅷ-2を見ると，男女とも圧倒的に正規職員の割合が多く，女性の非常勤の割合が増加しており，これらの看護師は自分の生活の都合に合わせて働いていることが考えられる。派遣は男性では37人（2006年）から106人（2014

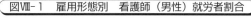

図Ⅷ-1　雇用形態別　看護師（男性）就労者割合

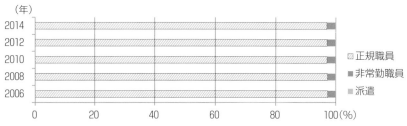

出所：厚生労働省「政府統計の総合窓口　衛生行政報告例」　http://www.e-stat.go.jp/SG1/estat/List.do?lid=00000
1112224　2016年9月3日アクセス

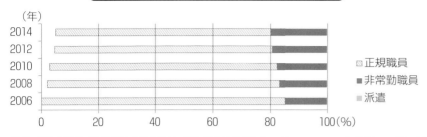

図Ⅷ-2 雇用形態別 看護師（女性）就労者割合

出所：厚生労働省「政府統計の総合窓口 衛生行政報告例」http://www.e-stat.go.jp/SG1/estat/List.do?lid=000001112224 2016年9月3日アクセス

年），女性では1427人（2006年）から2606人（2014年）と実数としては増えているものの，グラフではほとんどわからない程度である。2010〔平成22〕年4月に育児・介護休業法が改正され，3歳までの子を養育する場合，短時間勤務制度を設けることが事業主の義務となった。女性が多い職場にあって看護管理者にとっては人員配置に苦労する面もあったと思われるが，離職することなく制度を利用して正規職員として勤務していることが伺える。

## 3 ダイバーシティマネジメントとしての男性看護師のキャリア支援

社会全体のダイバーシティマネジメントの課題は女性の登用拡大であるが，歴史的に女性が多い職場であった看護界はこれとは逆の状況が見られる。2006（平成18）年に4.7％であった男性看護師は，2012（平成24）年に6.2％，2014（平成26）年には6.8％と徐々に増加しているが，男性看護師への期待は大きく，**男性看護師のキャリア支援**がダイバーシティマネジメントの課題として取り上げられている。大阪府看護協会では，男性看護師が意見を出し合える場がほしいとの要望から発展して，**男性看護師委員会**を発足させている。

## 4 看護におけるダイバーシティマネジメントの課題

2014（平成26）年の看護師就労状況を年齢階級別に見ると，35～39歳が最も多く，40歳以上は急激に低下する就労構造となっている。2006（平成18）年に高年齢者雇用安定法が改正され定年年齢の引き上げ，継続雇用などが義務化された。しかし，制度の影響は十分に発揮されているとは言い難い。20代や30代の看護師と同等の勤務環境ではとても働き続けることは困難であり，就労継続の工夫，中高年看護師のキャリア支援などが必要であろう。

（田中幸子）

▶男性看護師のキャリア支援
「男性看護師のキャリア支援と，より働きやすい就労環境整備にむけて」『看護管理』（医学書院），24巻4号他，では看護におけるダイバーシティ・マネジメントの課題として男性看護師のキャリア支援を挙げている。看護管理者による男性看護師へのキャリア支援の具体例として，大学と病院が連動した支援，離職した看護師をネットワーキングでフォローする仕組みつくりなどが紹介されている。

▶男性看護師委員会
同委員会の任務は「男性看護師の人材確保や就業状況の実態調査に関する事，交流会や研修会等の企画・運営に関する事，男性看護学生の実態に関する事，その他委員会の目的達成に必要な事項に関する事」である。大阪府看護協会ホームページを参照されたい。（http://www.osaka-kangokyokai.or.jp/CMS/00009.html 2016年9月3日アクセス）

# コラム-5

# ビュートゾルフ

## ○ビュートゾルフとは

　ビュートゾルフ（Buurtzorg）とは，オランダ語で「地域ケア」という意味であるが，ここでいうビュートゾルフはオランダ国内で高いシェアを誇る訪問看護・介護，リハビリの機能をもった非営利の在宅ケア組織のことである。ビュートゾルフは2007年に，たった4人の看護師で起業した組織であるが，その後わずか7年で約750チーム，約8000人が活躍する巨大組織へと急成長し，現在では，オランダ国内はもとより，世界各国にその組織を拡大させている。その主な組織的な特徴として，チームはマネジメントとサポートを分業しないために，リーダーは存在しない点にある。
　また，全ての看護も介護サービスも看護師がトータルで提供するので，少人数で一貫したサービスを可能としている。この徹底した自律的組織運営によって，現場の看護師の高い達成感と，利用者の高い満足度を同時に獲得できるようにしている。さらに，事務的な管理，調整作業を担う管理職を組織構造的にもたないことによってローコストオペレーションを実現し，定期的なチームミーティングと申し送り，記録は，専用のITCシステムを活用することで，女性にとって働きやすい職場を維持している。

## ○急成長の背景

　オランダでビュートゾルフが急成長した背景には，それまでの官僚主義的な在宅ケアに対する医療従事者や利用者の不満がある。1990年代以降，在宅ケアの提供体制が自由競争市場志向へ転換し，地域に寄り添っていた小規模な在宅ケア組織や福祉団体，病院などが統合され組織が大規模化し，硬直的な運用となっていった。同時に報酬制度が，ケアの成果・質ではなく，看護・介護・リハビリといった諸機能提供の時間単位による出来高払いが普及し，地域ぐるみの在宅ケアは縮小，画一的なサービスとなってしまった。こうした断片的で継続性のない在宅ケアに対して，自律性とプ

ロフェッショナリズムを求めた専門看護師らが，全人的ケアで利用者の自立支援とQOLの向上を使命とする組織を立ち上げることとなる。

　加えて，ビュートゾルフの在宅ケアにかかるコストが，ほかの在宅ケア組織と比較して極めて低いことが外部機関による研究から明らかになると，政府もこれを支持し，その普及に強い援助を行ったことも一因である。

### ◯チームコンパスとオマハシステム

　ビュートゾルフのハイパフォーマンスとローコストを支えるマネジメント・システムとして，チームコンパスとオマハシステムの2つがある。

　チームコンパスとは，各ケアチームのメンバーによる日常的な記録に基づいて，自分が所属するチームのケア提供状況を常時確認できる仕組みのことである。具体的には，各チームは，利用者数や疾患の種類，症状，退院直後，ターミナルなどの利用者の属性，利用者に対するケア提供時間，利用者1人当たりの平均看護師数，総労働時間におけるケア提供時間の割合，ケアの財源，ケア後の利用者満足度，チームの諸機能の遂行状況について，ビュートゾルフの全チームと比較することができる。

　また，オマハシステムは，1970年代にアメリカのオマハ市の訪問看護協会によって開発された全人的見地からみた地域看護活動の標準分類方式で，利用者だけでなく家族やコミュニティも含めた看護診断，介入分類，アウトカム評定からなる。

　ビュートゾルフでは，全てのチームがオマハシステムを活用していて，在宅ケアのアウトカムをモニタリングし，ケアの保証に役立てている。また，その運営から得られた問題・介入・成果に関する数万人分のデータをもとに，患者団体と協力体制を築きながら，アウトカムに関する知見を共有している。

（米本倉基）

## IX 医療・看護サービスの質保証

# 1 医療・看護サービスの質とは何か

### 1 品質／質とは何か

品質／質とは何か。日本品質管理学会規格（JSQC-Std 00-001：2011）の品質管理用語によると，「製品・サービス，プロセス，システム，経営，組織風土など，関心の対象となるものが明示された，暗黙の，又は潜在しているニーズを満たす程度」と定義される（Quality Management Terms, 4-6頁）。非常に広い範囲の，購入者だけではなく，使用者，利用者及び社会のニーズまでも含む用語である。品質／質は，全ての人に等しく評価されるものではない特徴がある。

### 2 品質管理と品質保証（TQM）

品質／質は，顧客や社会のニーズにあった製品・サービスであると同時に，提供している人，すなわち働く人にとってもニーズが満たされているという側面がある。働く人が満足（Employ Satisfaction：ES）していると，サービスを受ける側の満足（Customer Satisfaction：CS）も高まるという特徴がある。だから，組織は，長期的な目標にむかって，経営環境の変化に適した効果的かつ効率的な組織を，継続的に品質管理／品質保証を行う責任がある。これを，TQM（Total Quality Management）という。

品質管理／品質保証というと，より高度で，よりよいサービスを提供することととらえがちだが，それだけではない。簡単にいうと次の3つのような基準がある。①品質のばらつきをなくす，②品質の平均値を上げる，③より良い品質のサービス，ベストプラクティス（より効果の高い実践の方法）を提供する，である（図IX-1）。①は，品質のばらつきをなくすために，標準化をすることである。最低限の質保証となる。看護師の能力や経験によってサービスの質にばらつきがあるのであれば，サービスを標準化し，全ての人が同じようにサービスが提供できるよう工夫をしていく，ことが必要となる。最低限の質を保証するという考え方である。②は，平均値を上げるということである。標準化とともに，その平均値を上げることである。③はより良いサービス，エビデンス（根拠に基づく実践の方法）を現場で研究や実践を通して生み出していくという考え方である。

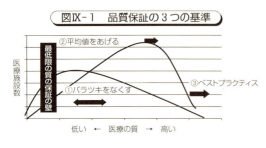

図IX-1　品質保証の3つの基準

## 3 サービスとは何か

サービスの語源は"Serve"であり「人に仕える」が原義で，名詞形になったのが"Service"である。本来，「仕える」「供給する」「必要を満たす」「努める」の意味をもつ。経済学において，無形の財，需要と供給の関係と定義され，サービスという「商品」は，モノ商品とは異なった特徴をもっている。サービスの特徴は，サービスには形がないこと（無形性），サービスは生産される場所で消費されること（生産と消費の同時性），結果のみならず過程が重要であること（結果と過程の等価的重要性），顧客がサービス活動に参加すること（顧客との共同生産）である。

## 4 医療・看護サービスの特徴と質保証

サービスを医療・看護に適応したらどのようになるだろうか。経済学でいうサービスと看護サービスは同語ではないが，共通する部分がある。看護サービスは提供されるその場でなくなる（無形性）し，生産と同時に消費している（生産と消費が同時性）。だからこそ，そこで看護サービスを提供する看護師一人ひとりの実践能力や判断力，提供される看護サービスの品質が重要視され，看護師の経験によって差異が生じないよう標準化されたマニュアルが必要である。また，そこで提供されている看護サービスがより医療の質や社会のニーズに適しているか，エビデンスやガイドラインなどを用いて，提供される看護サービスの平均値を上げる整備も重要である。一方で優れた実践の方法は，看護実践の場で研究され，生み出されるものであり，その中でベストプラクティスを創出することは，看護専門職としての行動規範である倫理綱領にも記載されている。看護サービスの特徴は，看護師が全てのサービスを患者に一方的に提供するのではなく，顧客がサービス活動に参加すること（顧客との共同生産）と同様に，患者の状況に応じて患者がもつ力を引き出し，患者とともにそのサービスの内容を検討していくことも求められる。

## 5 米国医療の質委員会報告書

米国医療の質委員会（The Committee on the quality of Health care in America）は，IOMの報告書，「医療の質：谷間を越えて21世紀システムへ（A new Health System for the 21st Century）」の中で，患者は「より安全で，信頼のおける，より自分にあった，一貫性のある，より利用しやすい医療サービスを受ける権利を有する」とし，医療の目指すべき目標を，安全性，有効性，患者中心性，適時性，効率性，公正性であるとしている。医療の質保証，質改善には，医療の目指す方向性を具体的に示した目標が必要であるといえる。

（勝山貴美子）

---

▶1　経営学におけるサービスの記載がされている。看護サービスと定義した際に共通する部分がある（近藤隆雄『サービス・マーケティング』生産性出版，1999年，56-67頁）。

▶2　日本看護協会が作成した「看護者の倫理綱領（2003）」の条文10，11に記載されている。
10. 看護者は，より質の高い看護を行うために，看護実践，看護管理，看護教育，看護研究の望ましい基準を設定し，実施する。
11. 看護者は，研究や実践を通して，専門的知識・技術の創造と開発に努め，看護学の発展に寄与する。

▶ IOM
米国医学研究所（Institute of Medicine）。1970年に設立された独立非営利の学術機関であり，医療安全や質保証に関する報告書は国の政策へ大きな影響をもたらしている。

▶3　「人はだれでも間違える」とするIOM報告書の後に設置された医療の質委員会の報告書（米国医療の質委員会，医学研究所／医療ジャーナリスト協会訳『医療の質』日本評論社，2002年，6-7頁）。

## IX 医療・看護サービスの質保証

# 2 ドナベディアンの質保証

### 1 ドナベディアンとドナベディアン・モデル

ドナベディアンは，1971年に米国国立科学アカデミー（National Academy of Science）の Institute of Medicine（IOM）のメンバーに選ばれている。彼の重要な功績は，ミシガン大学の教授の時に医療の質を評価する指標として，「構造（Structure）」「過程（Process）」「結果（Outcome）」という考え方を示したことである（1968年）。この考え方（ドナベディアン・モデル）は，医療の質評価の基盤となっている。

### 2 構造・過程・結果

ドナベディアン・モデルは，医療の質を3つの視点，構造・過程・結果で評価する。具体的には下記のように説明することができるとする。
○構造とは，ケアが提供される条件を構成する因子といえる。
  ・物的資源：施設や設備，設備投資規模，情報システムなど
  ・人的資源：専門職の数，多様性，資格，人材育成への投資，常勤・非常勤数など
  ・組織的特徴：医師，看護師の組織，教育研究機能，質評価委員会の有無，地域連携組織など
○過程とは，医療がどのように提供されたかである。
  ・診断，治療，看護，リハビリテーション，予防，患者教育など専門職による活動
  ・患者や家族などの医療への参加，医療者とのかかわり方
○結果とは，提供されたケアに起因する個人や集団の変化を指す。
  ・患者または家族が得た将来の健康に影響を及ぼしうる知識や行動の変化
  ・医療およびその結果に対する患者や家族の満足度の結果をアセスメント
  ・患者の健康度，安楽度，再入院率，事故発生率，死亡率，合併症率など
  ・患者満足度，職員の満足度，治療の成果など

### 3 具体的な事例を用いたドナベディアンの質評価

ここでは事例をもとに，ドナベディアン・モデルを活用し質評価の考え方を学習しよう。

▷ドナベディアン（Donabedian, A., 1919-2000）
レバノンのベイルート生まれ。ベイルート・アメリカ大学医学校を卒業（医師免許取得 MD），ハーバード大学公衆衛生大学院で公衆衛生学修士（MPH）を取得。ベイルート・アメリカ大学，ハーバード公衆衛生大学院，及びニューヨーク医学校で教育を行った。

## Ⅸ-2 ドナベディアンの質保証

【事例】
　ある病棟の夜勤の時間帯に患者の転倒・転落が多く，改善をしなければならないという問題が生じたとしよう。まずは，転倒・転落が生じた状況をドナベディアン・モデルの「構造」「過程」「結果」の3つの視点で情報を整理し改善につなげる方策を学んでみよう。

　①「構造」⇨患者の年齢，病名，何人の看護師が勤務していたのか，看護師の教育背景は，経験年数は，病棟の構造，病棟の夜間の暗さ，転倒・転落を予防するためのチェックリストの有無などを評価する。

　②「過程」⇨夜間，転倒・転落などが発生しないように転倒・転落をしやすい患者を**アセスメント**し，患者を安全にトイレまで誘導することや，事故発生がないようにその予防行動がなされていたか，リスクをアセスメントし看護を実践するための手順が確立されているか，などを評価する。

　③「結果」⇨転倒・転落の発生数，患者への影響の有無，看護師の心理的な変化などである。

　まずは，これらの情報を記載し，「構造」「過程」「結果」の関連を検討する。「結果」指標として，転倒・転落の発生数を検討する。1週間で何件か。1カ月では何件か，1年では何件か。他の病棟の転倒・転落の数に比べ自身の病棟の転倒・転落の数は多いのか，少ないのか。それはなぜか。転倒・転落の関連要因として「構造」指標である患者特性，病棟の明るさや構造，患者の年齢は，高齢者に多いのか，若い人か，患者の病状や薬剤の使用と転倒・転落の関係はどうか。1日のうち転倒・転落の発生する時間帯はいつか，廊下の明るさと転倒・転落の関連はどのようなものか，など，「結果」指標の原因を「構造」や「過程」で収集したデータとの関連で検討し，その関連要因を探る。転倒・転落した患者の多くは高齢で，病状が進行し衰弱しており，痛みが強く夜間熟睡できていなため安定剤を服用し，歩行時ふらつきがあり，転倒・転落の発生時間は消灯後1時間程度が多い，という現状を踏まえ，どのような看護実践をすべきか，看護手順（過程指標）を作成し，看護手順の作成前で作成後での変化を「結果」指標をもとに求めることによって，「過程」指標の手順が転倒・転落を減少させるという「質改善」に取り組むために効果的であったかを評価することができる。さらに，その後も，継続的に「結果」「構造」のデータを収集し，その推移を検討することは，継続的な改善を行う上で重要である。

　「質保証」は一時的なものではなく，「継続的な質改善」でなければならない。勤務する看護師の人数を増やす，これは「構造」指標を改善するのであるが，これだけでは，本当の意味での患者の安全を守ることができない，すなわち，継続的な質改善ができない，ということになるのである。

（勝山貴美子）

▶アセスメント
⇨ Ⅴ-8 「プリセプターシップ」

## IX 医療・看護サービスの質保証

#  3 第三者医療機能評価

## 1 第三者医療機能評価とは

　第三者評価事業とは，事業者の提供するサービスの質を当事者（事業者及び利用者）以外の公正・中立な第三者機関が，専門的かつ客観的な立場で評価する事業である。行政の監査とは異なり，最低基準を満たしているかを確認するのではなく，評価結果を広く公表することにより，各事業者がより良いサービスを提供できるように誘導する役割をもっている。第三者評価は医療機関だけではなく，大学など教育機関，福祉施設などでも行われている。

## 2 アメリカにおける医療機関第三者評価

　医療機関での第三者評価はアメリカの外科医アーネスト・コドマン（Codman, A., 1869-1940）が1910年，自身の外科手術患者の退院後の追跡調査を行い，診療の質の評価を考案したのが始まりである。その後，医療評価マニュアル（Standard Manual）が作成され，1951年に非営利組織として **JCAH** がこの事業を受け継ぎ，その後1987年に JCAHO（Joint Commission on Accreditation of Healthcare Organization），2007年に JC（The Joint Commission）へと改称されて現在に至る。1994年に JCI（Joint Commission International）が設立され，アメリカ国内外の医療機関の評価を行っている。米国における第三者評価認定組織は，メディケア同僚審査機構（PRO：Peer Review Organization），JC，品質保証国民委員会（NCQA：National Committee on Quality Assurance），利用審査認定委員会（URAC：Utilization Review Accreditation Commission）などがある。日本においては，日本医療機能評価機構，ISO9001/14001，臨床研修評価（卒後臨床研修評価機構），人間ドック検診施設機能評価（人間ドック学会），外国人患者受け入れ医療機関認証制度（JMIP：Japan Medical Service Accreditation for International Patient）などがある。

## 3 日本医療機能評価機構

　日本医療機能評価機構は，医療の第三者評価機構として1995年に設置された。機構の事業は，病院機能評価事業，認定病院患者安全推進事業，産科医療保障制度運営事業，**EBM 医療情報事業（Minds）**，医療事故情報収集等事業，薬局ヒヤリ・ハット事例収集分析事業などが行われている。病院機能評価は，病院

> **JCAH**
> アメリカで初めてできた病院の第三者評価機関。その後，体制や機能を変化させ，名称を変更している。

> **EBM 医療情報事業（Minds）**
> 厚生労働省委託事業としてEBM（根拠に基づく医療）普及推進事業として，日本医療機能評価機構の中で行われている事業の1つである。日本で作成された診療ガイドラインを評価し掲載している。患者・市民の方向けの情報も掲載している。

が組織的に医療を提供するための基本的な活動（機能）が、適切に実施されているかどうかを評価するものである。評価調査者（サーベイヤー）が中立・公平な立場に立って、所定の評価項目に沿って病院の活動状況を評価する。評価の結果明らかになった課題に対し、病院が改善に取り組むことで、医療の質向上が図られることを目的としている。2014年に病院機能評価「機能種別版評価項目一般病院1〈3rdG：Ver.1.1〉」（**日本医療機能評価機構**）が新しい評価項目として公表された。評価項目は下記（一部抜粋）である。

①患者中心の医療の推進（患者の意思を尊重した医療、地域への情報発信と連携、患者の安全確保に向けた取組み、医療関連感染制御に向けた取組み、継続質改善のための取組み、療養環境の整備と利便性）、②良質な医療の実践(1)（1．診療・ケアにおける質と安全の確保、2．チーム医療による診療・ケアの実践）、③良質な医療の実践(2)（良質な医療を構成する機能、良質な医療を構成する機能）④理念達成に向けた組織運営（病院組織の運営と管理者・幹部のリーダーシップ、人事・労務管理、教育・研修、施設・設備管理、病院の危機管理）である。

### 4 JCI

JCIは米国のJCAHOの考え方を世界の医療機関に広めることを目的に1994年に創設された認証機関である。現在、世界の多くの病院で認証がなされており、日本では、亀田総合病院、聖路加国際病院、湘南鎌倉病院などが認証をうけた。この認定プログラムには、8分野がある。

JCIの評価基準は、患者アセスメント・患者治療・患者教育・患者と家族の権利など患者を中心にした機能に関する7つの領域と、品質改善・患者の安全・施設管理など組織マネジメントの関する6つの領域、そして国際患者安全目標の合計14領域から構成されている。また、各領域について評価するための評価基準は約320項目で、その小項目レベルでは1200項目以上である。JCIの認証評価をうけることは、医療の質の国際基準で認証評価をされたこととなり、外国人が当該施設を受診する機会が拡大すると期待される。

### 5 日本版医療MB賞クオリティクラブ（JHQC）

JHQC（Japan Healthcare Quality Club）は、米国で経営改善、経営革新のツールとして病院で活用が進むマルコムボルドリッジ国家品質賞（MB賞）に着目し、日本版MB賞に当たる「日本経営品質賞」の考え方をもとに、**日本版医療MB賞クオリティクラブ**が病院の経営の質向上が図られているかを評価するものである。病院経営者、経営幹部、経営サポートスタッフの経営能力の向上（人材育成）を通じて、病院の経営の質を高め、社会インフラとしての医療システム強化と市民のQOLの向上を目指す。

（勝山貴美子）

---

▶日本医療機能評価機構

日本の病院を評価する第三者機関である。病院は評価を希望する場合に、申請をし、事前に準備をし、複数人のサーベイヤーと呼ばれる評価者が病院に来て評価を実施する。認証をした病院であることを患者に知らすことで患者の安心感を促進したり、病院を選択する基準することができる。病院は、客観的な視点で評価を得ることによって、病院の機能や体制を整えるために活用することができる（HP：http://jcqhc.or.jp/works/evaluation/index.html）。⇒ XI-6「ガバナンス」、XV-5「医療事故調査制度」

▶1　認定プログラム8分野
「Ambulatory Care」「Clinical Laboratory」「Home Care」「Hospital」「Long Term Care」「Medical Transport」「Primary Care Centers」「Clinical Care Program Certification」

▶日本版医療MB賞クオリティクラブ
http://www.jhqc.jp/index.html

## IX 医療・看護サービスの質保証

# 看護の質評価

### 1 医療・看護サービスの質保証

医療・看護サービスの特徴は，サービスには形がないこと（無形性），サービスは生産される場所で消費されること（生産と消費の同時性），結果のみならず過程が重要であること（結果と過程の等価的重要性），顧客がサービス活動に参加すること（顧客との共同生産）である。この特徴から，医療・看護サービスの質を評価することは非常に難しい。

▷1 ⇒ IX-1「医療・看護サービスの質とは何か」

### 2 看護の質評価の歴史的な背景

1970年代のアメリカでは新しい医療技術や治療方法が研究される一方で，増大する医療費を抑え，質の高い医療を提供するためにはどのようにしたらよいか検討がなされるようになった。1981年の Congress of the Omnibus Budget Reconciliation Act によってアメリカの医療改革の第一歩が始まり，DRG（the Diagnostic Related Groupings），診断群分類別の包括支払方式の導入と質保証のための医療の標準化と在院日数，コストの抑制の検討が始まった。看護の質評価は，初期には同僚評価による主観的な評価であり，成果に対する評価が中心であったが，その後，ケアの同時的モニターと過程の重視，DRG/PPSに基づいた医療費抑制のための入院日数の短縮に向けた継続的な質評価へと変化し，1990年からは継続的な質改善へと変化していった。

▷ NDNQI（National Database for Nursing Quality Indicators）
1994年から米国看護師協会（ANA）が主導で運用している全米規模の看護の質保証に関するデータベースであり，看護ケアや患者のアウトカムに関連した患者の安全や質改善に対しての研究をベースとして看護が努力する方向を示唆することをミッションとしている。NDNQIで使用される評価尺度は，NQFで管理されている。管理される評価指標の基準は，重要性（important），科学的客観性（scientific acceptability），実施可能性（feasibility），使いやすさ（usability）である。

### 3 全米規模の看護質指標データベース（NDNQI）

アメリカには全米規模の看護質指標データベース（NDNQI）があり，登録している病院の看護師数，看護師の学歴など構造指標（structure），看護の過程指標（process），医療事故発生率，退院率，褥瘡の発生，看護師満足，患者満足などの結果指標（Outcome）の関連が分析され，登録病院の病棟ごとにその結果が報告される。結果は，登録病院の水準（ベンチマーク）とともに提供されるので，自身の病院，病棟の課題を認識することができ，継続的な改善につながる指標が提供される。現在全米の約2000程度の病院が登録しているため，全米規模の自身の病院の位置づけを明確にすることができる。

▷2 ⇒ XI-5「DPC（診断群分類）」側注「ベンチマーキング」参照。

このデータベースの特徴は，評価指標は全米医療の質フォーラム（NQF：The National Quality Forum）が管理する優れた評価指標を使用している。NQF

は，似たような指標が無秩序につくられないよう，指標の定義や仕様について，コンセンサスを形成している。優れた評価指標で測定された結果は，信頼性も高い。

## ④ 労働と看護の質向上のためのデータベース（DiNQL）

DiNQL（Database for improvement of Nursing Quality and Labor）は，日本看護協会が2012年度から取り組んできた事業であり，看護実践をデータ化することで，看護管理者のマネジメントを支援し，看護実践の強化を図ること，政策提言のためのエビデンスとしてデータを有効活用し，看護政策の実現を目指すことの2つの目的とし2015年度から本事業となった。評価指標は8カテゴリー（病院・病棟情報，労働状況，看護職情報，患者情報，褥瘡，感染，転倒・転落，医療安全）の147項目である。評価結果は，ベンチマークとして活用でき，また，自身の病院・病棟の改善前後での変化を確認することができるようになっている。また，ワークショップなどを開催し，効果的なデータ活用に向けてディスカッションを行っている。

[3] 登録病院は，NDNQIと同様に，登録病院の水準と自身の部門とをベンチマーキングし，継続的な質改善に用いることができる。http://www.nurse.or.jp/nursing/database/system/index.html#p1（2016年9月9日閲覧）

## ⑤ 看護QI（Nursing Quality Improvement）研究会

看護QI研究会は，1993年から兵庫県立大学を中心として，日本において初めて看護の質評価について検討を行ってきた研究会で，日本における看護の質指標の開発と評価プログラムの構築を行ってきた。第1期（1993～）看護ケアの質を構成する要素抽出，文献検討とデルファイ法による看護ケアの質指標の開発，QA-NS（看護の質評価 看護師用）とQA-PT（看護の質評価 患者用），第2期（2000～2008）Web版看護ケアの質評価総合システムの構築，第3期（2008～2009）NDNQI，マグネットファシリティ認定施設の調査，データベース構築ベンチマークとしての機能を充実させた。評価は，看護ケアの質評価の6つの領域（患者への接近，内なる力を強める，家族の絆を強める，直接ケア，場をつくる，インシデントを防ぐ）のなっており，構造，過程，評価の各指標で評価される。

[4] 上泉和子「看護QI開発の歴史」『看護研究』43(5)，2010年，373-376頁。

## ⑥ NQI看護質指標研究会（看護ベンチマーキング）

東京大学の教授菅田勝也を中心とした研究，「看護情報の活用を通した看護の質向上に関する研究」において開発した登録式の評価指標。改善活動に必要なベンチマークの提示をし，看護の質改善活動の支援を行っている。

（勝山貴美子）

第3部 集団レベルの組織論

## IX 医療・看護サービスの質保証

 # クリニカル・インディケーター

### 1 クオリティ・インディケーター，クリニカル・インディケーターとは

医療の質指標（QI：Quality Indicator）は，医療の質を定量的▼1に表現しようとするもので，医療の質改善のためのツールとなる。一方で，クリニカル・インディケーター（CI：Clinical Indicator）とは，臨床指標といわれ，医療における過程とアウトカムの指標を用いた質改善のためのツールといわれる。最近の欧米の主要雑誌では，これらの指標を測定する目的はあくまでも医療の質を知ることであるため，クオリティ・インディケーター（QI）が用いられている。様々な機関がQIやCIを公開している。また，この開示や公開は，医療機関の説明責任を果たすことにも通じる。医療の質指標は，病院の格づけ等に使うものではなく，医療の質を客観的に評価し，公開に用いるものである。医療の質を厳密に測定することは極めて困難であり，医療には様々な重要側面があり定量化できる一部をもって全体の質を語ることができないことなど，医療の質指標を見る際には，その限界を認識しておく必要がある。

### 2 日本医療機能評価機構「医療の質 ポータルサイト」

日本医療機能評価機構は医療の質を評価する指標を様々な団体と共同し研究を進め，活用しやすい検索サイトを立ち上げた（Portal Site of Healthcare Quality Indicators〔Japan〕）。これは，専門職や医療機関が自組織の改善に活かしていくために情報を共有しようとするものである。診療ガイドラインやエビデンスに基づく指標の開発は多くの異なる場や研究組織で行われるため，診療ガイドラインやエビデンスに基づく指標の定義を共同で維持，管理，発展させてプールし，その中から事業ごとに適宜活用していくことが必要である。医療の質指標は，専門家が自主的に活用して，改善に活かしていくことが重要であるため，活用しやすいポータルに公開し，共通して活用し，改善できるように考慮した。一方で，特に診療ガイドラインやエビデンスに基づく指標の開発は，専門性と努力が必要なものであり，多くの異なる場で行われ，少しずつ異なる指標が多く出てくると効率的でない面も出てくる。もともと急性期医療を対象としている**DPC**データに基づく指標は，内容上もデータセットが共通であることからも，共同で維持しプールする指標の候補としてふさわしいと考えられている。全日本病院協会，日本病院会，日本医療機能評価機構，EBM（根拠に

▼1 定量的とは，調査指標などを用いて量的に現状を明らかにしようする手法。

▶ DPC
⇨ XI-5 「DPC（診断群分類）」

基づく医療）普及推進事業，Quality Indicator／Improvement Project（QIP）と共同し，医療の質指標を継続的に公開していく予定である。掲載されている指標は，**ドナベディアン・モデル**の構造，過程，結果のどの指標であるかも明記されている。

▶ドナベディアン・モデル
⇒ Ⅸ-2「ドナベディアンの質保証」

### 3 国立病院機構臨床評価指標

国立病院機構は，臨床評価指標をまとめ「国立病院機構 臨床評価指標 Ver. 3」（National Hospital Organization Clinical Indicator Ver. 3 2015）として取りまとめた。その中で，臨床評価指標を，「医療の質を定量的に評価するための"ものさし"である。我が国では，多種多様な医療にまつわる情報が存在するなかで，患者や市民の皆様にとって関心の高い医療の質そのものについて，継続的に体系立てて評価されることは限定的である」と説明している。すなわち，臨床指標そのものが，医療の質全体を評価するものではないことを説明している。掲載された指標は115指標（ver. 3）であり，その特徴は診療実態を鑑みて修正を図った指標や医療安全，チーム医療を意識した新期の指標，アウトカム指標の拡充，EBM推進のための大規模臨床研究を活かした指標，抗菌薬の適正使用に関する指標など，前回の指標とは検討を行っている。

▶2 国立病院機構の「臨床評価指標2015」は，HP（https://www.hosp.go.jp/cnt1-1_000083.html）に公開されている。臨床評価指標の定義とともに，測定する具体的な指標などが掲載されているため，参考になる。

### 4 その他の指標

都立病院臨床指標（クリニカル・インディケーター），聖路加国際病院 Quality Indicator，その他，恩賜財団済生会，全日本民主医療機関連合会，日本慢性期医療協会，全日本病院協会，日本病院会なども指標を用いたデータをHPや書籍で公表している。海外においては，MHA（Maryland Hospital Association），NQF（National Quality Forum），AHRQ（Agency for Healthcare Research and Quality）にその指標が整理されている。

▶3 米国やオーストラリア，ニュージーランドなどの諸外国ではすでに多施設にわたる医療施設からの臨床指標を収集し，分析・評価を行うベンチマークプロジェクトを国家的に展開している。

### 5 クリニカル・インディケーターと活用

日本におけるクリニカル・インディケーターの活用はあまり進んでいない。

日本は，2010年度に厚生労働省が「医療の質の評価・公表等推進事業」を開始し，DPCの導入なども追い風になり進められているが，十分に活用できているとはいいがたい。その理由は，クリニカル・インディケーターの収集，分析には多くの時間と労力がかかるからである。効果的に活用するためには何を考慮するべきか。まずは，クリニカル・インディケーター収集と活用の目的を明確にする必要があるだろう。その上で，クリニカル・インディケーターの質を評価し，目的にあった指標を活用をすることが求められる。このような基本的な手順がないと，せっかくデータは収集したが活用できないなど，無駄になってしまうため，事前の計画性は重要な鍵である。

（勝山貴美子）

▶4 活用しようと思うクリニカル・インディケーターが，臨床的に重要な指標であり，評価によって改善の余地があること，得られた結果が良いか，悪いかの判断ができること，比較した結果を役立てることができること，ガイドラインやエビデンスで検証したり実態把握ができること，臨床指標を算出する分子・分母が明確であること，標準化された方法でデータ収集・検出を行うことが可能であることなど。

## IX 医療・看護サービスの質保証

# 6 ガイドライン

### 1 ガイドラインとは

ガイドラインとは，一般に政策などの決定における指針，指標と定義される。[1]

### 2 診療ガイドラインとは

診療のガイドラインとは「特定の臨床状況のもとで，適切な判断や決断を下せるよう支援する目的で体系的に作成された文書」であり，医療の診療行為を改善させる手段としてもっともよく利用されている。科学的根拠に基づき，系統的な手法により作成された推奨を含む文書である。患者と医療者を支援する目的で作成されており，臨床現場における意思決定の際に，判断材料の1つとして利用することができる。厚生労働省の委託事業Mindsは診療のガイドラインを一般に公開しており，医療者向け，患者向け，ガイドライン作成のためのツールなどをHPに掲載している。[3] 国立国語研究所「病院の言葉」委員会は，ガイドラインを「診療指針，標準治療，標準的な診療」と定義し，「病気になった人に対する治療の実績や，学会での研究をふまえて作られた診療の目安である。治療に関して適切な判断を下せるように，病気になった人に対する治療の実績や，学会での研究をふまえて作られた診療の指針であり，最新の治療法を含め多くの情報から有効性，安全性などを整理して，診療の目安を示したもの」と説明している。[4]

### 3 わが国における課題

わが国で整備されている診療のガイドラインは充分に整備されているとはいいがたい。学会などを中心とした研究を基盤として開発されたものもあるが多くはなく，診療ガイドラインのなかで参照されているエビデンスには海外におけるデータが多く含まれている。したがって，わが国でプロセス指標を作成する際には，エビデンスベースではなく，当面は専門家等によるコンセンサスベースで指標の作成を行わざるを得ない場合も多いのが実情である。このようにコンセンサスベースで作成されたプロセス指標によって，本当に患者アウトカムの改善に結びつくものかどうか，作成したプロセス指標の導入効果を検証する必要があるといえる。診療のガイドラインは100％の科学的根拠を持って作成されるわけではない。エビデンスが乏しいため，ガイドラインは専門家の

---

▷1 『新英和大辞典』第五版，研究社，1996年，935頁。

▷2 診療のガイドラインの開発には専門的な知識と技術が必要なため，各専門学会などが中心となって開発をしている（今中雄一他『医療の質の指標化と改善』南山堂，2011年，139頁）。

▷3 厚生労働省委託事業：EBM（根拠に基づく医療）普及推進事業Mindsガイドラインセンター http://minds.jcqhc.or.jp/n/

▷4 国立国語研究所 51. ガイドライン〔診療指針，標準治療〕guideline http://pj.ninjal.ac.jp/byoin/teian/ruikeibetu/teiango/teiango-ruikei-c/guideline.html

意見やコンセンサスで作られることも多い．その際，学会などの委員会で検討をしても，すべての専門家が妥当と考え，意見が一致することは少ない．意見が合わない場合には，コンセンサスを得るまで議論がなされ，現時点で専門家が妥当と考える診療を再現しているということになる．また，診療のガイドラインは，すべての患者に適用するものではなく，60〜95%にしか適用できないといわれている．すなわち，残りの5〜40%は単純にガイドラインに適用できない複雑な臨床背景を抱えていることになる．

では，なぜ，診療のガイドラインを検討するのか．特定の臨床状況の中で適切な判断や決断が下せるよう支援をすることが必要であり，しばしば，妥当性の高い診療方針やエビデンスの高い診療行為へと医師の診療内容を改善するためにも用いられる．しかし，ガイドラインに気が付いていない，個々のガイドラインに同意できない，実際に改善に移すことができない，今まで行って診療の習慣を変えることができないなどの理由で必ずしも医師の診療内容の改善につながっていないとする現状もある．

## 4 ガイドラインにおける新しい動き

診療ガイドラインは誰のためのものか．より良い診療を目指す医療者のためであることはいうまでもないが，診療の結果を自身のこととして受け入れる患者・市民のためであることを忘れてはいけない．**システマティック・レビュー**の提供を行っている「**コクラン共同計画**」では，設立当初から多くの患者が活動に参加している．その理由は，患者や国民が参加することにより，適切な疑問を提示し，正しい結論を導くことが保証されると期待されるからである．日本においても臨床医向けに作成されたガイドラインの一部が患者に理解しやすい形で作成，編集しなおすことによって患者の医学情報への需要に対応できるよう整備がなされている．日本小児アレルギー学会による小児ぜんそくの患者向けガイドライン「患者さんとその家族のためのぜんそくハンドブック2004」や日本乳がん学会による「乳がん診療ガイドラインの解説：乳がんについて知りたい人のために」等がそれである．また，ガイドライン作成にあたってどのように患者・市民に参加してもらうべきかを検討したガイドライン「診療ガイドライン作成過程への患者・支援者参画のためのガイドライン（"Patient Involvement Guidelines"，略称：**PIGL**）」なども整備されている．その他，日本医療機能評価機構がMinsの活動において患者・市民の立場の方々をガイドラインの策定に参加を求めている．これは，ガイドラインが医療者と患者・市民にとってよりよいものに改善を加えられる機会となるだろう． （勝山貴美子）

▶ **システマティック・レビュー**
医学的介入のエビデンス（科学的根拠）を明らかにするために，世界中の論文をあらかじめ定められた基準で，国際的に収集し批判的評価を加え，要約し公表する方法．

▶ **コクラン共同計画**
コクラン共同計画は，世界のヘルスケアに関する介入研究の有効性に関するシステマティック・レビューを「つくり」，「手入れし」，「アクセス性を高める」ことによって人々がヘルスケアに関する情報を判断することができるようNPOとして設立された国際共同プロジェクトのこと．http://cochrane.umin.ac.jp/publication/cc_leaflet.htm

▶ **PIGL**
このガイドラインは，日本患者会情報センターが2015（平成17）年度より厚生労働科学研究班において，診療ガイドライン作成の場で患者参加を促進していくためにどのような方法を用いるべきかについてのガイドラインを作成し，公開している．ガイドライン作成になぜ患者・市民の立場から参加するのか，その背景に関する議論の整理もなされている．

# X　チーム医療と多職種連携

## 1　チームビルディング

### 1　チームビルディングとは

チームビルディングとは，同じゴールに向かって仕事を進めていくためにメンバーのもつ能力を主体的に発揮させチームの活性化を行うことである。チームを率いるリーダーは，チームが効果的に活動できるように考えなくてはならない。目標設定や優先順位を明確にし，メンバーに各々の仕事を理解させ，メンバー同士の信頼感を構築し，対人関係を発展させていく必要がある。

### 2　チームビルディングのプロセス

チームビルディングは，チームが機能するまでのプロセスを心理学者のタックマンがモデル化し，これを**タックマンモデル**と呼んでいる。形成期，混乱期，統一期，機能期に分けられる。

形成期は，チームの初期段階である。集められたメンバーは関係性も希薄で目標に対する情報などが充実していない時期である。リーダーは指示的でメンバーは従順な傾向がある。次に混乱期は，メンバーの考え方や，役割や責任などに対して感情がぶつかり合う時期である。リーダーはこの解決に対し，対話や議論を促すなどして積極的な解決に取り組み，環境づくりをするなど支持的な行動が望まれる。統一期は，メンバー間に共通の規範ができ上がる段階であり，チームが形成されたといえる時期である。リーダーの役割は参加型となり，メンバーとの相談で物事を決定するようになる。機能期は，チームとしての成果を出していく時期である。リーダーはメンバーの能力を信頼しており，チームの活動が充実する時期である。そしてさらなる改善や革新を進めていく。

チームビルディングは，チームを少しでも早く活性化させるために必要なものである。これらの過程は，どの時期も必要であるため，飛ばして先に進むことはできない。

### 3　チームビルディングに必要な要素

チームビルディングには「活動のデザイン」「**メンバーの選定**」「環境づくり」「関係性の促進」という要素が必要である。チームリーダーは，これらを緻密に準備し考えながらもメンバーの意向を取り入れ，活動を進めていく。リーダーは，メンバーが窮屈な思いをすることなく，チームの力を引き出す能

▶タックマンモデル
アメリカの教育心理学者タックマン（Tuckman, B. W., 1938-2016）が提唱した。最近では「解散期」という目標達成により解散する時期の第5段階までを含めて解説されることが多い。

▶メンバーの選定
チームビルディングにとってメンバーの選定は，チームを活性化する重要課題とされている。例えば，メンバーのタイプは感情型か思考型か，感覚型か直感型かなどメンバーの思考タイプを見分け同質のメンバーが偏らないようにチームをつくるとよい。

力が望まれる。

①活動のデザイン

チーム活動の到達目標を具体的に掲げ，個人の目標と組織の目標が共有できるようにゴールにズレが起きないように設定する。そのための**活動プロセス**をあらかじめ決定し，行動指針を立てるなどチームの活動がスムースに進むようにする。

②メンバーの選定

メンバーの選定には，チームの活動に応じた人数と異質な性質をもつメンバーもチームに取り入れる。それは同質のメンバーだけでは得られない多角的な話し合いによって，発想の転換が生まれやすいからである。その反面トラブルに発展しないように，できるためメンバー同士の相性などにも考慮する。メンバーを集める際には声をかけるタイミングや，活動での役割などを提示しモチベーションが上がるようにする。

③環境づくり

チームの会議の場やワークショップなど，チームの力が効果的に発揮されるような空間づくりが必要である。部屋の大きさ，形状，明るさ，温度，窓，机の大きさ，仕切り，記録の方法などに配慮する。話し合いの理想の空間は上下関係をつくらない「円」とされ，一体感が生まれやすいとされている。

④関係性の促進

集まったメンバーは**コミュニケーション**によって関係づくりを行う。コミュニケーションによってお互いの考えを理解し，互いに共感できるもの同士であるかを確認する。ある程度の関係づくりができたら協働作業を行うことでチームの絆を築いていくことになる。

## ④ チームの活性化

チームを活性化するには「メンバーの主体性」と「相互作用」が重要である。メンバーは自発的に活動に参加することでチームは活気づく。また主体的に考え目標達成に邁進することで達成感や満足感を味わうことができる。つまり主体性をもって参加することでチームへの貢献度は上昇する。

チームビルディングが軌道に乗ってくるとメンバー同士の認識，感情，意欲などが理解され，互いに同じ方向に向くようになる。そして個人に注目が集まるため認められたいという承認欲求につながる。それがさらなるモチベーションの高さにつながり力を発揮することになる。そして主体性をもった個人個人の力を合わせることで相互作用が生まれ，一人ではできない成果を上げるというダイナミズムが生まれる。このようにメンバーの主体性と相互作用が発揮されているチームは，メンバーの欲求不満は小さくチームは活性化しているといえる。

(西村千年)

▶活動プロセス
例として，問題解決プロセス，体験学習プロセス，発散・収束プロセス，起承転結型プロセスなどがある。

▶コミュニケーション
コミュニケーションは，メンバー間の関係性を見る上での最大の要素である。コミュニケーションの量や質で，チームの活性化の程度，メンバー間の相違の有無，本心を語っているかなど観察できる。

参考文献
堀公俊・加藤彰・加留部貴行『チームビルディング』日本経済新聞出版社，2007年。
小林惠智監修／インタービジョンコンソーシアム『入門チームビルディング1＋1が2以上になる最強組織の作り方』PHP研究所，2007年。

# X　チーム医療と多職種連携

 多職種連携・チーム医療

## 1　多職種連携の必要性

　保健医療福祉職には様々な職種が存在するが，戦前までの資格は医師・看護師・薬剤師に限られたものであった。しかし高度医療の増加や高齢化による社会的なニーズから保健医療福祉職の資格は増加した。戦後わが国は恵まれた経済成長により医療の高度化という恩恵を受け，それぞれの専門職は専門知識や技術を高め専門性をますます高度化させている。そして疾病構造や社会構造の変化により，そのニーズに適応した**新たな資格**が誕生する可能性がある。

　現在保健医療福祉分野における治療やケアサービスは，病院などの限られた施設で終了することはなく，地域や在宅までという一連の経過の中でサービスを提供するように変化している。そのため医療施設だけでサービスを行うには限界があり，各領域の専門職による「連携」が必要となってきている。病院などの医療現場では，医療の専門家によるサービスの提供が行われるが，退院までの移行期には医療ソーシャルワーカー（MSW：Medical Social Worker）やケアマネージャー，訪問看護ステーションなどとかかわることになる。また，回復期療養施設や地域・在宅でのサービスでは社会福祉士や介護士などの福祉職からのサービスの提供を必要とするようになる。時には地域の民生委員や警察，消防，教育機関などとの連携も必要になってくる。

## 2　コミュニケーションのすれ違い

　社会の変化に伴い「連携」が必要になっている今日であるが，現在，様々な保健医療福祉職は各々の領域に分かれて専門教育を受けている。そのため，個々の専門性は磨かれ発展をしていくが，互いの職務の理解をする場が教育の段階では備えられていない。アイデンティティを確立して就職をしても他の専門職の使命感や優先順位を理解せずに，自分の専門性を発揮することに終始することになる。患者や利用者その家族を中心にしたサービスを展開したいと思っていても，お互いの信念や価値観の違いなど様々な対立が同じ目標を阻害しているのである。

　また，現在の医療環境は，**病床の機能分化**に伴う**入院日数の短縮化**の影響で**クリニカルパス**の導入や電子カルテなどのIT化が進み，様々な情報をスピーディに得ることができ，誰でも共有できるという利点がある反面，人と人との

---

▷**新たな資格**
診療録管理士や呼吸療法士はいまだ国家資格となってはいないが，一例として公認心理師法が2015（平成27）年に成立し，2017（平成29）年に新たな資格が誕生する。

▷**病床の機能分化**
施設医療を高度急性期，急性期，回復期，慢性期に区分することで病床の機能を明確にし，その医療に見合った医療資源を使用することにより効果と効率，経済性を高めようとする政策である。⇒ ⅩⅡ-3「病床機能報告制度」

▷**入院日数の短縮化**
わが国は，公的医療機関は少なく，個人経営の病院が大多数を占めている。長年にわたりOECD加盟国に比べて入院期間が延長していることを基準に取り入れられた。医療費抑制政策のため病床の機能分化とともに行われた政策である。

▷**クリニカルパス**
アメリカの産業界で取り入れられた効率化を行うための方法である。患者に必要なケアの流れが標準化され入院期間の短縮につなげることができる。医療の効率化と医療費の削減に効果的な要素をもっている。⇒ ⅩⅡ-2「クリニカルパス」

コミュニケーションによる情報の交換が減ることになった。さらに専門職同士の役割が重なることもコミュニケーションが阻害される原因である。リハビリは理学療法士の専門性が高いが，作業療法士や看護師もその役割を果たすことがあるし，**退院支援**では医療ソーシャルワーカー（MSW）だけでなく看護師や事務，医師などが行っており役割の重複は，職務の権限や侵害にまで発展しコミュニケーションを阻害する。今日望まれているのは，患者や利用者に対して，各専門職がその能力を発揮し，安全で効果的なサービスを提供できるチームである。

### 3 チーム医療の意義

今日のように高齢化問題が顕著になる以前より各専門職が「チーム」になることが望まれ高い注目度を集めていた。1970年代以降に看護師だけでなく医師をはじめ薬剤師，栄養士，検査技師なども盛んに「チーム医療」の必要性を論文に発表するようになったからである。また，医療が高度化するに従い医療形態が複雑となり，医師だけでは検査や治療は困難になってきたことも関係している。特に治療を中心とする医療施設では様々な医療職が「チーム」として機能することが必然となってきた。

病院の機能分化を組織の合理化とすると，多職種によるチームでのアプローチは各職種のもつ役割の特殊性を活かした人的な合理化といえる。業務の内容によっては，限られた職種に多大なコストを支払うよりも，低賃金で同様のサービスを提供することも可能である。幅広い裁量権をもち最も高い医師のコストを減らすにはそれに代わる職種を増やすことで補うことができる。放射線業務や検査業務はその専門性から業務を任せられているし，特定看護師も将来的には医師の業務の一端を担うことになると考えられる。また，現代的な「チーム医療」の意義は，効率を高めるための合理化だけではなく，多職種による専門分化し断片的な視点で患者の状態や状況を判断しがちな医療者に対して，チームのもつ包括的な力で患者目線になることを目指すものである。

### 4 チーム医療と多職種連携

わが国では，「チーム医療」という言葉が1970年代より浸透し，保健医療福祉領域全てを含んだ意味で「チーム医療」という言葉を使用している現状がある。集中的な治療が中心となる治療期間では，医療専門職による「チーム医療」が中心になるのは当然のことである。しかし福祉領域の専門職や地域の一般的な職業人からすると「チーム医療」は病院などの医療資格者だけのチームに限定される響きがある。そのため，今後は在宅での医療や福祉が進むほど多職種を意識した「チームサポート」的な意味合いを含む言語を使用するのが適切と考えられる。

（西村千年）

▷退院支援
患者が退院に向けて円滑に次の施設や家庭で療養できるように支援するものである。どの職種が専門に行うかは規定されていないが看護師やソーシャルワーカーなどが，前方支援，後方支援などに分かれて業務を担当するなど，サービスの向上と入院期間の短縮化に貢献するものである。

参考文献
細田満和子『チーム医療とは何か：医療とケアに生かす社会学からのアプローチ』日本看護協会出版会，2012年。

## X　チーム医療と多職種連携

# 3　専門職連携実践と専門職連携教育

### 1　専門職連携実践（IPW）

　専門職連携実践（Interprofessional Work）とは，複数の専門職が協働して，患者や利用者の治療やケアに従事することである。ここでの専門職は，国家資格などの一定資格をもつ職業に限定し，多職種連携との違いを示すことにする。

　IPWが必要とされるようになった背景には，医療の高度化による新技術の出現や，医療提供体制の変化による短期入院，高齢化に伴う社会的な変化に関連している。例えば，脳血管疾患や外傷などで急性期医療を受けた患者が，回復期リハビリ病棟に転棟した場合を想定してみると，そこでは，医師，看護師，理学療法士，作業療法士，言語聴覚士，MSW，ヘルパーなどがチームを組んで働いている。患者1人に対して身体の機能別に，理学療法士，作業療法士，言語聴覚士がリハビリを行う。リハビリを行うこれらの専門職は1日の一定時間リハビリを行うために，患者の機能回復には目覚ましいものがある。しかし，入院期間は一定期間に限られているために，これらのリハビリが継続しなければ，回復した機能は低下してしまう。そのためには退院後も機能低下が起きないための継続した支援が望まれる。

　また，患者の機能回復だけではなく，リハビリに対する意欲や，情緒的な内面まで知ることが必要である。しかしカルテを通した情報伝達だけでは患者の繊細な心の内面や，機能を喪失したことによる将来的な見通しまでの内容を知ることができない。入院期間中に合同会議などで各専門職が患者の将来像を見据えた話し合いが行われているが，患者が自律をするまでの支援という点では「連携」や「協働」に課題を残していると考えられる。

### 2　専門職同士の人間関係

　従来からある専門職に加えて，それらの資格を細分化した資格や役割，新職種の登場は専門職関係を複雑にしている。それぞれの専門職の使用する言葉が専門的過ぎて理解できなかったり，お互いの仕事をわかり合っていない，交流をしにくい雰囲気があるなど様々なトラブルが発生する。また，互いの価値観や業務遂行における優先順位が異なることも原因にあげられる。

　そして，同じ資格の中であっても起きている現象に対処する方針や方法の違いや感情的なやり取りは対立を生み出す。人間関係の対立では，相手への敬意

▶医療事故
1999年の横浜市立大学「患者取り違え事件」をはじめ，

の欠如や権力的思考による支配の問題，帰属の問題がコミュニケーションを避けるという行動になり，否定的で挑発的なものとする。

しかし，医療者間に協調や協力の教育は残念ながら行われてきていない。したがって医療者間に存在するトラブルは誤解を生み，安全管理上の問題にまで発展する。現在，**医療事故**などのリスクを回避し，短期の入院期間に高度な医療を提供するためには，医療者が自分のもつ資格のみで独立して働くことは不可能になっている。**チームによる連携**に基づいた技能が発揮され，互いの資格が相互に依存しあう関係が成り立ってこそ自律支援に向けたサービスに結びつけることができる。

## 3 専門職連携教育（IPE）

専門職連携教育（Interprofessional Education）とは，チームワークや専門性の垣根を越えた協働学習を，学生時代から行うことで，IPWの発展を目指すもので，発祥は英国である。

英国においては保健医療福祉系大学において各専門の学生が協働を行えるようなカリキュラムが組み込まれている。大学教育としてわが国で最初にIPEを取り入れたのは埼玉県立大学や慈恵会医科大学であり，2008年には日本保健医療福祉連携教育学会（JAIPE：Japan Association for Interprofessional Education）が設立され，**大学における IPE への取組み**が行われ始めた。

WHOは，IPEの意義として職種間のチーム連携がコストを低下させ，患者の長期滞在を減らし，ケアの質を上昇させ，医療のエラーを減らす，と示している。IPEの必要性は，多職種間で起こるエラーを回避するということ，それがひいてはケアの向上につながり利用者にとっての利益であることが重要なポイントと考えられている。また，エラーに対しては個人への非難というより組織のシステムを問題視した検証を行うこと，専門性の垣根を越えた教育の共有が強調されている。

保健医療福祉関係職の領域で対立は避けられないものである。しかし，職場での自己主張と，協調性の程度により対立は建設的で肯定的なものとなりうる。その根本的なツールがコミュニケーションであり，起こっている対立について対話の場をもつことで問題を明確化し，対立を小さくしていく技術が求められる。

医療の中のコミュニケーションというと，患者やその家族に向けたものと受け取られがちである。しかし今日，医療者間のコミュニケーションがいかに大切かということを教育の中で認識する必要がある。病院の片隅で起きている患者やその家族がもつ医療者に対する不快感から，医療安全に関わる大事故に至るまで，医療者間のコミュニケーション不足が原因で起きている可能性があるからである。

（西村千年）

「連携」や「協働」患者中心の医療を視点に置いた「教育の不足」からくる数々の事故全般を指す。
⇨ XV-1 「医療事故」

▶チームによる連携

従来チーム医療を促進させるために診療報酬を加算することで組織的な戦略が行われてきた。様々な専門職が共同して患者のためのカンファレンスを行い，計画を策定しラウンドをする。緩和ケアチーム，栄養サポートチーム，感染対策チームなどがある。ここでは診療報酬の対象だけでない専門職による連携全般を意味する。

▶大学における IPE の取組み

日本インタープロフェッショナル教育機関ネットワーク（Japan Interprofessional Working and Education Network：JIPWEN）
2016年現在12の大学によって構成されている。

参考文献

大嶋伸雄・高屋敷明由美・藤井博「英国における保健医療福祉専門職連携教育（IPE）の発展と現状」『リハビリテーション連携科学』8(1)，16-26頁，2007年。

大嶋伸雄「専門職間連携教育の変遷と現状」『老年社会科学』33(3)，472-477頁，2011年。

松岡千代「多職種連携の新時代に向けて：実践・研究・教育の課題と展望」『リハビリテーション連携科学』14(8)，181-194頁，2013年。

# X チーム医療と多職種連携

## 4 地域連携クリニカルパス

### 1 地域連携クリニカルパスの意義

継続的に行われてきた**医療制度改革**の中で，急性期病床における地域医療連携の強化や在宅支援機能の強化が行われてきた。その中でも急増する慢性疾患の管理を行うことは，患者の生活の質（QOL）を向上させ，医療経済の改善に大きな効果が期待できる。

わが国の地域連携クリニカルパス（以下：地域連携パス）は，アメリカの製薬会社で作られた**疾病管理**の影響を受けたものである。アメリカでは，**マネジドケア**導入による医療費抑制政策に寄与するものとして取り入れられた。

わが国でも地域連携パスの普及は切れ目のないサービスの提供を行う体制づくりを担うものとして用いられ，疾患に対する予防，治療，ケアを組み合わせ連携することで効果を上げようとするものである。その際，医療提供機関が診療ガイドラインを用いるなど共通の方針で患者の経過を追跡しフォローアップする仕組みとなっている。

### 2 慢性疾患と地域連携パス

慢性疾患の蔓延は21世紀的な問題といっても過言ではなく，高齢化に伴って進展するため OECD 加盟国では共通の認識となっている。

例えば，糖尿病が進行すると糖尿病神経障害や糖尿病網膜症などで患者の QOL は低下し，さらに糖尿病腎症になると生涯透析が必要となり，1人に費やす医療費は膨大である。慢性疾患に対する自覚症状の欠如や不適切な治療，生活指導の不徹底さがその後の合併症を引き起こし，医療費の損失を生んでいる。

わが国では2006年の医療制度改革で都道府県地域医療計画制度が見直され，地域連携パスを普及させることで医療の質を上げることを目的に計画が実行されている。現在，広範かつ継続的な医療提供が必要な疾病として5疾病（悪性新生物，脳卒中，急性心筋梗塞，糖尿病，精神疾患），医療の確保に必要な事業としての5事業（救急医療，災害医療，へき地医療，周産期医療，小児医療）等が対象として進められている。

### 3 悪性新生物（がん）の地域連携パス

慢性疾患の中でも，がんは死亡率の第1位を占め続けている。2006年に「が

---

▶医療制度改革
1985年の第1次医療制度改革から2017年の第7次医療制度改革までが策定されている。1985年の「病床コントロール」を第1次医療制度改革として始まり2006年「5事業5疾病」医療連携体制の構築が行われた。2017年は「医療法人」制度の見直し「地域医療推進法人」の創設が予定されている。

▶疾病管理（Disease Management）
生活習慣病に起因する慢性疾患の増加に対する治療後の経過をフォローアップしていく仕組みである。国民医療費を抑制することを狙いに1990年代後半から先進諸国で注目されている。

▶マネジドケア
アメリカで医療費の抑制政策として取り入れられた。保険者が医療費に介入して制限を課すことで医療費を抑制している。そのため医師の裁量権や患者の診療が制限されるというマイナス面がある。

▶1 地域連携パス
⇨ XII-2「クリニカルパス」

ん対策基本法」が成立し2007年に「がん対策推進基本計画」が閣議決定された。これは5年後10年以内のがん死亡率を減少させることを具体的な目標として進められた。がん診療拠点病院の整備も全国規模で拡大し5大がん（胃・大腸・肺・乳・肝臓）に対して地域連携パスを利用したフォローアップが行われている。地域連携パスは都道府県によって統一されたものがインターネットで公開されている。

## 4 多職種チームと地域連携パス

慢性疾患には様々なものがあるが，治療が中心になるだけではなく疾患のステージによって薬剤管理，栄養管理，生活管理等様々な専門職のアプローチが必要になってくる。そのアプローチにより合併症の予防や再発率の低下につながり，再入院や死亡率を減らすことが可能となり，その経済効果も大きい。死亡率上位に関連する糖尿病や高血圧，心不全，慢性腎臓病，慢性閉塞性肺疾患，喘息等様々な慢性疾患があげられ，訓練を受けた専門職が地域連携パスにのっとり協力することが期待される。また，患者やその家族は疾患に対する漠然とした不安や，病院に長期に入院できないことに対する不満から，医療・福祉の提供者に否定的な感情をもつことも少なくない。しかし多職種が連携することで，患者が自ら医療に参加するという自律の方向に向かうことができるような取組みが必要である。

## 5 患者と医療者との協力

地域連携パスではその疾患に見合った回復目標が示されるが，回復期や維持期に至った場合，患者自身が意欲を保ったまま体調を維持し自己管理をしていくには困難がつきまとう。集中的なリハビリで，機能回復をしたとしても自宅に戻れば，意欲に働きかける何かがなければ，病院でしていたほどのリハビリは行えない。慢性疾患の自己管理も同様である。

アメリカでは，セルフマネジメントという視点から患者教育プログラムが作成され世界に広まっている。それは，慢性疾患セルフマネジメントプログラム（CDSMP：Chronic Disease Self-Management Program）と呼ばれ，患者が疾病管理で学んだ知識を，生活レベルに取り入れることを目的としている。患者が自分の生活の中で，疾患を受け入れ病気とともに生きることを目指し，患者の意欲や自信が自身の行動を変容させ，エンパワーメントを促すようにつくられている。地域連携パスに，自己管理能力を高める患者自身の意欲が加われば，患者参加型の理想的なサービスができ上がる。そのための試みが，今後医療者には求められる。

（西村千年）

▶エンパワーメント
パワーを与えるという意味であり，法律用語として使われてきた。医療の中では，対象者の潜在能力を認めて意思決定や参画を働きかけることにより自らパワーを発揮していくことである。
⇒ Ⅶ-6「エンパワーメント」。

参考文献
武藤正樹・田城孝雄・森山美智子・池田俊也・日本疾病管理研究会監修『地域連携パスと疾病ケアマネジメント』中央法規，2009年。

## X　チーム医療と多職種連携

# 5 アプリシエイティブ・インクワイアリー（AI）

### 1　AIとは

　AI（Appreciative Inquiry）とは組織開発に使われる方法である。従来的な過去の失敗から学ぶのではなく，組織の夢や成功というポジティブなトピックを取り上げて，生産性やメンバーのモチベーションに働きかけ，組織を活性化させるものである。

　AIはアメリカ・オハイオ州，ケース・ウェスタン・リザーブ大学においてクーパーライダー（Cooperrider, D. L.）とスリバストバ（Srivastva, S.）によって開発され，1985年に始まっている。AIは根本に**ポジティブ心理学**が関係している。当時，心理学の分野の研究では精神的な病に対する研究が数多く行われていたのに対して，人間の健全さや喜びに対する研究は少なく，ポジティブ心理学への変化が起こった。AIもまた，組織において「何が機能していたか」「していなかったか」の分析ではなく，組織の「強味」や「能力」に焦点を当て，ポジティブな感動によって組織を変革しようとする新しい組織開発方法として登場している。

### 2　AIの機能

　あらゆる組織の中では，でき上がってしまった組織風土の中で「この職場は変わりっこない」という否定的な認識をもつ人が存在する。このような組織的に抑圧されたパワーをAIは開放する。

　AIは4-Dサイクルによってパワーを生み出す。まず組織にとって重要な戦略的テーマ（アファーマティブ・トピック）を選択する。例えば「退職者のでない職場づくり」などである。アファーマティブ・トピックは，発見（Discovery），夢（Dream），設計（Design），運命（Destiny）の4-Dにつながっていく。「発見」では，見逃されがちな過去の成功体験を語り合い「強み」を発見し自信をつける。「夢」では理想の未来，ありたい姿を語り合う。「設計」では夢を実現するために「何をするか」を語り合う。「運命」ではこれまでのプロセスを実行に移すことである。

　これらのプロセスの中で，個人の抑圧されたパワーを開放するために6つの条件が必要である。第1にかかわり合いの中で自分を知ってもらう。第2に話を聞いてもらう。第3にコミュニティで夢を描く。第4に貢献できることを選

▶ポジティブ心理学
1998年にアメリカのセリグマン（Seligman, M., 1942-）教授が提唱した。精神疾患を患わない人々が幸福になるための心理学。

択できる。第5にサポートとともに行動する。第6にポジティブであること（ホイットニー・トロステンブルーム，2006，246頁）。

AIは組織の戦略的テーマに向けて，問題探しをするのではなく，4-Dサイクルのポジティブな感動をメンバー同士が共有することで，目標に向かって一致団結して活動する仕組みとなっている。そして，AIのリーダーは意図的にポジティブ・リーダーとしての役割を果たさなくてはならない。

### 3 ポジティブ・リーダーの役割

ポジティブ・リーダーには4つの役割がある。

第1にリーダーは，メンバーに否定的な言葉や対応をするのではなく，質問しやすくオープンな組織をつくる。メンバーを不安や恐怖心に陥れるような職場風土をつくるのではなく，メンバーの意見が引き出しやすいような，風通しの良い雰囲気をつくることが大切である。第2にメンバー間でコミュニケーションが活発に行われるように，テーマを出す。話し合いの結果，メンバーには主体的に行動してもらう。そしてメンバー間で共有し効果を分かち合う。第3にリーダーは，一方的に指示を出し，それに従ってメンバーを行動させるのではなく，リーダーからの質問によってメンバーに考えさせ，メンバーで考えた問題解決によって主体性を身につけられるようにする。第4にリーダーは特定の個人を育てるのではなくメンバー同士の対話をつくり出すことで人間関係を良好なものとし，組織力を強くしていく。

### 4 否定から肯定へのチェンジ

しかし，組織の中に「問題」はつきもので，それらへの対処はどうすればよいのかという疑問が湧いてくるのは当然のことである。この「問題への対処」として**ダイアナ・ホイットニー**は，問題を否定することではないと述べている。問題に焦点を当てるよりも，「強味」に焦点を当てる方がより効果的だと強調する。そして組織の中にある衝突などについては，「『ここで何が間違っているか』という点から，『最善の能力を発揮する自分たちは何者であるか』という点に向くと，衝突が協働へ変わっていく」（ホイットニー・トロステンブルーム，2006，33頁）としている。

医療の現場では，医療という性質上，患者の身体的，精神的，社会的，**霊的**な問題から，医療事故につながる安全管理に至るまで，**欠陥ベースの変革**（deficit-based change）が求められてきた。しかし連携職の運営を考えるとき，それぞれの専門職の「強味」を認め合うだけでなく「何ができるのか」を肯定的な視点で論じ合うことが，職種の壁を超えた質の高いケアにつながる。「連携」の中で，ポジティブ・チェンジをすることが組織の活性化につながるのである。

（西村千年）

▷**ダイアナ・ホイットニー (Whitney, Diana)**
アメリカ出身の国際的なコンサルティンググループ (CRC：Corporation for Positive Change) 社の創設者である。AIをデビット・L・クーパーライダーとともに広めた第一人者である。

▷**霊的**
1998年WHOは「健康の定義」に従来の，身体的，精神的，社会的に良好な状態に，霊的 (Spiritual) な状態を追加している。

▷**欠陥ベースの変革**
従来からある問題志向型の解決方法のことである。この対極にあるのがポジティブ・チェンジである。

**参考文献**
ダイアナ・ホイットニー，アマンダ・トロステンブルーム／ヒューマンバリュー訳『ポジティブ・チェンジ：主体性と組織力を高めるAI』HUMAN VALUE，2006年。
渡辺誠『米国人エグゼクティブから学んだポジティブ・リーダーシップ：やる気を引き出すAI（アプリシエイティブ・インクワイアリー）』秀和システム，2016年。

## X チーム医療と多職種連携

# フィッシュ（FISH）

###  フィッシュとは

　アメリカ，シアトルのパイク・プレイスの公営市場で取り入れられた顧客対応や行動規範にのっとった組織改革である。魚市場であったため，「フィッシュ」と呼ばれている。「態度を選ぶ」「遊ぶ」「人を喜ばせる」「注意を向ける」という4つの行動を行うことで，組織の中にあるマイナスの循環をプラスの循環に変えようとするものである。組織の中にぴちぴちとした活気がない，ミスが続く，同職種同士や他職との人間関係が悪い，退職者が多いなどの解決に向けた取組みである。

　職場が息の詰まるような場所であると，創造性や生産性は低下し，接客業などの対人関係を主とする職業はサービスも低下してくる。パイク・プレイスの魚市場もかつては活気のない単調に仕事をこなす人々の集まりであった。しかしそこで起きた従業員一人ひとりの意識改革によって活気ある職場に変えることができたのである。従業員が積極的に意識している4つの行動は，だれでもできる取り組みやすさから，様々な企業に取り入れられ，従業員のモチベーションアップや組織の活性化に利用されている。また，研修や新人教育に用いられるようになっている。看護組織の中でも，事故や多数の退職者などを問題視した施設がフィッシュを取り入れ組織改革を行っている。

### 2 4つの行動とは

①態度を選ぶ

　その職場での毎日の態度を自分で選ぶことである。人は職場や家族に対する責任を負って生きているため気の進まない職場でも働かなくてはならない。面白くないと思って働くか，与えられている仕事を好きになって働くかで仕事への影響は変わってくる。態度を選ぶのは自分であることから，行動に対する自己責任を認識し，人に対する押しつけや責任転嫁という意識は薄くなる。そして選んだ行動に向かって目標をもち努力をするようになる。

②遊ぶ

　楽しみながら仕事をするということはプラスのエネルギーを生む。それは悲しみや口惜しさ，妬みや苛立ちというようなマイナスの感情ではない。楽しい気分で仕事をすると，共に働く他者に対して寛容になり，親切になり声をかけ

る機会も多くなる。遊びは人を夢中にさせ，夢中になることで時間は早く過ぎ去っていく。それは楽しいという感情の中で遊ぶことができているからである。そして，労働に対する報酬を得ることが第一の目的になるのではなく，労働すること自体が楽しみになるというものである。

③人を喜ばせる

職場の中で接する人と一緒に仕事をすることで，相手とともに自分たちを楽しませることである。人を喜ばせるのは，仕事が自己満足のためになるのではなく，相手が喜ぶ仕事は何なのかを考え工夫する行動である。仕事をすることが自分自身のためだけではないという思いは，**利他精神**を高め人の役に立つことに対する喜びを感じることになる。誰かを喜ばせることで，自分にも益があるというプラスの循環によって自己のエネルギーを高めていくことになる。

④注意を向ける

注意を向けるのはその時々の仕事における対象である。注意を向けるのは，仕事をしている「今，この時」の対象に対してである。その対象に注意を向けることで，のちにつながるマイナス要因を取りのぞく。また，注意を向けることで普段は見えないことや見過ごしていることも見えるようになる。それだけではなく相手への思いやりをもつことができ，仲間同士や他の部署に対する興味をもつことにもつながる。医療の現場での「注意を向ける」とは，命を守り相手への信頼を高めることになる。

## 3 医療における「フィッシュ」の効果

医療現場において「フィッシュ」を導入し，今までの組織風土を一変させる努力をする施設が見られるようになっている。社会は厳しいもの，特に医療は「命を守るのだから」「命を救うのだから」という認識は医療者なら誰しもがもっている常識である。しかしそのために，ことさら自分にも他者に厳しく，それが「いまさら人に聞けない」や「医師にこんなことを言ってよいのか」など様々な葛藤を一人ひとりの中につくり出し，トラブルが多発する。患者は，充実感よりも疲労感や緊迫感の漂う医療者に接することになり，医療サービスの満足感を得ることは難しくなる。東京慈恵会医科大学付属病院看護部は「フィッシュ」を取り入れた組織改革を行い次のような効果を公開している。

「人を喜ばせる」「注意を向ける」ことを取り入れ，新人看護師の早期離職が減少し，中堅看護師の定着に役立てる。また，患者のかかわり方に「フィッシュ」を取り入れ，**院内暴力**のターゲットになりやすい看護師の教育に取り組んでいる。他にも健全な**組織風土**づくりを土台にした取組みが様々に展開され，紹介されている。医療の現場で看護師の人数は他の職種に比べて圧倒的に多いという現実がある。多くの人数を率いるだけに看護管理者は，組織風土を意識してつくり上げる必要がある。「フィッシュ」はその一例である。　　（西村千年）

▶利他精神

自分の利益よりも，他人の利益や幸福を願うこと。対義語は「利己主義」。

▶院内暴力

病院で働くスタッフが受ける身体的暴力，暴言などである。加害者は患者やその家族，また上司や同僚，他分野の専門職であったりする。

▶組織風土

ここでは病院で働くスタッフが，自分の所属する組織をどのように認識しているかということに関する環境的要因の総称である。優先される価値判断や習慣，職場のもつ雰囲気など，チームで計画を推進するときなど組織風土を考慮する必要がある。

参考文献

スティーブン・C・ランディン，ハリー・ポール＆ジョン・クリステンセン／相原真理子訳『FISH』早川書房，2000年。

小路美喜子・東京慈恵会医科大学付属病院看護部編『フィッシュの導入と実践ガイド』日本看護協会出版会，2012年。

## X チーム医療と多職種連携

# 医療とコミュニケーション

### 1 パターナリズムと人権擁護

長い歴史の中で患者は医師に自分の身を任せ治療を施してもらうことが最善の方法であるとされてきた。医師は患者の同意を得ずに患者のためになることを選択することができ、頼まれなくても一方的に患者を助ける行動ができたのである。また医療組織のもつ性質上、医療者は治療において知識や専門技術が豊富であることから、患者やその家族に対して支配的な立場に立ってきた。しかし、このような立場は、パターナリズム（父権主義）とされ医師を頂点とした階層（ヒエラルキー）構造をもつ「専門職支配」として批判されるようになった。

社会的にも、1960年代の**ヘルシンキ宣言**の採択や、1970年代の**患者の権利章典**、1980年代の**リスボン宣言**など人権を擁護する動きが見られるようになった。また医療提供体制の変化や、臓器移植や先端医療に伴う新技術など新たな倫理的課題も増加している。さらに近年の生活水準の向上と医療の進歩による人々の医療への関心や知識の高まりは、医療の密室性や医療過誤などの報道が起こるごとに医療に対する不信感を招くことになり、医療者と患者間にこれまでにない緊張と関係性を築くことになっている。

### 2 インフォームド・コンセントの導入

ヘルシンキ宣言において「被験者の自由な立場からの同意」が必要であるとするインフォームド・コンセント（informed consent）が医療の原則として取り入れられた。これは医療の発祥から医師が抱いてきた倫理観を大きく変えることになった。わが国では、1980年代になって注目されるようになり、1998年の医療法の改正でインフォームド・コンセントが医師の努力義務ということになった。

インフォームド・コンセントは、医師が患者の受ける手術や治療、検査などに対して目的や効果など様々な内容をわかりやすく説明をし、理解した上で承諾をもらうことで、患者参加型の医療の1つの形である。端的に「説明と同意」と訳されることもある。

インフォームド・コンセントは、医師-患者間に成り立つものではあるが、今日では多職種とのチームワークによって医療は行われているという認識が一

---

▶**ヘルシンキ宣言**
1964年世界医師会はヘルシンキにおいて「ヒトを対象とする生物学的研究（臨床実験）に関する倫理綱領」を採択した。戦争中に行われた非人道的な人体実験が糾弾されたのを受けて採択されたものであり、今日の医学研究の倫理として世界的に広まっている。⇒
Ⅳ-5 「臨床倫理と看護倫理」

▶**患者の権利章典**
1973年アメリカの病院協会が定めたものである。1970年代に起こった患者に権力を与えようとする運動に影響を受けたものであり、インフォームド・コンセントもこの中に謳われており医療を行う上での基準となっている。

▶**リスボン宣言**
1981年ポルトガル、リスボンにおいて世界医師会総会で採択された。医師は患者の利益に従って行動することや患者の自律性や正義を保証するために努力することを規定した患者の権利に関する原則である。⇒
Ⅳ-5 「臨床倫理と看護倫理」

般的になってきていることや,高度で複雑化する治療の中で,医師の役割もしだいに限定的になってきている。そのため,医師-患者関係だけではなく,患者-医療者関係が主流となり,患者の権利を医療者全体で守るという姿勢に変化しつつある。

## 3 インフォームド・コンセントとコミュニケーション

インフォームド・コンセントは,患者に自律や自己決定権を望むものである。自律に対しては,患者が自分の健康に責任を負うべきであるという立場をとり,自己決定を行うために医療者と患者間に効果的なコミュニケーションをとる必要がある。

インフォームド・コンセントでは患者が医療者からの情報を正確に理解することが大切である。そのためには,患者に理解しやすい説明をする必要がある。医療者が普段使用する医療用語は理解しがたいものである。また,治療の方法と治療後の経過,薬剤の内服方法,医療用具の使い方など医療者が常識としていることも,素人である患者やその家族には未知の世界であることを理解しておかなくてはならない。看護師は患者やその家族の理解度を確認し,補足説明をすることも必要になってくる。

さらに,重要なのは対人関係である。単に説明をするだけではなく,対話の場において落ち着ける環境や,ゆったりした面接を行うことが必要である。十分な説明や,それに対する患者や家族の理解度に加えて,医療者に対する信頼感があること,思いやりのある交流が行われることが同意を得るための方法として大切である。

## 4 セカンドオピニオン

医療の進歩は,患者-医療者間に様々な問題を投げかけ,その解決には常にコミュニケーションという方法が必要になる。セカンドオピニオンとは,診断や治療方針について主治医以外の医師の意見を聞くことであり,インフォームド・コンセントの観点からも重要になる。直訳すると「第二の意見」ということであり,患者は主体的に治療法を決定することになる。

わが国でセカンドオピニオンが注目されるようになったのは,2000年前後とまだ日が浅い。患者は,セカンドオピニオンを受けることにより,異なる治療法を選択する可能性が広がることや,現在受けている治療が満足できるものであるかを判断できる。セカンドオピニオンはインフォームド・コンセントに関連した患者の自己決定権を明確にする方法として,最近では病院を訪れると「患者の権利章典」などとともに掲示され一般化されてきている。

(西村千年)

### 参考文献

ピーター・G・ノートハウス,ローレル・L・ノートハウス/萩原明人訳『ヘルスコミュニケーション:これからの医療者の必須技術』九州大学出版会,1998年。

町田いづみ・保坂隆『医療コミュニケーション入門:コミュニケーション・スキル・トレーニング』清和書房,2001年。

エリオット・フリードソン/進藤雄三・宝月誠訳『医療と専門家支配』恒星社厚生閣,1992年。

森岡恭彦『医の倫理と法』南江堂,2004年。

# 第4部 経営管理

## guidance

　マネジメントは日本語で「経営管理」と訳される。そして，経営管理する対象は，ヒト・モノ・カネ・情報の4つの経営資源となり，看護組織論は，この経営資源のうち，ヒトのマネジメントに焦点を当てている。しかし，実際には，ヒト，すなわち，看護組織だけをうまくマネジメントできても，それは経営全体からすれば部分最適にすぎない。よって，看護マネジメントの習得には，ヒトに関するマネジメント以外にも，モノ，カネ，情報についても関連づけて学ぶ必要があるが，看護職にはその機会が少ない。その主な理由として，これまで医師が病院マネジメント全般を担い，看護管理者は，看護部門のヒトに関するマネジメントに専念する役割分担があった。しかし，看護部長が副院長として経営責任をもつ立場となった今日，看護職にも基本的な経営管理論の理解は必須の時代となっている。この問題意識から，第4部では医療政策や経営戦略論，財務・会計論など，従来，組織論としては学ぶ機会が少なかった経営管理論のうち，特に看護組織のマネジメントに近接し，影響が大きいテーマをピックアップして解説する。

# XI 病院経営

医療提供システム

## 1 病院の戦略と組織

わが国の一般病院の病床は，患者の病態に応じて「高度急性期」「急性期」「回復期」「慢性期」の4区分の機能に分けられ，患者の受け入れを行っている。国は，各病院組織に，いわゆる「2025年問題」といわれる団塊世代が75歳以上の後期高齢者に達するまでに，供給過剰である「急性期」の患者を受け入れる病院組織を維持するか，あるいは，供給不足の「回復期」や「慢性期」の患者を受け入れる病院組織へと機能転換するのかの戦略的な判断を求めている。

チャンドラーは，経営戦略と経営組織の優劣について「組織は戦略に従う」という有名な命題を示した。これに従えば，各病院組織は，国が進める医療政策に適合するための経営戦略に従って，その組織構造（Organizational Structure）を柔軟に変化させることになる。一方で，アンゾフは，「戦略は組織に従う」という全く反対の命題を示した。すなわち，新しい戦略は組織の変革を求めるが，対する組織は，しばしば変革への抵抗を示すもので，戦略は組織に細心の注意を払って策定されなければならないとしている。この主張によれば，多くの地域で供給過剰な「急性期」の病院組織を，「回復期」や「慢性期」の病院組織へ転換させたい国の政策に適応すべく，各病院組織が戦略的な意思決定を行う場合，その病院が有する個別の「組織能力（Organizational Capability）」，例えば，医師の確保と専門性，保有する医療機器，看護師数などの経営資源を最も活かせる機能区分を見極めた上で実行する必要がある。戦略か，あるいは組織能力かの2つの命題についての優劣は未だ完全な決着をみていないが，むしろ戦略と組織能力は，主従関係にあるのではなく，相互補完の関係をもつべきで，2025年へ向けて医療需要が高齢者医療へ急速にシフトする医療分野における病院の戦略と組織は，キュア（Cure）からケア（Care）へ機能転換していくことになる。

## 2 医療市場の特殊性

このように，組織は戦略と相互補完の関係にあり，外部環境の変化と連動して絶えず変化させる必要があるというのが，バーンズ＝ストーカーやローレンス＝ローシュによる環境適合理論（コンティンジェンシー理論）である。一方で，公共性の高い医療サービスを提供する医療システムでは，個々の病院の戦略を

---

▷**2025年問題**
2025年頃に「団塊の世代」約3500万人が75歳以上となることで起こる諸問題のこと。国は，2025年までに少子超高齢社会に対応した社会保障制度を構築するために，地域包括ケアシステムの構築を急いでいる。⇨ XI-9「医療情報管理」

▷**後期高齢者**
その定義には医学的な視点など諸説あるが，ここでは2008年に施行された「高齢者の医療の確保に関する法律」による医療保険制度上の年齢に基づく分類の呼称のこと。65歳以上75歳未満の被保険者を前期高齢者とし，75歳の誕生日から自動的に後期高齢者医療制度の被保険者となる。⇨ XI-2「医療保険制度」

▷**チャンドラー**（Chandler, A. D. Jr., 1918-2007）
⇨ I-3「組織デザイン(1)」

▷**アンゾフ**（Ansoff, H. I., 1918-2002）
ロシア・ウラジオストック生まれ。スティーブンス工科大学とブラウン大学大学院で学び，その後，カーネギー工科大学など多数の大学で教鞭をとった。経営戦略論の先駆者である（中村元一訳『アンゾフ経営戦略論』中央経済社，2007年）。

▷**情報の非対称性**
市場で取引される商品や

完全に市場原理にゆだねている先進国は極めて少ない。よって，病院における戦略と組織の環境適合は，実際には，その国の医療制度に従わざるを得ない特徴を有する。

　一般経済学では，サービスを販売する供給側とサービスを購入する需要側の自由な取引と競争環境が整えば，最終的には供給と需要は均衡し，価格は安定すると考えるのが市場原理だが，これは必ずしも医療市場には当てはまらない。その最も重要な理由の1つとして，医師と患者の間では医学知識が医師側に偏在する**情報の非対称性**によって，患者側が医療サービスの量と価格を正確に評価することが困難となるため，供給側から不必要な供給がなされたり，患者側も症状が解らない不安から，より高度な医療機関へ集中するといった市場の失敗による非効率が発生することが指摘されている。すなわち，医療サービスは，市場原理と，その対極の規制強化による計画市場との中間的な「準市場」で運営され，その具体策として政府は，医療サービスの価格である**診療報酬制度**改定のインセンティブ（刺激・動機づけ）によって，各病院組織を政策的にコントロールしている。

## ３　地域包括ケアシステムとインテグレイティド

　このような情報の非対称性のある医療分野では，積極的な情報開示と啓発によって，市民が，医師との長期的な信頼感に基づく，かかりつけ関係をもつことで，自発的に予防医療に努めるネットワーク原理で運営とすることが望ましい。国は，このネットワーク原理に基づいて適合する具体的な組織として「**地域包括ケアシステム**」をモデルとして示し，その構築を急いでいる。

　しかし，このネットワーク原理が求める①医療サービスの選択と集中と自発的な相互補完関係の構築，②在宅医療など治療型の医療から，多様な生活支援型の医療への多角化，③かかりつけ機能を重視した患者と医療者の中・長期的なコミュニケーションによる取引，の３つを重視する病院組織への変革は，これまで手術中心の先進高度医療を大規模に行う総合病院化こそが優れた経営戦略としてきた病院組織にとって容易ではない。近年，この課題解決策として，アメリカの**IHN**をモデルとした地域医療連携推進法人制度が注目されている。IHNとは，1990年代にアメリカで登場した医療コングロマリットで，地域の各病院がインテグレイト（経営統合）することで機能分化の意思決定を加速させ，急性期医療から在宅医療までシームレスな（切れ目のない）医療・福祉・介護ネットワークを強力なガバナンスをもって構築しようとするものである。近い将来，各地域に**地域医療連携推進法人**が誕生した場合，各病院組織はグループ内で一体として病床機能の再編と連携が効率的に実施され，組織内では**キャリアパス**に合った柔軟な人材配置や医師・看護師等の共同研修の充実等の効果が期待される。

（米本倉基）

---

サービスに関して，ある経済主体が他の経済主体よりも情報を多くもっている状態のこと。1963年に，アメリカの理論経済学者ケネス・アローによって，医師と患者との間にある情報の非対称性が医療保険の効率的運用を阻害するという現象として指摘されたのが最初とされる。

▶1　遠藤久夫「わが国の医療提供システムと準市場：ネットワーク原理に基づく医療提供システム」『季刊・社会保障研究』Vol. 44 No. 1, 2008年。

▶**IHN (Integrated Healthcare Network)**
地域コミュニティに対して幅広い医療サービスを提供するために協力し合う病院，医師，その他の医療従事者，保険者，コミュニティ組織が形成するグループのこと（出所：米国病院協会，1995年）。

▶**地域医療連携推進法人制度**
2015年度に，地域の複数の病院や診療所を一体的に運営できる持ち株法人「地域医療連携推進法人」の創設を認める改正医療法が成立した。国は，この法人制度の創設によって，法人内での医薬品の共同購入や人員や資金を融通し合うことで，施設相互の機能の分担や業務統合を進め，将来的には過剰病床の削減と機能区分を促すことを期待している。

▶**キャリアパス**
昇進・昇格のモデル，あるいは，ある職位や職務における専門性を極める領域に達するために必要な一連の業務経験とその順序，配置異動の基本的なパターンのこと。

# XI 病院経営

## 2 医療保険制度

### 1 社会保障制度

わが国の憲法では「すべて国民は，健康で文化的な最低限度の生活を営む権利を有する。国は，すべての生活部面について，社会福祉，社会保障及び公衆衛生の向上及び増進に努めなければならない」（憲法第25条）とされ，社会保障制度はその実現を目的としている。そして，この社会保障制度は，社会保険，公的扶助，社会福祉，公衆衛生の4つの柱から成り立ち，このうち広義の社会保険は，主に医療保険，介護保険，年金保険，労災補償保険，雇用保険となり，病院組織は，ほぼ医療保険制度の下で運営されている。

この医療保険制度は，憲法で定める国民の生活の安定が損なわれる深刻な傷病に対して，公正・公平という観点から，場所や場合によらず均一で安定した提供が期待される。よって，わが国では，すべての国民が，被用者保険，国民健康保険，あるいは**後期高齢者医療制度**による保険のいずれかに加入する**国民皆保険制度**を基盤として医療サービスが提供される。

### 2 医療保険制度

国民皆保険制度は，職域を基にした被用者保険（職域保険）と，居住地（市町村）を基にした国民健康保険（地域保険）の大きく2つで運用され，被用者保険には，会社員とその扶養家族が，また，国民健康保険には自営業者などが加入する。さらに，被用者保険は，主に中小企業に勤務する者とその扶養家族が加入する全国健康保険協会管掌健康保険（協会けんぽ）と，主に大企業に勤務する者とその扶養家族が加入する組合管掌健康保険（組合健保），そして公務員や私立学校教職員とその扶養家族が加入している「共済組合」に分かれる。

一方，国民健康保険は自営業者とその扶養家族が加入している市区町村単位と，医師や薬剤師等同業種で働く者やその扶養家族が加入する国保組合に分かれる。また，75歳になるとそれまでの医療保険制度から脱退して都道府県ごとに設置された「後期高齢者医療広域連合」が運営する後期高齢者医療制度に加入することになる。

### 3 プリンシパル・エージェント理論

プリンシパル・エージェント理論は，ある目的を達成するために権限を移譲

▶後期高齢者医療制度
75歳以上の高齢者等を対象とする独立した医療保険制度のこと。運営主体は，都道府県ごとに全市区町村が加入する「後期高齢者医療広域連合」で，保険料決定，医療費の支給などの事務を行う。被保険者は，受診の際に，保険証を提出して，医療費の1割または3割を窓口で負担する仕組み。

▶国民皆保険制度
すべての国民が何らかの公的な医療保険に加入しているということ。1961年に全国の市町村で国民健康保険事業が始まり体制が確立した。公的な医療保険には，会社員が加入する健康保険，公務員の共済保険など，サラリーマンを対象とする「被用者保険」と，自営業者や被用者保険の退職者などを対象とした「国民健康保険」の大きく2つの保険で成り立つ。

する人をプリンシパル，権限が移譲され代行する人や組織をエージェントと呼び，両者がエージェント契約を結んで特定の仕事を代行させることを指す。一般的に，プリンシパル自身が情報を十分にもっていて合理的な判断ができるのであればエージェントに権限を移譲するメリットはないため契約は成立しないが，プリンシパルが非専門職で，エージェントが専門職のように，特定領域の情報量において格差がある「**情報の非対称性**」が存在している場合，プリンシパルはエージェントに権限を移譲することで自己の利益を最大化することができる。すなわち，医療保険制度の下で行われる医療サービスでは，少ない医療情報しかもたない患者はプリンシパルとなって，加入している専門的な医療情報をもつ各保険者（例えば，健康保健組合など保険事業の運営者）に，加入者である自身（患者）の利益を保護するエージェントを委任し，委任された各保険者は病院等の医療組織が行うサービスが適切に行われているかの監視や診療報酬の支払い等の代理機能を発揮する。したがって，病院組織は，プリンシパルである患者との良好な関係を構築すると同時に，エージェントである各保険者からの監視に対して，中・長期的に安定した取引関係の維持に配慮しなければならない。

## ❹ 社会保険方式と税方式

　世界主要国の中には，医療保障を，社会保険方式とは異なる税方式で行っている国がある。税方式とは，医療財源を個人からの保険料拠出を必要とせず税金によって賄うものである。一般的に社会保険方式は，景気変動で大きく変化しない給与額から保険料を算定するため比較的安定した財源の確保ができるが，低所得者への負担が税方式よりも重くなる逆進性のデメリットがある。これに対して税方式では，低所得者への負担を軽くできるメリットがある。一方で，景気変動に税収が左右されやすく安定した財源確保が社会保険方式と比べて劣るデメリットがある。

　社会保険方式をとる代表的な国がドイツで，その歴史は1883年の「労働者の医療保険に関する法律」まで遡ることができ，創設した当時の宰相の名をとって**ビスマルク**方式と呼ぶ。一方で，税金を財源とする代表的な国がイギリスで，1948年から国民保健サービス（**NHS**）によって，すべての国民に予防医療，リハビリも含めた包括的保健医療を原則無料で提供されている。NHSの運営は国の保健省が管理する地域の戦略的保健当局によって管理され，また，地域住民の保健医療に責任を負うNHSの運営主体としてプライマリケアトラストがある。財源は80％以上が税金で賄われ，受診方法はフリーアクセスではなく，国民はあらかじめかかりつけの診療所を登録し，救急の場合以外，その診療所の**一般医（GP）**の診察を受けなければ，高度な医療を提供する病院への受診が制限されるゲートキーパー機能が特徴である。

(米本倉基)

▶**情報の非対称性** ⇒ XI-1「医療提供システム」

▶**ビスマルク**（Bismarck, O. v.：1815-1898）
ドイツの政治家で，プロイセン首相として軍備増強し1871年にドイツ統一を達成，帝国初代宰相となる。保護関税政策をとって産業を育成し，社会主義運動を弾圧する一方で社会政策を推進し，疾病保険法（1883年），災害保険法（1884年），養老・障害保険法（1889年）を順次制定していった。鉄血宰相との異名をもつ。

▶**NHS**（National Health Service）
イギリスにおける全国民を対象とした予防・治療・機能回復など，国が提供する保健サービスのこと。この制度では，国が包括的な保健医療を全国民に無料で提供することを目的に，1948年から国民保険サービス法に基づき実施されている。社会保険（医療保険）方式に対して，医療費が原則全額無料で，その財源を税金で賄う方式の代表例となっている。

▶**一般医（GP）**
General Practitionerの略で家庭医，総合医のこと。欧米では，内科，外科，小児科，眼科，耳鼻科，産婦人科，皮膚科，泌尿器科などの初期診療を原則GPが行う。診察後，一般的な症状の場合はGPで処方箋をもらい薬局で薬を受け取るが，さらに専門的な診断・治療が必要な場合は，GPから病院の専門医が紹介される。

# XI 病院経営

## 診療報酬制度

### 1 わが国の診療報酬制度

　診療報酬とは，保険医療機関及び保険調剤薬局が保険医療サービスに対する対価として保険者から受け取る報酬のことで，わが国の診療報酬制度の整備は，戦前の1929年に日本医師会・歯科医師会と国とによる診療契約により，被保険者1人当たり一定額を毎年協議して決める人頭請負払い方式から近代化の道を歩み始めた。戦後になって，**GHQ**の指導により，それまでの日本医師会が行っていた保険制度に関係する医療費・診療費決定，医療機関への支払い代行は各保険者に移管され，1961年には，それまでは無保険だった国民の3割程度の3000万人を全てカバーする**国民皆保険制度**が完成したことで，診療報酬も，この制度に基づいた一律の制度で全国の病院組織に支払われることになった。

　診療報酬は，医師や看護師などの技術またはサービスの対価として支払われるものと，医薬品や材料など物の原価として支払われるものがあり，その価格は原則2年ごとに厚生労働大臣が**中央社会保険医療協議会（中医協）**の議論を踏まえ決定する。具体的な診療報酬請求の仕組みは図XI-1の流れになる。まず，医療保険に加入する被保険者とその家族である被扶養者が病気やけがをした場合，医療機関の窓口に被保険者証を提示すると，医師の診断や医薬品などの現物サービスを自己負担額（かかった費用の一部）で受けることができる。医療機関は，残りの医療費を1カ月ごとにまとめ，**診療報酬明細書（レセプト）**にて，保険者に請求し，保険者である健保組合などは請求内容を審査した上で医療機関に支払いを行う。ただし，実際の医療費の請求・支払いは，保険者からの委託を受けた社会保険診療報酬支払基金等の審査・支払基金が医療機関と保険者の間に入って業務を行っている。また，この支払基金は，医療機関等から届いた医療費の請求が適正かどうかの審査も行っている。

### 2 政策誘導策としての診療報酬

　診療報酬は医療サービスの対価としてだけではなく，病院組織等に対する政策誘導のインセンティブとしての役割ももつ。病院組織は経営の安定化を図るために，2年毎の診療報酬の改定により**診療報酬点数**が上昇した医療行為には積極的となり，その逆に診療報酬点数が下降した医療行為には消極的となる。

　とりわけ看護組織に影響のある診療報酬が入院基本料で，急性期の患者を収

---

▷ **GHQ**
General Headquartersの略で，第二次世界大戦後の日本における連合国最高司令官の総司令部をさして用いられた。マッカーサーを最高司令官とし，占領政策を日本政府に施行させた。特にGHQ公衆衛生福祉局長（軍医）であったサムス（Sams, C. F.）准将によって，学校給食の開始，伝染病対策，医療制度の改革，保健所制度の拡充など，日本の医療制度改革が強力に推進された。

▷ **国民皆保険制度**
⇨ XI-2 「医療保険制度」

▷ **中央社会保険医療協議会（中医協）**
1950年に「社会保険審議会および社会保険医療審議会法」に基づき，厚生労働大臣の諮問を受けて医療制度全般を審議，答申，建議する機関のこと。その役割は，主に2年に1回改定される診療報酬の決定で，健康保険組合連合会（健保連）など支払い側，日本医師会など診療側，そして公益代表の三者で構成される。

▷ **診療報酬明細書（レセプト）**
患者が受けた診療について，病院や診療所などの医療機関や保険調剤薬局が医療保険者（市町村や健康保険組

**図XI-1　診療報酬支払い方法の仕組み**

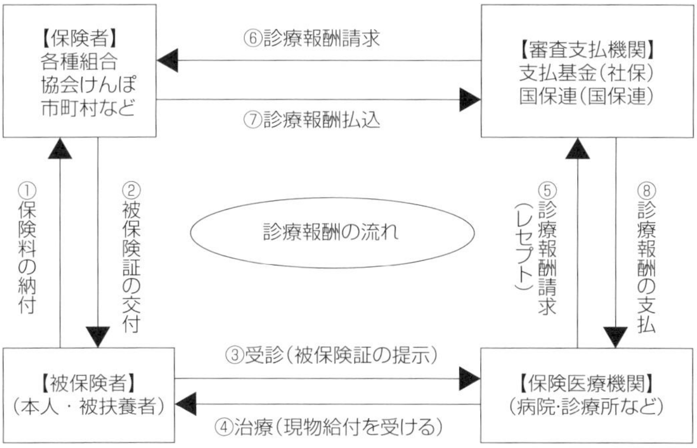

```
【保険者】           ⑥診療報酬請求      【審査支払機関】
各種組合          ←──────────      支払基金(社保)
協会けんぽ         ⑦診療報酬払込      国保連(国保)
市町村など         ──────────→
   │  │                                  ↑  │
 ① │  │ ②                            ⑤ │  │ ⑧
保険│  │被                           診療│  │診
料の│  │保                           報酬│  │療
納付│  │険                           請求│  │報
   │  │証                           (レ │  │酬
   │  │の                           セプ│  │の
   │  │交                            ト)│  │支
   │  │付                               │  │払
   ↓  ↑                                  │  ↓
【被保険者】      ③受診(被保険証の提示)  【保険医療機関】
(本人・被扶養者)  ──────────→     (病院・診療所など)
              ④治療(現物給付を受ける)
                  ←──────────
```

容する一般病床の入院基本料は，医師の診察料や看護師の看護料を含めた1日当たりの医療サービス全体を包括した料金となっており，看護職員数を多く配置し，平均在院日数を短くすると報酬が高くなるインセンティブが設定されている。具体的には，実際に入院している患者数に対する看護職員数の比率を「10対1」よりも「7対1」として，看護職員数を増やすと高い報酬が得られる仕組みとなっている。ただし，あくまで，1日を平均した看護師数なので，常時，患者7人に対して看護師1名の配置になっているわけではなく，実際は時間帯によって異なる。そこで，病院組織では，看護職員が受けもっている患者数を，時間帯ごとに病棟の中の見やすい場所に掲示する。

## 3　7対1入院基本料と看護師不足

　この「7対1」入院基本料は，2006年度の診療報酬改定において，より重症な患者に対する十分な医療の提供を目的として政策的に導入されたが，大規模な公的病院が診療報酬点数の高い「7対1」入院基本料算定を目指して，早い段階から積極的な看護師の採用活動を展開したため，給与や福利厚生などの待遇面で見劣りする地方の中小病院で，特に看護職員が不足するという事態となった。その結果，病院によっては，看護人材の確保が困難になって配置基準を満たせなくなったことから病棟の閉鎖や入院受け入れの縮小などに陥ることとなった。

　そこで，「7対1」入院基本料を算定する病床数の適正化を図ろうと，この算定要件に「**重症度，医療・看護必要度**の基準に該当する患者割合」が導入されている。これによって，「7対1」入院基本料の維持が困難な病院が増えることが予測されており，多くの病院で「10対1」入院基本料へ移行することになれば，看護師数に余剰が生まれて，看護師不足の解消に繋がることが期待されている。

(米本倉基)

合等）に請求する医療費の明細書のこと。実際の請求額は，患者が窓口で負担した医療費を除く保険診療部分を1カ月分まとめて国民健康保険団体連合会（国保連），あるいは社会保険診療報酬支払基金（支払基金）の審査支払機関に提出する。

▶診療報酬点数

診療報酬は医科，歯科，調剤別の点数計算方式となっており，行為ごと点数は厚生労働省によって告示される。点数を金額に換算する場合は，健康保険法によって原則1点＝10円とし，被保険者（患者）に請求される。

▶重症度，医療・看護必要度

「入院患者へ提供されるべき看護の必要量」を測る指標のこと。2002年度に診療報酬の要件として，特定集中治療室管理料を算定する治療室に初めて導入され，2008年度からは「7：1」入院基本料に拡大された。
⇨ XI-4 「重症度，医療・看護必要度」

第4部　経営管理

## XI　病院経営

# 4 重症度，医療・看護必要度

▶フィリップ・コトラー
(Kotler, Philip : 1931-)
アメリカの経営学者。シカゴ大学で経済学の修士号，マサチューセッツ工科大学で経済学の博士号を取得し，その後，ノースウェスタン大学のケロッグ経営大学院等で教鞭を取る。顧客のセグメンテーション・ターゲティング・ポジショニングを説くSTP理論など，マーケティングの第一人者として，日本でも数多くの著書が翻訳されている。

▶シーズ（seeds）
シーズの語源は「種」で，組織がもつ製品化，事業化できる材料や技術，アイディアな要素技術のこと。

▶情報の非対称性
⇨ XI-1 「医療提供システム」

▶QOL(Quality of Life)
「生活の質」と訳されることが多いが，その定義は多種多様で一義的でなく，未だ活発な議論が交わされている。1947年のWHO（世界保健機構）の健康憲章にあるQOLの概念に相当するものとして「疾病がないということではなく，身体的にも精神的にも社会的にも完全に満足のいく状態にあること」がある。

### 1 看護におけるマーケティング

マーケティングとは，個人や集団が製品，及び価値の創造と交換を通じて，そのニーズやウォンツを満たす社会的・管理的プロセスである（コトラー，P.）。ここでいうところのニーズ（Needs）とウォンツ（Wants）の違いは，前者が消費者の意識化された必要性であるのに対して，後者は消費者の意識化されていない欲求である点にある。一方で，サービスはこのニーズを満たすための付加価値の提供ということができるが，サービス提供側が提供できる既存のサービスや，新たに開発できる**シーズ**は有限であるから，組織が消費者の全てのニーズに応えることは現実的でない。したがって，マーケティングでは消費者のニーズと供給者側のシーズのマッチングが重要となり，この考え方は，医療ニーズが専門化，多様化している今日，看護サービスにおいても適用できる。

また，医療サービスでは，患者と医療専門職との間には，**情報の非対称性**があるために，専門的な医学知識に乏しい患者側が医療ニーズの必要性を自ら認知することが困難な場合が多く，これまでは専門職である看護師側から，技術や経験等のシーズを優先する傾向になった。しかし，社会の高齢化によって，医療ニーズは病気を治すだけの医療から**QOL**の向上も含めた医療へと多様化し，医療組織側からの一方的なシーズの提供だけでは，患者や家族の満足は得られず，患者のウォンツを満たすことを優先するマーケティング思考の組織が求められている。

### 2 重症度，医療・看護必要度とは

「看護必要度」は，主に手厚い看護が必要な入院病棟において，看護へのニーズの必要量というマーケティング的な視点から，それを客観的数値で可視化する評価ツールである。この看護必要度を導入することで，現場の看護師が患者の求める看護ニーズに応じた適切な看護サービスの供給体制を定量的に算出でき，結果として看護の質の向上に役立つメリットがある。

わが国の看護必要度は，1996年から国立保健医療科学院の筒井孝子（現兵庫県立大学教授）によって，現場で働く看護師の意見と詳細な患者の実態データから数学的に患者の看護の必要度を推計するモデルが開発され，その後，2002年度から，診療報酬で特定集中治療室管理料を算定する治療室に初めて導入さ

れた。2008年度からは、「7対1入院基本料」に適用範囲が拡大され、2014年度からは、名称が「重症度、医療・看護必要度」と改められるとともに、評価項目が改定され、現在では、広く病院組織内で用いられている。

具体的には、医学的な検査や処置等の必要性を示すA項目と、患者の**日常生活機能（ADL）**を示すB項目より構成され、A項目は、創傷処置、呼吸ケア、点滴ライン同時3本以上の管理、心電図モニターの管理、シリンジポンプの管理、輸血や血液製剤の管理、専門的な治療・処置（抗悪性腫瘍剤の使用、麻薬の使用、放射線治療、免疫抑制剤の管理等）が「あり」を1～2点、「なし」を0点で点数化し、B項目は、寝返り、起き上がり、座位保持、移乗、口腔清潔、食事摂取、衣服の着脱について、「できる」から「できない」などを0点～2点で点数化している（2014年基準）。

### 3 急性期病院の要件

看護必要度の評価は、不足している看護師を看護ニーズの量に応じて適切に配置を促すツールとして導入されたが、最近では、国が進める急性期病床削減のための基準として用いられるようになっている。具体的には、2016年度の診療報酬の改定で、急性期病院の条件の1つである「7対1入院基本料」の要件として「重症度、医療・看護必要度」に主に術後患者を評価する項目としてC項目が新設され、またA項目に救急搬送後（2日間）の患者及び無菌治療室での治療（専門的な治療・処置に追加）を評価する項目が追加される一方で、B項目から「起き上がり」「座位保持」が削除され、新たに「危険行動」「診療・療養上の指示が通じる」の認知症を評価する項目が加えられた。さらに、重症患者比率が200床以上の病院で15％から25％に引き上げられたことに加えて、この重症患者の基準要件に「A項目2点以上かつB項目3点以上」のみから、「A項目3点以上」と「C項目1点以上」が加えられた。これによって、「7対1入院基本料」を届け出てはいるが、実際には手厚い看護配置を必要としない患者が多い病院組織は、**病棟機能の再編**を迫られることになる。

### 4 看護必要度指導者研修

このような国による「重症度、医療・看護必要度」の厳しい要件提示の背景には、各病院組織が「7対1入院基本料」を維持するために、実態より過剰に申告しているのではとの指摘があり、国は2016年度から「重症度、医療・看護必要度」のデータ提出を求めることにした。これによって、看護部門では「重症度、医療・看護必要度」のより正確な評価を行う必要性が高まり、看護組織内でその指導者教育が盛んに行われるようになった。この教育は、「重症度、医療・看護必要度」のA項目とB項目をもれなく評価し記載するための必要な知識と具体的な書き方を習得することを目的としている。

（米本倉基）

▶7対1入院基本料
⇨ XII-3「病床機能報告制度」

▶日常生活機能（ADL：Activities of Daily Living）
通常の日常生活に必要な基本的な活動のこと。具体的には、起き上がりや座位などの起居動作、歩行・車椅子操作・階段昇降などの移動動作、食事動作、排尿・排便などの排泄動作、洗顔・歯みがき・整髪・ひげそりなどの整容動作、衣服・靴の着脱の更衣動作、入浴動作、コミュニケーション能力に分けられる。

▶病棟機能の再編
2015年度より、各病院組織が保有する医療機能を病棟単位で「高度急性期」「急性期」「回復期」「慢性期」のいずれかから選択して、都道府県に報告を義務付ける病床機能報告が始まった。これによって、各病院組織は、概ね2次医療圏内の4つの医療機能別の病床数の過不足によって、病床機能の転換を迫られることとなり、これを病棟の再編と呼ぶ。

## XI 病院経営

# DPC（診断群分類）

▶医療法
医療を受ける者による医療に関する適切な選択を支援するために必要な事項、医療の安全を確保するために必要な事項、病院、診療所及び助産所の開設及び管理に関し必要な事項並びにこれらの施設の整備並びに医療提供施設相互間の機能の分担及び業務の連携を推進するために必要な事項を定めること等により、医療を受ける者の利益の保護及び良質かつ適切な医療を効率的に提供する体制の確保を目的として1948年に施行された法律のこと。⇒XIII-2「各種衛生法規」も参照。

▶特定機能病院
一般の医療機関では実施が困難な先進医療や高度医療の提供と開発ができる病院として厚生労働大臣が承認した病院のこと。2016年4月現在、大学医学部付属病院の本院を中心に全国84施設が承認されている。

▶ベンチマーキング
ある組織が他の組織の優れている事例（ベストプラクティス）を分析し、学習する手法のこと。1980年代にアメリカのゼロックス社が最初に行ったとされる。病院組織では、DPCの導入によって、自らの病院の医療の質や経営状況を地域の他の病院や全国の同規模の病院と比較することが可能となった。

## 1 DPCの目的

DPC（Diagnosis Procedure Combination：診断群分類）は、良質な医療を効率的に提供していくことを目的に、2003年に**医療法**で定める82の**特定機能病院**を対象に、後述のPDPS（Per-Diem Payment System：1日当たりの包括払い制度）の診療報酬制度と組合せて導入が始まった。その後、対象病院の拡大がなされ、2016年度見込みで1667病院、約49万床が対象となり、全ての一般病床の約55％を占めるわが国の急性期入院医療に対する診療報酬制度の中心的な枠組みとなっている。

DPCは「病名（診断）：Diagnosis」と「提供されたサービス（治療・処置）：Procedure」の「組み合わせ：Combination」によって、様々な状態の患者を分類するツール（方法）であることから、DPCの最も重要な目的を、DPC開発の中心人物である松田晋哉は、平均在院日数や手術前日数、あるいは死亡退院率などの臨床の質に関する指標や医療経営の状況に関する施設間の比較がより高い精度をもって可能になり、このような施設間比較、すなわち**ベンチマーキング**を通して、医療における臨床、及び経営の両面における質の改善を図っていこうとすることとしている。

DPCとよく比較される診断群分類としてアメリカで開発されたDRG（Diagnosis Related Groups）があるが、DRGは最初に分類を手術の有無で行い、次に手術の種類で分けるのに対して、DPCは、最初に診断名で分類し、次に合併症や併存症等の病態に応じた手技で分類するというように両者は分類作成の手法概念が異なる。また、DRGの診療報酬支払い方式であるPPS（Prospective Payment System）は、入院1件当たりの包括評価であるのに対して、DPCの支払い方式であるPDPS（Per-Diem Payment System）は1日当たり包括評価で、両者は支払方式でも異なる。また、DRG、DPCが診療報酬の包括支払いを目的とするものだとの誤解があるが、両者とも投入された医療資源の上で同質的な疾病をグループ化する分類法である点に注意を要する。

## 2 DPCデータ

DPCは、2016年度現在で506傷病に対して4918分類あり、この全てに14桁のDPCコード（診断群分類番号）が与えられ、そのうちの2410分類に対して包括

点数が設定されている。14桁の数字にはそれぞれ意味があり，例えば，最初の6桁は，ICD 10に基づいた入院期間中に「医療資源を最も投入した傷病名」の分類コードとなる。

また，DPC参加病院は，患者を分類したり施設を評価したりするための標準化されたデータセット（DPCデータ）の提出が義務づけられる。これは，DPCでコードを付された傷病ケースの分析可能な全国統一形式の臨床情報や診療行為等に関する情報であり，簡易版の**退院時サマリー**である「様式1」，診療明細情報と診療行為情報の「E／Fファイル」，包括診療明細情報の「Dファイル」などから構成され，これによって病院組織の医療行為の詳細分析が可能となった。

### ③ 1日当たりの包括払い方式

DPC／PDPSに基づく診療報酬は，入院医療における基本的費用に当たるホスピタルフィー（fee，報酬）的要素の包括評価部分と，医師等の技術料部分に当たるドクターフィー的要素の出来高評価部分の2つに分けられて支払われる。具体的には，指導料，1000点以上の処置手術，リハビリテーション，手術時の薬剤と材料等が出来高払いの対象となり，その他の入院基本料，検査，画像診断，投薬，注射等はDPCごとに決められた1日当たりの診療報酬額で包括されて支払われる。さらに，病院組織に対して，不必要な入院を是正するインセンティブを与えるため，各DPC分類毎に在院日数の25**パーセンタイル値**に相当する入院期間Ⅰ，平均在院日数までの入院期間Ⅱ，平均在院日数＋（2×在院日数の標準偏差）までの入院期間Ⅲの3段階の入院期間を設定し，入院日数の短い入院期間Ⅰの1日当たりの包括診療点数を，入院期間の長いⅡとⅢよりも高く設定する逓減性が採用されている。加えて，病院機能の評価を反映させた加算係数が前年度の実績によって病院ごとに設けられ，より高い機能を発揮した病院ほど診療報酬制度で評価される仕組みとなっている。

### ④ DPCとクリニカルパス

DPCは疾病ごとの在院日数の偏りをなくすことで高い報酬が得られることから，看護組織に**クリニカルパス**の普及を推進させた。クリニカルパスは，入院時に必要な手術や検査，使用する薬剤などを時系列でまとめた治療のスケジュール表で，患者側は退院の目途や費用，治療方法等が視覚的に理解できて，**インフォームド・コンセント**が充実する。

また，クリニカルパスに沿って治療を進めるので，業務の標準化によって，生産性の向上やコスト削減などのメリットがある。このように，DPC／PDPSは，医療安全を促進し，**EBM（根拠に基づく医療）**の浸透にも貢献している。

（米本倉基）

▷ ICD 10
ICDは，International Statistical Classification of Diseases and Related Health Problems（疾病及び関連保健問題の国際統計分類）の略で，異なる国や地域から，異なる時点で集計された死亡や疾病のデータの体系的な記録，分析，解釈及び比較を行うために，世界保健機関（WHO）が作成した分類のこと。番号は第10回目の修正版を意味し，1990年に世界保健総会で採択された。

▷退院サマリー
診療記録の保存のほか，退院後の外来受診などをスムーズに行うための情報提供を目的に，患者の診断名，転帰，入院時の症状および所見，入院後の経過などを簡潔にまとめた文書のこと。

▷パーセンタイル値
全体を100として小さい方から数えて何番目になるのかを示す数値のこと。つまり50パーセンタイルが中央値で，25パーセンタイルは100のうち小さいほうから数えて25番目ということを意味する。

▷クリニカルパス
⇨ Ⅻ-2「クリニカルパス」

▷インフォームド・コンセント
⇨ Ⅹ-7「医療とコミュニケーション」

▷EBM（evidence based medicine：根拠に基づく医療）
主治医の経験や主観だけではなく，できるだけ多くの臨床データに基づいて，統計学的に妥当性のある最新最良の医学知見を用いる医療のこと。

# XI 病院経営

# ガバナンス

## 1 ガバナンスとは

ガバナンス（governance）とは，管理，支配，統治と訳され，特に組織論では企業を対象としたコーポレート・ガバナンス（企業統治）として議論されることが多い。一般的にガバナンスは，政府が上の立場から行う法的拘束力のある統治システムのガバナントとは異なり，組織や社会に関与するメンバーが主体的に行う，意思決定，合意形成のシステムを指す。

具体的には，企業であれば株主総会や取締役会において，また，医療法人による病院組織であれば社員総会や理事会などの機関を通して行われる。ガバナンスを明確にするためには，その前提に，組織は誰のものなのかという所有権と，誰のために統治されるべきなのかという**ステークホルダー（利害関係者）**が明らかとなっている必要がある。企業の場合は，所有者は株主のものである場合が多く，統治の目的は株主に経済的な価値（例えば配当）を最大化するためにステークホルダーとの関係を良好に維持することが求められる。それに比べて，わが国の病院組織は，非営利組織であるという建前の下で，出資は寄付行為を前提とした公共性の高い**社会的資本**であるとする意識が強い。そのため，特に公的病院では所有権が曖昧となり，資本や資産の効率的な活用の意識が希薄なガバナンスによって運営される場合も少なくない。このような状態ではステークホルダーからの監視機能は薄れて赤字経営や医療事故の隠蔽など，しばしば病院の閉鎖的な組織体質が社会から批判されることがある。

## 2 クリニカル・ガバナンス

このような患者不在の閉鎖的な病院組織ではなく，より安全で質の高い医療を提供するために，組織の規律づけ，診療を統治する仕組みづくりを病院管理者に求めることをクリニカル・ガバナンスという。この概念は，1997年にイギリスのブレア首相が掲げた医療改革で生まれ，そのきっかけとなったのがブリストル王立小児病院事件である。事件はある麻酔医が2人の心臓外科医を告発し，病院の管理責任者に訴えたことにより発覚する。具体的には，ブリストル王立小児病院における小児の心臓外科手術38件のうち，20人が亡くなっていた。事件はイギリス全土に衝撃を与え，この事件を契機に，例えば心臓手術であれば，全国の心臓手術の死亡率を測定してナショナルデータベースをつくり，そ

---

▶ **ステークホルダー (Stakeholder：利害関係者)**
組織の事業行動などに対して直接・間接的に利害が生じる関係者（利害関係者）のこと。病院組織では，従業員，患者，取引業者，地域住民，医療行政の監督官庁，金融機関，近隣住民，地域社会などがあげられる。

▶ **社会的資本 (Social Capital, Social Overhead Capital)**
一般的には，政府の公共投資等により形成された資本，設備を指す。内閣府は，①直接生産力がある生産資本に対して，間接的に生産資本の生産力を高める機能をもつ社会的間接資本。②人間生活に不可欠な財であるが，共同消費，非排除性という性格から，市場機構で十分に供給できないような財の総称。③事業主体に注目し，公共主体によって供給される財の総称であると定義している。

の指標に対してそれぞれの病院の死亡率と比べるようになった。NHS改革の報告書では「クリニカル・ガバナンスは，保健医療機関により提供される専門的なサービスの質のモニターやチェックと，関係者への説明責任に対する体系的な過程（プロセス）である。そして，よい診療を促進し，悪しき診療を防ぎ，容認できない診療を発見することである。臨床的な行動規範についても，臨床行為の一部として基準を設定する。そしてこのために，病院や診療所の現場における臨床サービスの質の責任体系，継続的な質向上のメカニズム，優れた臨床を生み出す学習や研究のための環境づくりを促す仕組みを構築する」と明記されている。

▷ NHS
⇨ XI-2「医療保険制度」

## 3 ガバナンスのあり方

今後の病院組織におけるガバナンス強化の方向性として，意思決定機関と業務執行機関とを分離し，外部の有識者を経営層に入れて第三者の意見を反映する仕組みを強化することが考えられる。例えば，地域住民代表や外部有識者などを理事メンバーに入れることや，評議員会の権限を強化して監視役としての機能を充実させる方策である。同時に，経営の透明性を高めることを目的に，病院機能評価やISOの認定を受けることに加えて，入院患者の平均在院日数，転倒・転落発生率，リハビリテーション実施率，患者満足度，紹介率などの医療の質を定量的に評価する臨床指標（クリニカル・インディケーター）を設定し，インターネット等で開示する方策である。

さらに，メディカル・オーディットが注目されている。メディカル・オーディットとは，日本語で「医療監査」と訳され，診断や治療，医療資源の活用とその成果，患者のQOLなど，患者に対して質の高い医療が行われているかどうか，多面的・包括的に評価する活動である。NHSは，メディカル・オーディットを「診断，治療の方法，資源の利用，その成果，患者のQOLなどを含む医療ケアの質を系統的，批判的に分析すること」と定義している。オーディットの目的は，単に「監査」や「評価」をするだけでなく，ケアの基準や目標を設定し，臨床の実践活動をモニタリングすることによってデータ収集を行い，そのデータを分析することで，うまくいっている部分や改善の必要性がある部分などを検討し，臨床へフィードバックし，新しい基準の作成や改善を行うオーディット・サイクルの回転にある。

一方，厚生労働省は，近年，大学病院等で医療の安全に関する問題が相次いだことを受けて，2016年度「大学附属病院等のガバナンスに関する検討会」を設置し，今後，病院長には「組織の運営に必要な経営力」と「生命・健康を預かる組織として，診療提供体制の管理，医療の質や安全性の確保に必要なマネジメント力」が必要だとして，大学病院長に求めるガバナンスのあり方の見直しを開始している。

（米本倉基）

▷ 病院機能評価
⇨ IX-3「第三者医療機能評価」

▷ ISO
⇨ XI-13「ISOマネジメント・システム」

▷ QOL
⇨ XI-4「重症度，医療・看護必要度」

XI 病院経営

# 7 経営戦略

## 1 経営戦略とは

　経営戦略とは，組織が競争的環境の中で**ゴーイングコンサーン（継続組織の前提）**を成立させていくための基本的な方針で，もともとは軍隊用語（ミニタリー・メタファー）であるが，経営史家の**チャンドラー**らが経営の分野に導入したとされる。経営戦略は，経営目標と経営計画の中間に位置し，計画の策定と実施が目標実現に有効に機能するよう媒介する。経営戦略には，大別して成長戦略と競争戦略の2つがある。前者は組織の**事業領域（ドメイン）**をどう決定するかという問題であり，「何を」，すなわち内容の問題である。これに対して，後者は，他の組織に対する競争方法の問題であり，「どのように」，すなわち過程の問題である。

　前者の成長戦略を考える場合，外部環境の分析は不可欠で，その場合の有用な概念に**ポーター**の5つの競争要因（5 forces）が有名である。ポーターは，業界内の競争に影響を与える要因を，①新規参入業者，②代替品（間接競合），③供給業者，④買い手（顧客），⑤競争業者（直接競合）の5つの力として分類した。すなわち，この5つの力の個々または総合的な強さを分析することで，業界における競争関係の特性を決める構造特徴を明らかにすることができるとしている。このように，組織が業界内で成長するための最適な位置（ポジション）を発見することが成功のカギを握るということから「ポジショニング・セオリー（ポジショニング論）」とも呼ばれる。

　一方で，業界内での組織の優位な事業領域が定まったとしてしても，実際には，完全に競争環境から逃れることはできない。そこで登場するのが3C分析である。3Cとは，①自社または会社（病院）（Company），②競合（Competitor），③市場，顧客または患者（Customer）の頭文字を意味し，実際の流れとしては，まず顧客（患者）の動向を把握した上で，市場と競合を分析して事業での成功要因を導き出すことから始まる。そしてその成功要因と組織の経営資源や活動について現状（弱み，強みなど）を分析する。3C分析は，これらの事実を整理するためのフレームワーク

▶ゴーイングコンサーン（継続企業の前提）
企業活動は無限に続くと仮定されること。近代企業以前にみられる1回限りの投機的事業などの対義語である。企業には継続するという社会的使命・責任があるという意味で使われることもある。

▶チャンドラー
⇒ I-3 「組織デザイン(1)」，XI-1 「医療提供システム」

▶事業領域（ドメイン）
事業ドメイン（Business Domain）とは，組織が定めた経営活動を行う基本的な事業展開領域のこと。組織は事業ドメインを規定することで，競争する事業領域を明確にし，必要な事業に資源を集中して投入することで戦略の最適化を図ることができる。同時に，競争優位が見込めない領域には，経営資源の投入を減少させるか撤退するなど無謀な多角化を抑制できる。

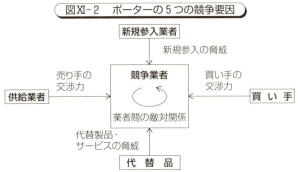

図XI-2　ポーターの5つの競争要因

出所：ポーター, M./土岐坤他訳『競争の戦略』ダイヤモンド社，1982年。

であり，現状分析から実際のアクションにつなげることを目的としている。

## 2 病院における経営戦略

次に病院の経営事例を戦略の諸理論に当てはめて考えてみる。差別化戦略の事例としては，最新の医療機器を導入し，著名な専門医を数多く招聘することでブランドを高め，同時に病室等の**アメニティ**を改築し，給食を美味しくすることでイメージアップを図る戦略がある。コスト・リーダーシップ戦略の事例としては，人間ドックなどの検診事業や美容外科など，自由診療分野において，他病院よりも比較的廉価な費用で提供する戦略がある。集中戦略は，**DPC**制度が普及し，最も多くの病院が実行する戦略タイプである。DPCの導入によって，各病院組織は，これまでの病床規模の拡大から戦略を転換し，自院の得意とする診療科に経営資源を集中させ，病院機能をアップさせると同時に，高い診療単価を維持して高収益な病院へシストする戦略を実行している。

このように，病院における経営戦略の重要性が高まる一方で，企業における経営戦略の諸理論が適合しない条件があることに注意を要する。例えば，**マーケティングの4P**でみると，商品（Product）である医療行為は，健康保険制度によってその範囲が厳格に定められ，病院が独自に最新医療等を提供すると保険請求ができなくなる恐れがある。また，価格（Price）についても診療報酬制度として公定価格となっており，病院は，自ら提供する医療行為に対して価格を決定する権限をもたない。流通（Place）では，原則，医師などの医療スタッフと患者が同じ場所と時間を共有することで無形の対人サービスが交換されるので，物販のような流通改善を行うことが困難である。また，薬品，試薬などの医療材料の価格，流通形態も他産業と比較して安全性の観点から規制が強く，病院がコントロールできる裁量の範囲が狭い。さらに，販売促進（Promotion）では，いわゆる**情報の非対称性**による患者保護の立場から病院の広告は**医療法**によって原則禁止され，広告できる範囲も限定されている。よって，病院経営戦略の策定には，医療の特殊性を十分に加味した上で，行う必要がある。

（米本倉基）

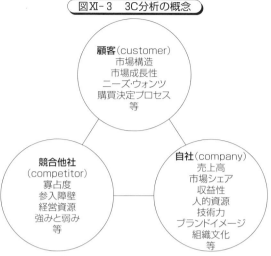

図XI-3 3C分析の概念

顧客（customer）
市場構造
市場成長性
ニーズ・ウォンツ
購買決定プロセス
等

競合他社（competitor）
寡占度
参入障壁
経営資源
強みと弱み
等

自社（company）
売上高
市場シェア
収益性
人的資源
技術力
ブランドイメージ
組織文化
等

出所：大前研一『ストラテジック・マインド』(1984，ダイヤモンド社）を参考に著者が作成。

▷ポーター（Porter, M. E., 1947-）
アメリカ・ミシガン州に生まれ，プリンストン大学，ハーバード大学大学院などで学び，34歳の若さでハーバード大学の教授に就任した。競争戦略論の大家である。

▷アメニティ（amenity）
人々が望むような快適で魅力のある生活環境の総体を指す言葉。産業革命後の19世紀後半以来，イギリスで工業化による都市環境の悪化に対して形成された思想であり，都市計画，環境行政の概念化された価値観とされている。病院においても，単に病気を治す機械的な場所という発想ではなく，患者の療養環境の向上の視点からアメニティーの向上が進められている。

▷DPC
⇨ XI-5「PDC（診断群分類）」

▷マーケティングの4P
マーケティング理論（フレームワーク）の1つで，組織が，製品やサービスを顧客へ販売するために行うProduct（商品やサービス），Price（価格），Place（流通），Promotion（販売促進）の4つの組み合わせ（マーケティング・ミックス）を意味する。

▷情報の非対称性
⇨ XI-1「医療提供システム」

参考文献

M・E・ポーター／土岐坤訳『競争の戦略』ダイヤモンド社，1985年。

# XI 病院経営

## 財務・会計

▷利害関係者（ステークホルダー）
⇨ XI-6「ガバナンス」

▷PDCA サイクル
⇨ XI-11「バランススコアカード」

### 1 財務・会計と組織

　会計には，財務会計と管理会計の 2 つの分野がある。財務会計（financial accounting）は，行政や金融機関などの外部の**利害関係者（ステークホルダー）**に対する財務諸表報告を第 1 の目的としている。よって，その作成は会計制度に基づく損益計算書，貸借対照表，キャッシュ・フロー計算書など，公のルールの求めに準じた処理と報告の意義が生じる。一方の管理会計（management accounting）は，経営者などが戦略の意思決定や業績の把握，従業員の評価等の経営管理に役立てるために内部に対する情報提供を目的とした会計である。また，財務会計が一定期間内の経営の結果を総括する過去会計であるのに対して，管理会計は今後の計画を立案する未来会計であるという違いもある。よって，組織論との関係からは，事業，部門，サービス，顧客（患者），地域などの部門別の会計情報の提供によって組織活動の **PDCA サイクル**を回すための管理会計とのつながりが深い。

### 2 組織運営に重要な管理会計

　貸借対照表とは病院組織がどのように資金を調達し，どのように運用しているのかという保有状態を明らかにしたもので，これによって，一定時期における，資産，負債及び純資産の貨幣価値を把握できる。損益計算書とは，病院組織がどれだけ利益をあげることができたのかという経営成績を明らかにしたもので，これによって，一定期間に行った医療活動の成果としての利益あるいは損失を把握できる。キャッシュ・フロー計算書とは，病院組織において，どれだけ現金の増減があったかを明らかにするもので，これにより，実際に医療活動に利用できる資金の余裕度を把握できる。

　管理会計は，これら貸借対照表や損益計算書，キャッシュ・フロー計算書などの決算書に現れる経営活動の成果から，経営戦略の達成のための組織運営を円滑に機能させるための業績評価，経営戦略の意思決定，提供するサービスの開発などの情報を経営層へ提供する手法である。その主なものとして，現状の問題点や原因，改善策を見出す経営分析や，収益と費用の額が等しくなる点を把握することで，売上向上や固定費削減につなげる損益分岐点分析，あらかじめ原価の標準を設定し，実際の原価をこの設定した標準と比較分析することで

医療費低減に役立てる原価管理などがある。

## 3 病院会計準則

病院会計準則とは，病院の経営状況を把握するために厚生労働省が1965年に制定した。基本的には企業会計に準じ，キャッシュ・フロー計算書の導入，**税効果会計**，時価会計，退職給付会計等，企業活動の国際化に伴う企業会計制度の改正導入に対応して，2004年に全面的に改正がなされた。

具体的には，それまで，病院の開設主体が，主に①国（厚生労働省，文部科学省等），②公的医療機関（自治体，日本赤十字社等），③社会保険関係団体（健康保険組合等），④公益法人（財団法人，社団法人），⑤医療法人，⑥学校法人，⑦株式会社，⑧その他の法人，⑨個人病院のように多種類のものが存在し，その開設主体それぞれに法人としての会計基準が存在したため，実際の財務諸表の作成に当たっては，法人としての会計基準と病院会計準則を調整して，会計処理を行う課題があった。そこで，開設主体間で比較可能な会計情報とするために，開設主体の会計基準との関係で各法人が病院会計準則の各条項をどのように適用すべきかを示す病院会計準則適用ガイドラインを示した。

## 4 経営分析

経営分析とは，「企業ないし組織体の経営活動の状況やその成果を分析し，あるいは企業ないし組織体の将来の活動を計画する目的で種々の経営情報を集め，これを整理・比較・分析して企業ないし組織体の経営内容に関する業績評価やそれに基づく助言や批判を行い，さらには経営計画立案に役立てるための技法である」（石井・西田，2016）とされている。

病院組織の経営分析は，「機能性」「収益性」「生産性」「安定性」の主に4つの視点によって行われる。「機能性」とは，病院組織が有する医療機能を数値化し，その機能の状況や質的レベル，稼働状況等を評価するもので，平均在院日数，外来/入院比，患者1人1日当たりの外来・入院収益，紹介率，逆紹介率，看護必要度の高い患者の割合などがある。「収益性」とは，医業活動によって獲得した収益と，そのために消費された人的・物的費用等の対応関係を明らかにして，一定期間の経営成績を評価するもので，病床利用率，医業利益率，経常利益率，固定費比率，総資本回転率，固定資産回転率などがある。また，「生産性」とは，医療サービスの中心である人的資源に着目し，人的資源の稼働状況，単位コスト，**労働生産性**などを分析し，その活用状況を評価するもので，1人当たりの医業収益額や経常利益，労働分配率などがある。そして「安全性」とは，投下資本や保有資産の状況を調達と運用のバランス，収益性に基づく返済能力について評価するもので，自己資本比率，固定長期適合率，流動比率，借入金比率などがある。

（米本倉基）

▶税効果会計
会計上の利益に見合った税金費用が計上されるように，企業会計と税務会計の違い（ズレ）を調整し，適切に期間配分する手続きのこと。例えば，ある会計期間に計上した費用の一部が税法上は認められず当期損金不算入となった場合，会計上算定される税額よりも実際に納付する税額の方が大きくなるが，会計上は，翌期に支払うべき税金を前払いしたものとみなし，損益計算書上では法人税等調整額として法人税等から差し引き，貸借対照表上では繰延税金資産として計上する。

▶1 石井孝宣・西田大介『病院のための経営分析入門（第2版）』じほう，2016年。

▶労働生産性
従業員1人当たりが働いて生み出す付加価値の割合のこと。一般的には「付加価値÷従業員数」で算出される。

## XI 病院経営

 # 医療情報管理

▶DPC制度
⇨ⅩⅠ-5「DPC（診断群分類）」

▶ベンチマーキング
⇨ⅩⅠ-5「DPC（診断群分類）」

▶地域包括ケアシステム
団塊の世代が75歳以上となる2025年を目途に，重度な要介護状態となっても住み慣れた地域で自分らしい暮らしを人生の最後まで続けることができるよう，住まい・医療・介護・予防・生活支援が一体的に提供されること。
⇨ⅩⅡ-4「地域医療連携と地域包括ケアシステム」

▶遠隔医療（Telemedicine and Telecare）
通信技術を活用した健康増進，医療，介護に資する行為をいう。遠隔医療は専門医師が他の医師の診療を支援する Doctor to Doctor（D to D）と医師が遠隔地の患者を診療する Doctor to Patient（D to P）に大別できる。D to D の代表的な例は遠隔放射線画像診断や遠隔術中迅速病理診断で，D to P は在宅や介護施設などで療養する患者にテレビ電話などを介して診療するものである。

▶医師法
戦時中に旧医師法に代わっ

### 1 医療情報システム

広辞苑によれば情報とは「あることがらについてのしらせ，判断を下したり行動を起こしたりするために必要な種々の媒体を介しての知識」とされ，その情報を運ぶ媒体のことを「メディア（media）」という。また，「データ」とは，解釈，あるいは意味づけがなされていない客観的な記号の羅列であり，情報はこのデータに何らかの価値判断を加えて，情報の受け手の意思決定や行動の選択を促すものである。すなわち，情報とは，その受け手にとって主観的な意味を有するものでなければならない。今日の医学・医療の分野においても，種々の検査によって得られた臨床データに基づき，主に医師が診断を加えて，患者にとって最適な治療を選択できるよう情報化が進んでいる。特に，近年の医療情報システムを取り巻く環境変化として，①インターネットの普及によって，高度な医学・医療情報を比較的容易に入手できるようになって，患者や家族の知識が高まった。②医療専門職が連携して行うチーム医療が求められ，関係者間での情報共有の必要性が高まった。③**DPC制度**の導入によって，標準化された臨床データやコストデータの蓄積が整備され，**ベンチマーキング**など，経済的なデータ分析が盛んに行われるようになった。④医療の安全性と質の確保の視点から，情報開示など，組織運営の透明性を高める努力が求められるようになった。⑤**地域包括ケアシステム**の構築に向けて，地域の医療，福祉，介護の連携の強化，**遠隔医療**の導入が求められている，ことがあげられる。

### 2 オーダーエントリ，電子カルテ，医事会計の諸システム

オーダーエントリシステムとは，病院内の外来部門や病棟にコンピュータ端末を配置し，医師が，看護師，薬剤師，臨床検査部門，放射線部門などに依頼する検査内容の指示や処方箋等の情報伝達，すなわちオーダーをネットワークによって各部門システムに電送する一連の情報機器のことで，医療情報システムの1つである。導入のメリットとしては，これら情報伝達を電子化することで，病院業務の省力化によるコスト削減と，業務伝達の迅速化，正確化，共有化を図ることで，医療サービスの向上と医療安全や医療の質の向上に役立てることにある。

電子カルテとは，診療録等の診療情報を電子化して保存更新するシステムの

ことである。そもそも診療録は**医師法**で5年間の保存が義務づけられているが，1999年に当時の厚生省によって，**真正性・見読性・保存性**の3つが十分に担保できることを条件に電子化が認められた。電子カルテ導入のメリットとしては，医療職の相互の情報共有が進み，患者情報が把握しやすくなることで医療の質の向上に役立つことがある。また，カルテ記載や紹介状などの文書作成が容易になることなど，業務の効率化に役立つことがあげられる。その一方で，電子カルテ導入にはデメリットも指摘されている。例えば，災害時など，停電やシステムダウンで診療に支障が生じることや，患者情報の流出のリスクが高まるとの声も少なくない。また，作業効率でも，紙に書いていたときよりも，かえってカルテ記載に時間がかかるようになったとする医師の意見もある。さらに，コスト面でも，システム導入や運用に伴う費用が新たに発生し，病院の財務会計に大きな負担となる場合もある。

医事会計システムは，病院組織が提供した医療サービスに対する報酬額を**診療報酬制度**に沿って算出して，被保険者である患者への窓口負担や保険者への診療報酬明細書（レセプト）を作成する情報機器でレセプトコンピュータ（レセコン）とも呼ばれている。わが国では，2006年から，病院から支払基金等への診療報酬の請求がオンライン化されたことで，現在では，ほぼ全ての病院組織において導入がなされている。また，今後は前述のオーダリングシステムや電子カルテの普及に伴い，システム間の相互連動による一体化が進められる。

## 3 医療情報の組織的安全管理

厚生労働省は，「医療情報システムの安全管理に関するガイドライン」の中で，組織的安全管理として，従業者の責任と権限を明確に定め，安全管理に関する規程や手順書を整備運用し，その実施状況を日常の自己点検等によって確認しなければならないと明記した。特に，安全管理対策には，①安全管理対策を講じるための組織体制の整備，②安全管理対策を定める規程等の整備と規程等に従った運用，③医療情報の取扱い台帳の整備，④医療情報の安全管理対策の評価，見直し及び改善，⑤情報や情報端末の外部持ち出しに関する規則等の整備，⑥情報端末等を用いて外部から医療機関等のシステムに**リモートアクセス**する場合は，その情報端末等の管理規程，⑦事故または違反への対処を含むものとしている。

さらに，従業者に対して最低限行うべき人的安全管理措置として，法令上**守秘義務**のある者以外を事務職員等として採用する場合は，雇用及び契約時に守秘・非開示契約を締結すること等によって安全管理を行うこと。また，定期的に従業者に対し個人情報の安全管理に関する教育訓練を行うことや退職後の個人情報保護規程を定めることを病院組織に求めている。

（米本倉基）

▶た国民医療法（1942年）を廃して，1948年に制定された医師に関する基本法のこと。医師の免許，医師国家試験，業務上の義務を定め，医道審議会，医師試験委員の設置などを規定している。

▶**真正性・見読性・保存性**
いわゆる「電子保存の3基準」と呼ばれる。真正性とは，正当な人が記録し確認された情報に関し，第三者から見て作成の責任の所在が明確であり，かつ，故意または過失による，虚偽入力，書き換え，消去，及び混同が防止されていること。見読性とは，電子媒体に保存された内容を，権限保有者からの要求に基づき必要に応じて肉眼で見読可能な状態にできること。保存性とは，記録された情報が法令等で定められた期間にわたって復元可能な状態で保存されることをいう。

▶**診療報酬制度**
⇒ XI-3「診療報酬制度」

▶**リモートアクセス**
リモートアクセスとは，自分が使用権をもつネットワークやコンピュータに，通信回線やインターネットなどを介して外部から接続すること。

▶**守秘義務**
守秘義務とは，業務上または職務上知りえた秘密を他に漏らしてはならない義務のこと。1948年の世界医師会総会で「患者の秘密を厳守する（守秘義務）」が規定されたジュネーブ宣言は有名。わが国の刑法134条においても，医師，薬剤師，助産師などに罰則規定がある。

# XI 病院経営

## 10 SWOT分析

### 1 SWOT分析とは

　SWOT分析とは，組織を取り巻く外部環境と，組織が有する経営資源の内部環境の2つの側面から現状を明らかにすることで，今後の方針や改善策を立案するために利用される組織診断手法の1つである。分析枠組みとして，組織を，「強み（Strength）」「弱み（Weakness）」「機会（Opportunity）」「脅威（Threat）」の4つの軸から評価するところに特徴がある（図XI-4）。「強み」と「弱み」の分析軸は組織が有する経営資源に対する内部要因に焦点が当てられ，「機会」と「脅威」の分析軸は環境適合につなげる外部要因に焦点が当てられており，1970年初頭に**アンドリュース**によって提唱された。分析枠の構造が単純で，専門的な訓練を受けなくても組織診断が可能であるため，業種，業態を問わず利用されている。病院組織においても，特に看護管理分野において病棟レベルの組織分析によく用いられ，看護師長クラスの必携のツールとなっている。

### 2 強みと弱みの分析

　SWOT分析は「強み」「弱み」「機会」「脅威」の4つの枠に現状を記入して行う。例えば，病棟の「強み」と「弱み」の内部環境分析では，患者，スタッフなど「人」に関する要因，設備や機器，物品など「モノ」に関する要因，病床利用率や平均在院日数，人件費や材料費など「カネ」に関する要因，**看護計画**や**クリニカルパス**など「情報」に関する要因の4つの視点で抽出する。具体的な強みの例としては，「**専門看護師**が多く離職率が低い」「建物が新しく，高度な医療機器がある」などがあげられる。一方の弱みの例としては「超過勤務が多く，離職率が高い」とか，「作業動線が長く効率的でない」「平均在院日数が長い」などがある。また，抽出する「強み」「弱み」の項目は，「多い」「少ない」といった抽象的な表現ではなく，可能な限り数値で示して，グラフや表で視覚化しやすい表現が好ましい。

### 3 機会と脅威の分析

　病院を取り巻く外部環境には，診療圏内の人口動態や年齢構成比などの医療の需要状況，周辺に立地する病院の規模や診療科などの競合医療施設の状況，診療報酬制度や**医療法**の改訂など法制的な要

▶アンドリュース
（Andrews, K. R., 1916-2005)
アンゾフ，A.やチャンドラー，A. D.とともに，経営戦略の概念を提唱し普及させたアメリカの経営学者。1937年にアメリカのウェズリアン大学で修士号を取得したのち軍隊を経て，ハーバード・ビジネス・スクールで教鞭をとった。Andrews, K. R., et al., Business Policy : Text and Cases, Irwin, 1965.

▶看護計画
看護過程の1つで，看護の対象が抱える問題を解決するため，個別的な看護目標及び処置計画を記載したもの。観察項目（O-P），ケア項目（C-P），教育及び指導項目（E-P）に分けて記載することが多い。また，

**図XI-4　SWOT分析の4つの軸**

| 内部環境 | 強み<br>Strengths | 弱み<br>Weaknesses |
|---|---|---|
| 外部環境 | 機会<br>Opportunities | 脅威<br>Threats |

因，地域医療計画や病-診連携など医療の供給状況，地域の景気や雇用，所得水準などの社会的・経済的な要因，大規模災害や新型インフルエンザなど不測事態などの要因がある。それらの要因のうち，自院の「強み」を発揮できる要因を「機会」とし，「弱み」に対して，さらにマイナスの影響を与える要因を「脅威」とする。例えば，病棟での「機会」としては，「後期高齢者退院加算が新設された」「病院周辺に大規模なマンションが建設された」などで，「脅威」とは，「近隣の病院が，病棟を改築して増床した」「診療圏内の大手企業の工場が閉鎖され人口の減少が進んでいる」などが考えられる。

## 4 クロスSWOT分析

クロスSWOT分析とは，第1段階であるSWOT分析によって，組織の現状の課題を明らかにした組織診断後，第2段階として，その課題解決のための戦略や改善策を抽出することを目的とした戦略策定の手法である。方法としては，SWOT分析によって抽出された「強み」「弱み」「機会」「脅威」を相互に組み合わせクロスさせて思考を加える。すなわち「強み×機会」では，機会を利用して強みをさらに強化する「積極的な施策」とは何かを検討する。続いて，「強み×脅威」では，強みを活かして独自のサービスでチャンスをつくる「差別化の施策」を，「弱み×機会」では，弱みを改善・克服する機会を逃さないための取り組みである「弱み克服のための施策」，「弱み×脅威」では，最悪の事態が起こらないよう「回避策」を検討する。これらの検討には，創造的な思考が必要となるため，多くの場合，グループ・ディスカッション方式によって行われる。

## 5 ブレインストーミング法

SWOT分析は，組織の現状分析と改善策を導き出すことを目的としているため，客観的な視点からの分析が求められる。よって，4人から5人程度の現場に精通したスタッフによって検討されるのが好ましく，プロジェクト・チームの設置がしばしば行われる。

また，その検討を進める方法としてブレインストーミング（Brainstorming）法が用いられる。この手法は，1939年にアメリカの広告代理店の副社長であった**オズボーン**によって考案され，①アイデアは批判しないとたくさん出る，②アイデアは多ければ多いほど，よいアイデアが含まれる可能性が高い，③アイデアは1人で出すよりも，グループで出すほうがたくさん出る，という基本的な考え方に基づき，批判厳禁，自由奔放，大量生産，便乗歓迎の4つのルールを守ることでメンバーのアイデア創出を促す。また，創出されたアイデアを視覚的に効率よく集約する手法として，カードを使った**KJ法**を同時に利用する場合が多い。

(米本倉基)

---

看護計画にはあらかじめ評価日を設け，看護目標の到達度や計画内容を検討することが望ましいとされる。

▷クリニカルパス
⇒ⅫI-2「クリニカルパス」

▷専門看護師（Certified Nurse Specialist）
⇒Ⅴ-6「認定看護師・専門看護師・認定看護管理者・特定行為に係る看護師の研修修了生」

▷医療法
⇒ⅩI-5「DPC（診断群分類）」

▷オズボーン（Osborn, A. F., 1888-1966）
アメリカ，ニューヨーク生まれ，1909年に哲学士，1921年に哲学修士号を取得。アメリカの大手広告会社BBDOの会長の職を長年にわたり務める。1942年に，BBDO社で使われていたブレインストーミング法を著書 How to "Think Up" で発表し，「ブレインストーミングの父」と呼ばれる。

▷KJ法
収集した多量の情報を効率よく整理するための手法で，カード法とか紙切れ法ともいう。考案者である文化人類学者の川喜田二郎氏のイニシャルから命名された。様々なアイデアを一行見出しにしてカードに書きだし，それらのカードの関連性の深いものをグルーピングし全体の構造を図解化していく。

**参考文献**

原玲子『看護師長・主任のための成果がみえる病棟目標の立て方』日本看護協会出版，2010年。

# XI 病院経営

## バランス・スコアカード

### ▷キャプラン (Kaplan, R. S., 1940-)
アメリカの会計学とリーダーシップ論の研究者。マサチューセッツ工科大学で修士号、コーネル大学で博士号を取得。その後、カーネギーメロン大学などで教鞭をとり、ハーバード・ビジネス・スクールのリーダーシップ開発の教授となる。特に、活動基準原価計算（ABC）やバランス・スコアカードなどのパフォーマンス計測システムの開発をノートン、D. P. と共に開発・提唱したことで知られる。

### ▷ノートン (Norton, D. P., 1941-)
アメリカの経営コンサルタント。フロリダ州立大学で経営学修士号、ハーバード大学で経営学博士号を取得。キャプラン、R. S. と共同開発したバランス・スコアカードに関するコンサルティング会社を創設し社長に就任した。

### ▷Harvard Business Review
アメリカのハーバード・ビジネス・スクールが1922年から発行する経営学分野の雑誌。

### ▷見える化
「見える化」とは、生産現場や経営における管理方法

## 1 バランス・スコアカードとは

バランス・スコアカード（Balanced Scorecard：以下 BSC）は、財務指標のみに頼った業績評価では、組織の成長・発展に必要な長期の視点よりも、短期の業績を向上させるインセンティブが強く働き、持続可能な経営が疎かになるとの問題に対し、戦略・ビジョンを財務指標（①財務の視点）以外に、②顧客の視点、③業務プロセスの視点、④成長と学習の視点の非財務評価を加えた4つの指標で可視化し、バランスのとれた業績の評価を行おうとするパフォーマンス管理ツールである。1992年に、ハーバード・ビジネス・スクール教授のキャプランとコンサルタント会社社長のノートンによって『Harvard Business Review』誌上に発表されたのが最初とされる。BSC がもつ組織的な機能は、①戦略の実行要素を「見える化」して現場に伝達する。②組織活動をスコア化して定量的に収集、結合させて、課題解決を共通の目標として導き出す。③戦略を組織員全ての仕事として伝達し、教育することで、組織員に理解を促し日常業務として遂行できるようにする。④戦略実行を継続的に指標の変動としてモニターし、課題の優先度の再設定を迅速に行う。⑤組織全面での変化を視覚によって示すことで経営トップのリーダーシップを強化することである。

## 2 海外における病院の先行事例

病院組織における BSC は欧米において先行して普及が進んだ。成功事例としては、アメリカのデューク大学小児科病院がよく紹介される。同病院では、BSC を導入した結果、患者満足度が増加し、院内感染率と患者の死亡率が低下したと同時に、コスト低減によって営業利益もアップするなど、経営品質と財務業績の改善がバランスよく達成できたとされる。また、イギリスでは、国民保健サービス（NHS）が配下の急性期病院の一部で BSC を導入し、パフォーマンスを星の数で段階的に評価した。NHS の作成した BSC は、戦略的要因9項目、臨床の視点3項目、スタッフの視点5項目、及び患者の視点4項目の合計21項目からなる。具体的には、戦略的要因としては、入院の待機患者率、外来受診の待ち時間、乳がん疑い患者の早期受診率、予定手術のキャンセル率、職員の就業環境の改善の努力などで、また臨床の視点から見た評価指標は、医療過誤率、退院後28日以内の緊急の再入院率、及び術後30日以内の死亡

率からなり，スタッフの視点から見た評価指標には，医師の労働時間の遵守率，職員の傷病による欠勤率，専門医・看護師，及びその他の医療従事者の欠員率などがある。さらに，患者の視点の評価指標は，待機期間が6カ月を超える患者の比率，患者からの苦情の解消率などである。

### ③ わが国の病院版 BSC

日本でも2000年前後にリコーなど民間企業でBSCの導入が広がる中，非営利組織にその概念が広く受け入れられ，病院では2002年度に三重県立病院で初めて本格的に導入された。高橋淑郎（日本大学教授）は，病院BSCのメリットを，①病院の目的を戦略に沿って効率的に達成できる。②病院と職員が同じ方向に向かって心をひとつにできる。③コミュニケーションを活性化し，組織を強化できる。④病院を客観的・多角的に評価できる。⑤スタッフの働く意欲を高め，意識改革ができる。⑥非財務的指標を使用することで，職員に納得がいくような患者価値を生み出すプロセスを確認できる。⑦経験という**暗黙知**を，BSCのもつコミュニケーション向上力によって伝承することができる。⑧BSCを作成するプロセスで，いままで見えていないものが見えてくるという「気づき」が起こることで院内が活性化できるとしている。現在では，医療の質やコストなど，多面的な業績を管理し，意思決定を支援できる枠組みとして，また，経営戦略を実践的な**PDCAサイクル**に落とし込むツールとして導入が広がっている。

### ④ 病院におけるBSCの特徴

病院組織におけるBSC導入の特徴として，目標管理（Management by Objectives：MBO）の項目として4つの視点がしばしば用いられる点がある。目標管理とは，**PDCAサイクル**に従って，ある目標に対して効果的に組織を管理する手法のことであり，収益を最終目標としない病院組織では，日常の活動は非財務的な目標が多くなり，BSCの4つの視点での目標設定は医療スタッフにとって受け入れやすい。しかし，目標管理の分類項目にBSCの4つの視点を用いるだけでは不十分で，重要なことはBSCの最大の利点である業務の諸活動を相互に因果連鎖的に関連づけることを忘れてはならない。

また，最近では，医療の質を定量的に評価するクリニカル・インディケーターとBSCを関連づけ，安全・安心な医療の目標値を「見える化」する取組みが始まっている。例えば，ある病院では，患者の視点を「患者満足の視点」と「臨床的アウトカムの視点」（後に，「安全・安心・信頼の視点」に変更される）に分割し，視点が5つ存在するBSCへと進化させている。

（米本倉基）

---

の1つ。組織活動で，業務の流れを映像・グラフ・図表・数値などによって誰にでもわかるように表すことで問題を共有し，迅速に対応するのに役立たせる。「見える化」という表現は，1998年にトヨタ自動車の岡本渉が発表した論文「生産保全活動の実態の見える化」（『プラントエンジニア』30(2)）に登場した。
⇨ XI-12「TQC活動」も参照。

▷ NHS
⇨ XI-2「医療保険制度」

▷ 暗黙知
暗黙知とは，言語化して説明可能な形式知に対し，経験やノウハウ，直感，勘といった主観的で言語化することができない知識のこと。日本の著名な経営学者である野中郁次郎は，日本企業の研究において暗黙知を形式知の対概念として用い，「SECI（セキ）モデル」として組織的知識創造を提唱した。（野中郁次郎・竹内弘高著『知識創造企業』東洋経済新報社，1996年）

▷ PDCAサイクル
PDCAサイクルとは，業務などの諸活動を，それぞれPlan（計画）－Do（実行）－Check（点検・評価）－Action（改善・処置）の頭文字を取った管理するフレームワークのこと。第二次世界大戦後，品質管理を構築したデミング（Deming, W. E.）がアメリカの物理学者シューハート（Shewhart, W. A.）とともに提唱したといわれる。

XI 病院経営

# TQC 活動

 **TQC とは**

　TQC とは，Total Quality Control（トータル・クオリティ・コントロール）の略で，総合的な品質管理活動のこと。医療分野では，Quality のことを「品質」ではなく「医療サービスの質」と置き換えて，通常「総合的な医療サービスの質管理」と訳される。すなわち，従来からあった製造現場の小集団活動であるQC（品質管理）活動を，製造過程だけではなくて顧客の要求に関わる全ての部門が品質を決めるとの認識から，間接部門も含めた組織全員の参加を伴う総合的な品質管理へ発展させたものが TQC である。よって，病院組織では，患者本位の医療を目指し，受付の対応から，診断，処置，検査，リハビリ，医事，設備，照明，清掃など病院全体の医療サービスの質向上のための方法として導入されている。病院組織の公的な評価である**病院機能評価**においても「医療サービスの質の評価・改善に組織的に取り組む体制がある」の要件が設けられてあるように，病院組織全体で継続的に医療サービスの質の改善活動が行われているかが要求事項となっている。

▶病院機能評価
⇨ IX-3「第三者医療機能評価」

**QC サークルと 7 つ道具**

　TQC 活動の核となる QC サークルとは，現場においてサービスを含む品質の改善や不具合対策を自主的に進める小集団であり，その特徴には，①自主的な活動である，②自ら担当している現場が改善対象である，③必ずしもメンバーは問題解決の専門家ではない，④メンバーが現場を知っている強みがある，等がある。QC サークルは，テーマ選定の理由，現状把握，目標の設定，活動計画作成，要因の解析と検証，対策の検討と実施，効果の確認，標準化と管理の定着，活動の反省と今後の課題抽出の手順で進め，これを QC ストーリーという。
　また，各段階で課題などを分析する技法として，①現場でデータを収集しやすいように，あらかじめデータを記入する枠や項目名などを書き込んだ「チェックシート」，②不良，クレーム，故障などの件数や損失金額を，その原因別・状況別に分類し，データ数の大きい順に並べ，棒グラフと累積曲線の図にした「パレート図」，③データの時間的推移を表したグラフに，中心線と上部・下部管理限界線を加えた「管理図」，④ばらつきをもった量的なデータに

ついて，全体の正しい姿を把握するために，区間ごとの出現度数に比例した面積の柱を並べた図で柱状図とも呼ばれる「ヒストグラム」，⑤結果（特性）に対する原因（要因）の関係を，矢印を使って大骨，中骨，小骨というように書き表した「特性要因図」，⑥対応した2つの変量の関係を調べるために，データを打点して視覚的に表した「散布図」，⑦部署別・チーム別や疾患別など，データの特徴に着目していくつかのグループ（層）に分けてデータを解析し，層による違いを調べる「層別」の「QCの7つ道具」がある。

## 3 見える化（可視化）

TQCの管理手法の1つに標準化がある。この標準化の要点は，達成水準が妥当で，誰がしても同じ結果が得られること，作業の手順が明確になっていること，その手順は誰が見ても理解しやすく，間違えを起こさないこと，異常時の処置が取れるようになっていることで，加えてそれら作業が「**見える化（可視化）**」されていることである。この「見える化」には，拡大図，拡大鏡，名前と顔写真，**アンドン**等で対象を目立たせる「強調法」，グラフの目標線，置き場所の囲い等で正常，異常の判断が一見して識別できる「基準法」，設備の汚れ写真やサンプ展示等，隠れていたものを表に出す「暴露法」，空気の流れやサーモラベル（温度異常）等の直接目には見えないものを物の動きや色で目に見えるものにする「置換法」，業務フロー図，**クリニカルパス**図等を使って抽象的な概念を目に見える形で具体化する「表現法」がある（村上，2016）。

## 4 病院組織におけるTQC事例

ある病院では，「患者本意のサービスを積極的に提供しよう」「人間性を尊重した生きがいのある明るい職場づくりをしよう」「自己研鑽を積みチャレンジ精神を発揮しよう」の3つの活動方針を掲げ，院内の約40サークルによってTQC活動を実施した。活動は顧客指向，全員参加，科学的で合理的解析手法，小集団のQCサークル主体の4つを原則とし，トップダウンではなく，ボトムアップの品質管理運動とした。現場各部署のQCサークルは，職場の業務，患者サービス上の問題点を発見し，これをQCの7つ道具で分析した。その結果，**在庫管理**，待ち時間の短縮，伝達業務の見直し，接遇改善など数多くの成果を上げることができた。その後，この現場レベルのQC活動を直接患者と接しない部門も含めたTQC活動へと進化させた。

このようにTQCは業務改善と医療サービスの質の管理に効果的な現場改善活動であるが，その活動が一過性で終わり，持続性に欠けるケースも散見される。今後は，TQC活動を持続性のあるものにするために，目標管理制度と関連づけて活動成果を人事評価と組み合わせるなど，他のマネジメントシステムとの**相乗効果**が生まれる仕組みが求められる。

（米本倉基）

▷見える化（可視化）
⇨ XI-11「バランス・スコアカード」

▷アンドン
設備の稼働状況や作業指示が一目でわかる電光表示盤のこと。表示が機械異常の場合には担当者は異常処置を行い，職制は原因を調査し再発を防止する。そもそもは照明器具の一つである行燈（あんどん）から命名された。

▷クリニカルパス
⇨ XII-2「クリニカルパス」

▷在庫管理
生産や販売などの事業活動全体に照らして，在庫が適切な状態にあるよう維持する一連の活動のこと。在庫管理には，実物としての在庫を適正に保持する諸策の集合である実体的在庫管理と，価値ないし投下資本の化体物としての在庫を適正に保持する諸策の集合である価値・計数的在庫管理がある。

▷相乗効果
相乗効果とは，2つ以上の要因が同時に働いて，個々の要因がもたらす以上の結果を生じること。シナジー（synergy）ともいう。

### 参考文献
村上悟『TQC入門：「実践者のための」導入ノウハウ・手順』日本能率協会マネジメントセンター，2001年。

XI 病院経営

 ISO マネジメント・システム

### 1 ISO とは

　ISO とは，スイスのジュネーヴに本部を置き，スイス民法による非営利法人である International Organization for Standardization（国際標準化機構）の略で，この機関が，国際間の取引をスムーズにするために共通の基準を定めたのが ISO（アイエスオー，あるいはイソ，アイソとも呼ばれる）規格である。策定された国際規格は，「ISO ＋番号」で識別され，特に，病院組織では，品質マネジメント・システムである ISO9001 と環境マネジメント・システムである ISO14001，また，最近では，臨床検査部門の品質と能力に関する新たな国際規格である ISO15189 を取得する病院も増えている。

　マネジメント・システムとは，組織が方針と目標を定め，その達成に導くプロセスを管理することで，ここでの組織とは，責任，権限及び相互関係が取り決められている人々及び施設の集まりをいい，企業，学校，病院，行政機関などの種類を問わない。このマネジメント・システムの標準化がマネジメント・システム規格で，この規格は部品等の規格と異なり，組織が活動を行い，期待される結果を得るために必要と考えられる「仕組み」について定めたものであるところに最大の特徴がある。

　具体的には，組織の活動全体，及び組織を取り巻く環境を俯瞰してその方向性を定め，目標を設定し，それを実現するための指揮・管理をトップダウンで実施すること，また，常に評価・見直しと改善を行うための継続的な改善である  PDCA サイクルが回っていること，さらに，組織の活動は業種や業態によって様々なので，実現方法は規定せずに，顧客が満足すべき要求事項を自ら合理的に定めることが要求される。したがって ISO の審査は，マネジメント・システム規格で決められたことに適合し，作成した方針及び目標を一貫して達成できる仕組みが，有効に実施されているかの確認によって行われ，その要求事項に適合した組織は ISO 認証取得組織として外部に公表できる。

### 2 ISO9001

　ISO9001 とは，組織が提供する商品やサービスの品質が一定水準以上を満たすための，主に組織運用の体制や業務フロー等に着目した品質マネジメント・システム（Quality Management System）の認証である。その審査項目は，①業

▷ PDCA
⇨ XI-11 「バランス・スコアカード」

務フローの文書化と共有化，②質改善のプロセス（PDCA），③経営者の品質改善に対するコミットメント，④品質方針の組織全体への浸透，⑤内部コミュニケーション，⑥改善機会の評価，品質変更の必要性の評価，⑦責任と権限の明確化，⑧質にかかわる管理責任者の任命，⑨職員の必要な力量の明確化とその訓練，もしくは外部委託する等である。

病院組織がISO9001の認証を受けるメリットとしては，社会的信頼度の向上，患者へのサービスの質の向上，安全管理体制の向上，業務効率及びスタッフのコミュニケーション向上，経営効率の加速などが考えられる。その一方で認証取得，及び維持に係わるデメリットとしては，登録や認証維持の費用が必要で，また，日常業務を詳細に文章化する手間と記録類の増加が指摘されている。

## 3 ISO14001

1992年の地球サミットを契機として，環境保護への関心が高まり，1996年に「環境マネジメント・システムの仕様」を定めるISO14001が発行された。ISO14001の基本的な構造は，PDCAサイクルを回すことにより，環境マネジメントのレベルを継続的に改善していこうとするものである。また，方針の策定などに最高経営層の責任ある関与を求め，トップダウン型の管理を要求していることもこの規格の特徴といえる。ISO14001は，その組織に対して，ISO14001の要求事項を満たすことで，その活動，製品，及びサービスによって生じる環境への影響を持続的に改善し，有害な環境影響（環境への負荷）の低減，有益な環境影響の増大，組織の経営改善，及び環境経営の実行を期待している。ただし，ISO9001と同様に，環境パフォーマンスの評価に関する具体的な取り決めはなく，組織は自主的にできる範囲で評価を行うことになる。近年では，環境マネジメント・システムの適用範囲の拡大によって，組織の**社会的責任（SR）**が評価基準に用いられることがある。

## 4 ISO15189

2003年，**臨床検査部門**の品質と能力に関する新たな国際規格であるISO15189が策定され，一般検査，血液学的検査，生化学的検査，免疫学的検査，微生物学的検査，病理学的検査などの臨床検査を実施する臨床検査室の技術能力を保証する手段の1つとして，日本でも認証を取得する病院が増えている。ISO15189では，検体採取から検査結果の報告までが国際的なマネジメント・システムの要求事項に従って行われるため，検査データに対する信頼性の向上が期待できる。また，組織内スタッフの役割が一層明確になるので，責任への自覚が高まり，組織の活性化，効率的な組織運営に役立ち，患者からの安心感と信頼感が高められるメリットが考えられる。

（米本倉基）

▶社会的責任（Social Responsibility：SR）
市民としての組織や個人は，社会において望ましい行動をすべきであるという考え方による責任のこと。自らの組織活動が社会へ与える影響に責任をもち，あらゆるステークホルダー（利害関係者），例えば病院の場合，患者とその家族，取引関係先，保険者，地域住民，職員，及び社会全体などからの要求に対して適切な意思決定をすることを指す。

▶臨床検査部門
臨床検査とは，診療目的で行われる患者，傷病の状態を評価するための検査で，患者から採取した血液や尿，便，細胞などを調べる「検体検査」と，心電図や脳波など患者を直接調べる「生理機能検査」の大きく2つに分けられる。病院内でこの臨床検査を行う機能をもつ部門が臨床検査部門で，所属するほとんどの職員が臨床検査技師の国家資格を有している。

# XI　病院経営

## 14　患者経験価値（PX）

### 1　経験価値とは

　経験価値とは，製品やサービスそのもののもつ物質的または金銭的などの有形価値ではなく，その利用経験を通じて得られる効果や感動，満足感といった心理的・感覚的な無形価値のことである。産業界では，カスタマー・エクスペリエンス（Customer Experience）ともいい，顧客を，単なる購入者ではなく，最終利用者として捉える考え方に基づいている。この概念を提唱した**シュミット**によると，経験価値には，視覚，聴覚，触覚，味覚，嗅覚の五感を通じた経験のSENSE（感覚的経験価値），顧客の感情に訴えかける経験のFEEL（情緒的経験価値），顧客の知性や好奇心に訴えかける経験のTHINK（創造的・認知的経験価値），新たなライフスタイルなどの発見のACT（肉体的経験価値とライフスタイル全般），特定の文化やグループの一員であるという感覚のRELATE（準拠集団や文化との関連づけ）の5つの側面があるとしている。

### 2　患者経験（PX）とは

　患者経験価値とは，前述の経験価値の概念を病院組織における医療サービス分野へ当てはめて，患者が，ケアプロセスの中で認識・経験する事象のことである。実際には，この概念を患者中心（patient-centeredness）の医療サービスを評価する新たな手法の1つとして用いられる。これまで医療分野では，医療の質の評価指標であるPS（Patient Satisfaction：患者満足）がよく用いられているが，それに対比させて，違いを強調させるために，患者経験価値をPX（Patient Experience：患者経験，以下PX）と呼んでいる。

　PXが，医療サービスの評価として注目されるようになった背景には，患者満足度評価（PS）が，患者の主観的な印象によるもので，その結果を数量化して比較し，改善すべき問題点を抽出するには，**妥当性や信頼性**に欠けるとの問題があった。それに対して，PXに基づく評価は，受療中に遭遇した具体的事象を訊ねることで，客観的で定量的な質評価データを得ることができ，他の病院組織との比較，経時的な変化の**ベンチマーク**を可能としている（図XI-5）。

### 3　プライマリ・ケアとPX

　特に，PXは，**プライマリ・ケア**の質評価を行う上で重要な手法として注目

---

▷**シュミット（Schmitt, B. H.）**
ドイツのハイデルベルクで生まれ，アメリカのコーネル大学で博士号を取得。その後，コロンビア・ビジネス・スクールのマーケティング部の国際ビジネスの教授に就任。

▷**妥当性・信頼性**
妥当性（Validity）があるとは，測定しているものと，測定を意図しているものが合致していること。信頼性（reliability）が高いとは，一定の条件下で安定して期待された役割を果たすことができる能力があること。

▷**ベンチマーク**
⇨ XI-5「DPC（診断群分類）」

▷**プライマリ・ケア（Primary Care）**
定義には諸説あるが，一般的には，1患者の抱える問題の大部分に対処でき，かつ継続的なパートナーシップを築き，家族及び地域という枠組みの中で責任をもって診療する臨床医によって提供される，総合性と受診のしやすさを特徴とするヘルスケアサービスのことである。

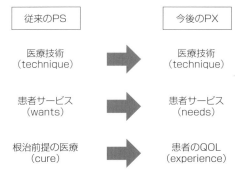

図XI-5　PS（患者満足度）からPX（患者経験価値）へ

従来のPS　　　　今後のPX

医療技術（technique）　→　医療技術（technique）

患者サービス（wants）　→　患者サービス（needs）

根治前提の医療（cure）　→　患者のQOL（experience）

出所：日本におけるプライマリ・ケア評価指標開発研究班（http://www.primary-care-quality.com/　2016年8月16日アクセス）。

されている。その理由として，プライマリ・ケアでは，①患者の価値観や**コンテキスト（背景，前後関係）**を特に重視する。②実際に患者や住民に認識・利用されている機能が評価される。③医療者—患者間の情報の非対象性が生じにくいため，**QOL**重視の質評価がPXに適用しやすいことがあげられる。よって，すでにイギリスの**GP**PS（GP Patient Survey）やアメリカのCAHPS（Consumer Assessment of Healthcare Providers and Systems）のように，プライマリ・ケアの質を評価するための計量心理学的特性が検証された患者経験（PX）尺度が複数開発され，診療報酬制度や診療所単位での質公開，専門医試験，プライマリ・ケア施設評価の認証基準等に利用されている。

## 4　JPCAT

PXを用いてジョンズ・ホプキンス・プライマリ・ケア・ポリシー・センターの**スターフィールド**らによって開発されたプライマリ・ケア質評価尺度がPCAT（Primary Care Assessment Tool）である。PCATは，現在では各主要言語に翻訳され，プライマリ・ケア領域での質改善や研究に活用されており，日本語版尺度として同センターから承認を受けて開発されたのがJPCAT（Japanese version of Primary Care Assessment Tool）である。また，JPCATはPCATの単なる日本語翻訳版ではなく，日本の医療事情に合わせた開発がなされ，近接性，継続性，協調性，包括性（必要な時に利用できるサービス），包括性（実際に受けたことがあるサービス），地域志向性の6領域，計29項目で構成されている。

（米本倉基）

▷コンテキスト
「文脈」と訳されることが多いが，他にも「前後関係」「背景」などと訳される。医療では，患者を生活や労働の場で捉えたり，患者をライフサイクル上のステージで捉えたりすること。

▷QOL
⇒ XI-4「重症度，医療・看護必要度」

▷GP
⇒ XI-2「医療保険制度」

▷スターフィールド
(Starfield, B.: 1932-2011)
アメリカの小児科医。ニューヨーク州立大学で薬学を学び，その後，ジョンズ・ホプキンス病院に勤務した。

参考文献
バーンド・H・シュミット／嶋村和恵・広瀬盛一訳『経験価値マネジメント』ダイヤモンド社，2004年。
日本におけるプライマリ・ケア質評価指標開発研究班（JPCAT）ホームページ。

## XI 病院経営

# 15 医療勤務環境改善マネジメントシステム

### 1 医療従事者の勤務環境改善

医療に対するニーズが多様化している一方で、若い世代の職業意識の変化や医師・看護師等の偏在などによる離職を防止し、人材の定着と育成を図ることが必要不可欠となっている。特に、長時間労働や当直、夜勤・交代勤務制などの厳しい勤務環境にある医師や看護職員等が健康で安心して働くことができる環境整備が喫緊の課題となり、2014年の**医療法**改正により、「病院又は診療所の管理者は、当該病院又は診療所に勤務する医療従事者の勤務環境の改善その他の医療従事者の確保に資する措置を講ずるよう努めなければならない」と取組みが努力義務化された。

この医療分野の勤務環境改善とは、従来、労働行政の観点から行われてきたが、医療者の確保対策と一体で解決する必要性があるため、国からの強制・規制ではなく、都道府県が、各地域の特性に応じて参加型改善の取組みを支援するところに特徴がある。具体的には、各病院組織が勤務環境改善の**PDCAサイクル**を回す仕組み、すなわち「勤務環境改善マネジメントシステム」が導入された（図XI-6）。

### 2 医療勤務環境改善マネジメントシステムとは

勤務環境改善マネジメントシステムは、各病院組織が、医師、看護師、薬剤師、事務職員等の幅広い医療スタッフの協力の下で、一連の過程を定めて継続的に行う自主的な勤務環境改善を促進することにより、快適な職場環境を形成し、医療スタッフの健康増進と安全確保を図るとともに、医療の質を高め、患者の安全と健康の確保に資することを目的としている。そのプロセスは国が定めた指針や手引きを参照して、多職種で構成する推進チーム等により、現状の把握・分析、課題の抽出を行い、できることから改善計画を策定して、それぞれの現場の実態に即した仕組みを自主的に構築するものである。

また、都道府県ごとに、勤務環境改善に取り組む医療機関を支援するための「医療勤務環境改善支援センター」が設置され、**社会保険労務士**等の医療労務管理アドバイザーや医業経営コンサルタント等の医業経営アドバイザーによって、専門的・総合的な支援が行われる。

---

▷**医療法**
⇨ XI-5「DPC（診断群分類）」、XIII-2「各種衛生法規」

▷**PDCAサイクル**
⇨ XI-11「バランス・スコアカード」

▷**社会保険労務士**
社会保険労務士法に基づき、厚生労働大臣が実施する社会保険労務士試験に合格し、かつ、2年以上の実務経験のある者で、全国社会保険労務士会連合会に備える社会保険労務士名簿に登録された、労働、社会保険に関する法律、人事、労務管理の専門家のこと。

▷**医業経営コンサルタント**
公益社団法人日本医業経営コンサルタント協会によって、医業経営の健全化・安定化に貢献し、国民医療の向上に寄与するという目的のもと、医療・介護・福祉に係わる経営体等からの依頼を受けて、現状分析・実施支援・顧問活動等の業務を行う能力要件を満たしているとして認定された資格者のこと。

## ❸ 医療勤務環境支援センター

医療勤務環境支援センターの役割は，労働基準監督署や都道府県の立入調査のような指導・監督を実施することが目的ではなく，**病院管理者**のよきパートナーとして可能な限りの改善が図れるよう支援することにある。具体的には，各病院組織の現状に応じて，「何から取り組むべきかわからない」「職員の満足度（意識）から課題や魅力を把握したい」などのニーズに対して，専門家による管理者・職員へのヒアリングの実施や，「勤務環境チェックリスト」を活用した職員意識調査から課題や魅力の抽出までを支援する。その上で「現状分析・課題抽出はできているが，具体的取組みを行っていない」などの病院組織を対象に，専門的視点に基づいたアドバイスを行いながら改善計画策定までを支援する。

また，「医療分野の雇用の質向上のための勤務環境改善マネジメントシステム導入の手引き」は，看護師の主な離職理由から，改善領域（雇用の質向上）に共通する，①時間外労働削減，夜勤負担軽減，休暇取得促進等のワークライフバランスに関する事項，②メンタルヘルス対策，健康チェック，腰痛・感染症対策等の職員の健康支援に関する事項，③院内保育所の整備，人事・給与制度，いじめ・ハラスメント対策等の働きやすさ確保に関する事項，④専門職としてのキャリア形成支援，職員満足度向上等の働きがいの向上に関する事項の4軸で作成される。

## ❹ 勤務環境チェックリスト

各病院組織が，全国の病院組織ですでに行われている優れた事例と比較して自己点検できるように作成されたものが勤務環境チェックリストで，管理者用と一般用の2種類がある。

各病院組織は各チェック項目に対して，「現在の満足度」及び「重要視するか」という観点で，5段階で自己評価し，その結果から「重要視するが，現在の満足度が低い」項目について，優先的に取り組むことになる。具体的項目としては，A.勤務時間と休憩，休日・休暇の視点が6項目，B.職員の健康支援の視点が8項目，C.勤務環境の改善の視点が3項目，D.業務手順・ストレス軽減の視点が5項目，E.気持ちのよい仕事の進め方の視点が6項目，F.活躍できる職場のしくみの視点が3項目の合計31項目による。

（米本倉基）

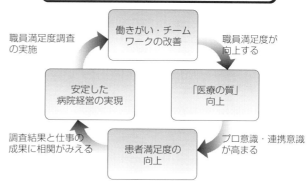

図XI-6 勤務環境改善マネジメントシステム

▶病院管理者
医療法第10条によって「病院又は診療所の開設者は，その病院又は診療所が医業をなすものである場合は臨床研修等修了医師に，歯科医業をなすものである場合は臨床研修等修了歯科医師に，これを管理させなければならない」と定められ，よってわが国の院長は全て医師もしくは歯科医師免許を有する。

参考文献
厚生労働省医療従事者の勤務環境の改善に向けた手法の確立のための調査・研究班『医療分野の「雇用の質」向上のための勤務環境改善マネジメントシステム導入の手引き』厚生労働省，2014年。
吉川徹監修『医療従事者の健康支援のための職場改善チェックリスト（2010版）』日本医師会「勤務医の健康支援に関するプロジェクト委員会，2009年。

# コラム-6

## 看護分野の質的研究

### ○なぜ質的研究なのかが大切

　看護や介護などヒューマンサービス分野で，質的研究がブームとまでになっている。本書を読んで看護組織の研究に本格的に取り組んでみたいと思う人の中には，研究計画書の作成で，質的研究か，それとも量的研究かの選択に悩むかもしれない。しかし，この研究方法の選択は，自分の研究テーマ，すなわち何をどこまで明らかにしたいのか？　というリサーチクエッションに沿ってなされるべきで，研究方法ありきで考えては本末転倒といえる。時に，量的研究が苦手だからといった消極的な理由で質的研究法を選ぶ人がいる。この背景には，量的研究では避けて通れない統計学，特に多変量解析が，文系出身で研究をはじめた多くの社会人看護学生にとっては難しいと感じるからだろう。しかし，本来，量的研究と質的研究は，相互補完的に二重らせん構造を成しながら研究テーマに迫るものでなければならない。よって，質的研究は，基礎的な量的研究を一通りマスターしてから，また，いくつかの質的研究法の特徴を理解した上で用いるのをお勧めする。つまり，自分の研究テーマが，従来の実証的な量的研究では，ほとんど解明されていない現象で，その意味や過程をより深く知りたいというニーズの必然性に導かれて用いるべきといえる。

### ○代表的な3つの研究法

　このことは，ストラウス（Strauss, A. L.）らによる質的研究の定義が「非数学的手順による研究のすべてである」という，量的研究の逆説的な定義となっていることからもうかがえる。まさにこの広義で柔軟なところが質的研究の特徴であるのだが，同時にこれが初学者には理解をさらに難しくしてしまっている。このように質的研究は，論文の数だけその方法論があるともいえるのだが，実際には，3つの代表的な手法でなされている。まずドイツの哲学者フッサール（Husserl, E. G. A.）よって提唱された現象学である。現象学では，インタビューなどでデータを収集する前に，研究者はその現象に対する観念や思考を無くして，真っ白な姿勢で対面し，対象である人間の生きた経験の本質を記述し洞察するものである。2つ目

が文化人類学の領域で開発されたエスノグラフィーである。この手法は主に現象内容を豊富に記述した厚みのあるフィールドノートを用いて分析するもので，成果物は文化的な本質の詳細な記述となる。3つは，グレーザー（Glaser, B. G.）とストラウスらによって開発されたグラウンデットセオリーである。実はこの手法は1960年代のアメリカで看護学分野の研究から生みだされたもので，特に看護分野への適合に優れ，近年，日本の木下によってその手法の修正版（M-GTA）が開発されたことによって，看護分野の多くの研究で用いられるようになっている。

● "腑に落ちる" 瞬間の魅力

実は，質的研究は，ある意味で実証主義的な量的研究への不満から生まれているため，手法をマニュアル化するという発想には馴染まない。よって，手続きが柔軟であるために場当たり的であるとの批判がある。また，分析が研究者の解釈に依存しているために，客観性を追求する研究者からは理解し難い面がある。さらに，データが個別性の強い文脈依存的であるために生成された概念は恣意的で一般性に欠けるという批判もよくなされる。では，そんな批判がある中で，なぜ，多くの看護研究者があえて質的研究法を選んでいるのであろうか。私はその理由に，質的研究の「腑に落ちる瞬間の魅力」があると考えている。質的研究は，対象者のディテールなナラティブ（物語・語り）への密着を大切にしている。一方で人の生死に接することの多い看護師の研究テーマは人間行動の心理的描写に注目する傾向にあるので，両者の親和性が高くなるのだと思う。質的研究の醍醐味として，厚みのある患者の語りと自分の辛い経験的な解釈を何度も行ったり来たりしていると，ある時この解釈が飽和化し「解った！」と思える経験がある。おそらく，多くの看護研究者がこの理論的飽和化の瞬間に，患者との一体感が湧きあがり，モヤモヤしていた感情が一気に吹っ切れ，看護師としての爽快感や充実感を得ているのではないかと質的に解釈している。

（米本倉基）

## XII 経営課題

# 1 医療情報の電子化

### 1 医療情報の電子化とは

医療情報は大きく分けて、医師の記録する診療録、指示書、看護記録、処方箋、検査記録、エックス線画像記録、医事コストなど、医療施設に就業している者が主に利用する情報と、治療や検査の同意書、及びその説明用紙など、患者とのコミュニケーションに用いられる情報に分かれる。これら全てを、あるいは一部をコンピュータ処理することを医療情報の電子化という。

### 2 電子化の要件

厚生労働省は、電子化には以下の3要件を満たすことで診療録の電子化を容認している。すなわち、①真正性：データが書き換えられていないことを証明できること、②見読性：コンピュータに保存された情報をいつでも人が肉眼で見ることができるような状態であること、③**保存性**：記録された情報が法令等で定められた期間にわたって真正性を担保できる状態で保存されていることの3要件である。施設管理者は、これらを十分担保する仕組みをつくり、さらにその方法を職員全てに周知し、説明責任（求められたときは相手が理解を得るまで説明をする）、管理責任（実施要領が厳格に実行されていることを監督する）、結果責任（問題が生じたときはすみやかに対処するとともに、今後の防止策や改善策を示す）を全うすることを要求している。

▶保存性
診療録の場合は5年間の保存義務、それ以外は2年または3年の保存義務がある。

### 3 電子化による効果

#### ○情報の共有

電子化されることにより、診療情報はコンピュータがあれば院内のどこでも参照でき、紙カルテのように移動するための機器や人手にかけるコストを削減できるとともに紛失や処方ミスなどの事故リスクも防げる。当該患者の他職種の記録も同時に閲覧できることや、個人の筆跡の判読困難といった問題もなくなり、職種間相互の情報交換にもメリットがある。また、ディスプレイを見せながら患者に病状説明を実施することで患者の理解を促進する利点もある。また、複数の医療施設が同一のシステムを導入することで相互の医療情報の可視化が進み、重複や過剰医療の防止に役立つ。

○チェック機能

　入力された情報や確認行為をコンピュータが正誤の判断をすることでうっかりミスを防止することができる。薬物の過剰投与や禁忌薬剤入力に関するアラーム機能や患者リストバンドと点滴バッグのバーコード照合などがこれにあたる。

○データの2次利用

　蓄積されたデータをもとに様々な切り口で集計し，意味ある情報として活用することが可能である。患者に発生した転倒転落情報を入力することで年間や月別集計を実施し，発生状況の傾向を探り問題解決の糸口とするほか，**クリニカル・インディケータ**など標準化された指標を基に集計を行い他病院との比較（ベンチマーキング）に活用することもできる。

## 4　電子化による課題

○プライバシー保護の脆弱性

　どこでも閲覧可能という利点は適切な制限をかけなければ様々な個人情報にアクセスすることが可能となる危険を孕んでいる。第三者への個人情報の秘匿はいうまでもないが，たとえ病院職員であっても業務に関係のない患者の情報に不要にアクセスできる状況をつくらないことが個人情報取扱い業者の責務であるとされている（**個人情報保護法**）。

○情報の真正性の保証

　情報を入力した者が正しく追跡できるようにするためには就業者が正しくパスワード管理をしていることが原則となる。不用意にパスワードを人に教えたり，代行入力が習慣化しているようなことはあってはならないことである。

○システム障害対策

　危機管理対策の一環として重要である。システムが動かなければ診療機能が停止してしまう，という状況は避けなくてはいけない。そのためには，発生時の代替手段をあらかじめ提示し，職員が実施できるよう周知，訓練をしておく必要がある。

○自動化による弊害

　電子化に伴い，入力情報が自由記載内容に比べ，チェック項目が増加する，あるいは標準的なケアなどはマクロ化されておりクリック1つでケアプランが作成できてしまう。こうした利便性は多忙な看護師にとっては記録時間の短縮につながるので歓迎されるが，一方で患者の個別性を考慮したケアプランが作成されない，あるいはそれが常態化してしまい，疑問にも思わなくなる，という現象は現に発生している。経験の浅い看護師の能力開発のためにはカンファレンスやリフレクションの時間を有効に活用し，看護の本来の在り方を示していく必要があろう。

（志田京子）

▶クリニカル・インディケータ
病院の様々な機能を適切な指標を用いて表したもの。これらを分析し，改善することにより医療サービスの質の向上を図ることを目的としている。昨今ではこれらの指標に基づいた実績をホームページ上で公開し，医療の質の見える化に取り組む病院も増加している。

▶個人情報保護法
個人の権利と利益を保護するために，個人情報を取り扱う事業者に対して個人情報の取扱いを定めた法律で2005年4月に全面施行された。

# XII 経営課題

# クリニカルパス

##  クリニカルパスとは

Clinical Path（臨床の経路）とは，患者状態と診療行為の目標，及び評価・記録を含む標準診療計画であり，標準からの偏位（ズレ）を分析することで医療の質を改善する方法のことをいう（日本クリニカルパス学会）。Critical Path（クリティカルパス）とも呼ばれることもあるが，これはもともと工業界において作業の開始から作業の終了までのそれぞれの工程の順番を時間軸で示して，最も作業効率のよいフロー（決定的な経路）を指す。1985年にアメリカの看護師ザンダー（Zander, K.）が在院日数の短縮を目的に患者の回復過程の最適なフローを明らかにすることを提唱し，各国に普及した。

## ❷ クリニカルパス普及の背景

アメリカにおいて医療費抑制政策として，1983年にDRG/PPS（Diagnosis Related Group/Prospective Payment System）という同一の疾患及び治療診断群に対し，診療報酬が定額包括化される制度が導入されたことがクリニカルパス発展の契機であった。結果として医療施設の円滑な経営のためには，報酬に結びつかない治療を手控える必要性が生じ，経費の削減や入院日数の減少を実施するようになった。そのような中，疾患別医療の標準治療計画表の必要性が生じ，多くの疾患や治療別のクリニカルパスが作成されるようになった。日本においては急性期入院医療を対象にDPC/PDPS（Diagnosis Procedure Combination/Per-Diem Payment System）制度が2003年に導入された。それに先駆けて1999年には医師をはじめ他職種で構成される日本クリニカルパス学会が発足している。日本医療マネジメント学会と一般財団法人医療情報システム開発センター（MEDIS-DC）では，クリニカルパスの普及を目指し，2003年より全国の医療機関が作成したクリティカルパスを閲覧・利用できる「**クリティカルパス・ライブラリー**」としてウェブ上に公開している。

▷クリティカルパス・ライブラリー
http://epath.medis.or.jp/top-2.html

## ❸ クリニカルパスのメリット・デメリット

メリットとしては，クリニカルパスを作成することで医療従事者間のコミュニケーションが円滑になり，チーム医療が可視化されるようになり，単に在院日数の短縮による経済的メリットだけではなくヘルスケアの質の向上につなが

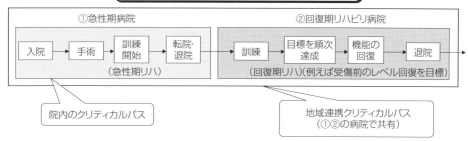

図XII-1 地域連携クリティカルパスのイメージ

出所：厚生労働省 http://www.mhlw.go.jp/bunya/shakaihosho/iryouseido01/taikou03.html

る。標準診療計画を用いることで，医療スタッフ個々のサービス提供格差の是正がなされ，過剰や過少医療がなくなる。また，「患者用パス」を作成することにより，患者へ診療情報提供が円滑に進み**インフォームド・コンセント**の充実につながる。

デメリットとして，標準化＝画一化となり患者の個別性への配慮が制限される，料理本のようにだれでもこの方法をとれば同じ物ができあがるという考え方は医療の不確実性に反するという批判がある。したがって医療内容の全てを標準化することはできないという原点に立って計画から逸脱する場合は適切に対処する必要がある。

クリニカルパスに記載されている標準診療計画は，**エビデンス**に基づいた診療ガイドラインを参考に作成される。活用実績を蓄積し，ヴァリアンスの検証を進めることで，ガイドラインが適切であったかどうかの検証がすすみ，さらに精度の高いガイドラインへと修正することが可能となり，質の高い医療の発展に寄与することが期待される。

## 4 クリニカルパスの活用

現在では，単に施設内パスにとどまらず，医療連携を見越した地域連携パスが作成されるようになっている。厚生労働省が示す**地域連携クリティカルパス**は**図XII-1**の通りである。

2006年の診療報酬改定では，こうした地域連携パスの運用実績をもとに医療機関の連携体制が評価されるようになった。急性期病院から回復期病院を経て，自宅に帰るまでの一連の診療計画を作成し，治療を受ける全ての医療機関で共有して用いるものを地域連携パスという。こうしたパスの使用により，医療機関のコミュニケーションを円滑にし，それぞれの医療機関の機能を活かした診療計画の実行を容易にするとともに，重複した医療行為を防ぐことができ，平均在院日数の短縮に効果があるとされている。

（志田京子）

▷インフォームド・コンセント
医療行為に関して「正しくかつ十分な情報を与えられた上での同意」という意味。医師がすべて決めるのではなく，患者にすべてを決めてもらうのではなく，ともに考え決定していくという考え方に基づく。⇒ X-7「医療とコミュニケーション」

▷エビデンス
ある医療行為や看護行為がよいといえる証拠のこと。研究の蓄積によって精度が高められる。

▷地域連携クリティカルパス
⇒ X-4「地域連携クリニカルパス」

参考文献
李啓充『アメリカ医療の光と影：医療過誤防止からマネジドケアまで』医学書院，2000年。

第4部　経営管理

## XII　経営課題

# 病床機能報告制度

### 1　病床機能報告制度とは

日本全国全ての医療機関に対して，医療機関全体，もしくは病棟単位での医療機能や実績報告を都道府県に報告する仕組みのことをいう。

2014年に統合的に改正された医療介護総合確保推進法の1つである医療法の中で，病院と有床診療所は病棟単位で医療機能の現状と今後の方向を「高度急性期」「急性期」「回復期」「慢性期」のいずれかから選択して都道府県に届け出ることが義務づけられた。そしてこの報告内容をもとに，都道府県は地域医療構想（2025年のあるべき医療提供体制を示すもの）を策定し，**二次医療圏**を基盤とした構想区域において最適な機能分化・連携を推し進めるために必要な施策を医療計画に盛り込むことを求められている。

また改正医療法（2016）では，都道府県知事は地域医療構想実現のために医療審議会を設置し，必要に応じて医療機関に対して稼働していない病床の削減を要請できる権限を認めた。

### 2　病床機能報告制度の発足の背景

図XII-2に示すように，2013年の日本全体の医療機関にある病床機能の現在の姿と2025年にあるべき姿についてのギャップが明らかになった（社会保障審議会医療保険部会・医療部会，2013）。現在の36万床に及ぶ**入院基本料7対1加算**の認可を受ける急性期を担う病院は，18万床の高度急性期と35万床の一般急性期に機能分化をし，現在最も少ない病床群は亜急性期病床として26万床を確保する必要性が生じた。現況の病床活用情報を正確に把握し，各自治体における将来の医療提供体制の適正化のための課題を可視化することを目的に，本制度が導入された。それまでも，DPC対象病院届け出制や，データ提出加算など病院の医療機能情報を収集する手立ては存在したが，あくまで医療機関の任意であった。2014年の法制化に伴い，義務化したことが大きな特徴である。

### 3　報告すべき内容

報告内容は，医療機能の現状と今後の方向の他，構造設備・人員配置等に関する項目（病床数・人員配置・機器），具体的な医療の内容に関する項目（手術数，全身麻酔の手術件数，救急患者取り扱い数，リハビリ実施数など）から構成されてお

▶二次医療圏
一体の区域として，地理的条件などの自然的条件，日常生活の需要の充足状況，交通事情等を考慮して，入院医療を提供することが相当である単位。その数は2013年4月において，全国で344医療圏であった。

▶入院基本料7対1加算
2006年に導入された入院施設基準で，看護師一人が受け持つ患者数が7人という基準で，現在の診療報酬体系では最も評価が高い。

▶DPC
⇨ XI-5 「DPC（診断群分類）」

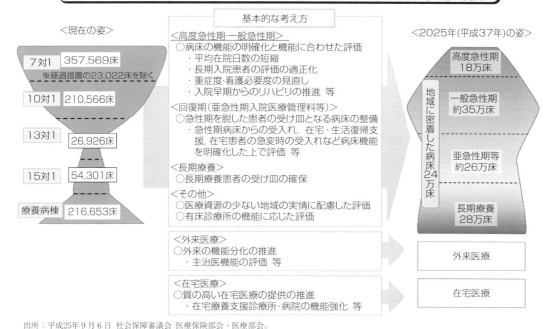

図XII-2 次期診療報酬改定における社会保障・税一体改革関連の基本的な考え方（概要）

出所：平成25年9月6日 社会保障審議会 医療保険部会・医療部会。

り，病院全体だけでなく病棟単位の実績も求められている。

## 4 報告の結果

2014年10月に最初の報告が実施された。厚生労働省の第9回地域医療構想策定ガイドラインに関する検討会資料によれば，2014年7月時点の全国の機能別病床数は，高度急性期，急性期，回復期，慢性期はそれぞれおよそ19万床，58万床，11万床，35万床であった。都道府県はホームページ上で二次医療圏別に報告状況を経年公開している。

## 5 今後の課題

届け出に関しては，構造設備と病床機能の間で矛盾した報告がなされていたり，特定機能病院では全ての病床を高度急性期病床として報告をしているなどまだ混乱も多い。また，地域医療構想を目指すとはいえ，患者の流出入（都市圏以外に住まいがあっても，職場が都市圏だと都市圏の医療機関を受診したり，必ずしも構想区域内にある医療機関を受診するとは限らないこと）から，医療需要に差が生じるため，適正化のためにはさらに多くの情報とのマッチングが必要となるという課題を残す。

（志田京子）

参考文献

厚生労働省「第9回地域医療構想策定ガイドラインに関する検討会資料」http://www.mhlw.go.jp/file/05-Shingikai-10801000-Iseikyoku-Soumuka/0000078123.pdf 2016年12月20日アクセス

# XII 経営課題

## 4 地域医療連携と地域包括ケアシステム

### 1 地域包括ケアシステムとは

日常生活圏域（30分でかけつけられる圏域）において，5つの視点による取組みを包括的（利用者のニーズに応じた適切な組み合わせによるサービス提供），継続的（入院，退院，在宅復帰を通じて切れ目ないサービス提供）に行われることを厚生労働省の主導のもと推進される取組みのことをいう。各自治体はその圏域ごとに介護保険事業計画を3年ごとに策定・実施することが打ち出された。

### 2 地域包括ケアシステムを支える概念

自助とは，自分のことを自分でする，自らの健康管理は自分でする，市場で購入できるものは自己負担する，といった，高齢者自身の積極的な社会参加を意味する。互助とは，家族，住民組織やボランティアなど地域の支えあいの活動を意味する。共助とは，介護保険に代表される社会保険制度のことであり，

▶5つの視点
5つの視点とは①医療と連携強化（24時間対応の在宅医療，訪問看護やリハビリテーションの充実強化），②介護サービスの充実強化（特養などの介護拠点の整備，24時間対応の在宅サービス），③予防の推進（要介護状態とならないための予防の取組みや自立支援型の介護の推進），④見守り，配食，買い物など多様な生活支援サービスの確保や権利擁護，⑤高齢期になって

図XII-3 地域包括ケアシステム

○ 団塊の世代が75歳以上となる2025年を目途に，重度な要介護状態となっても住み慣れた地域で自分らしい暮らしを人生の最後まで続けることができるよう，住まい・医療・介護・予防・生活支援が一体的に提供される地域包括ケアシステムの構築を実現していきます。
○ 今後，認知症高齢者の増加が見込まれることから，認知症高齢者の地域での生活を支えるためにも，地域包括ケアシステムの構築が重要です。
○ 人口が横ばいで75歳以上人口が急増する大都市部，75歳以上人口の増加は緩やかだが人口は減少する町村部等，高齢化の進展状況には大きな地域差が生じています。
地域包括ケアシステムは，保険者である市町村や都道府県が，地域の自主性や主体性に基づき，地域の特性に応じて作り上げていくことが必要です。

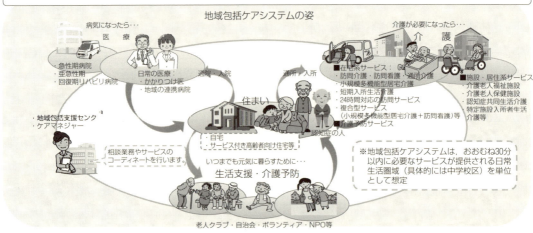

出所：「厚生労働省（老健局）の取組みについて」（平成27年4月10日）より。

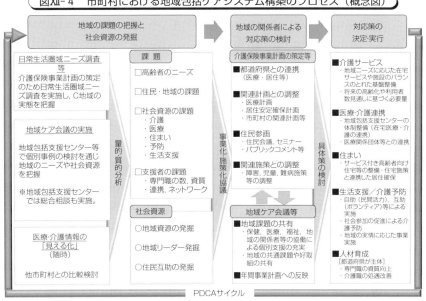

図XII-4 市町村における地域包括ケアシステム構築のプロセス（概念図）

出所：図XII-3に同じ。

公助とは公費財源による福祉事業や生活保護などの行政サービスをいう。これらをバランスよく組み合わせることが必要であり，それらは地域特性に影響されるが，潜在的な力にも着目し掘り起こしをはかる必要がある。

### ③ 診療報酬改正への影響

2014年の診療報酬改定では，200床未満の中小規模病院に「医療地域包括ケア病棟入院料」が新設されたほか，中小病院や診療所の意思には主治医機能が付与され，「地域包括診療料」が新設された。さらに2016年の改定では，退院支援加算の改正や退院直後の在宅療養支援に関する評価が新設された。

### ④ 今後の課題

地域特性を活かしたシステムである必要があるため，地域ごとにリーダーシップの発揮が重要である。システム全体の趣旨と同時に地域の特徴を深く理解し，関連職種との調整能力に長けたリーダーの養成が急務である。厚生労働省では，2010年より地域包括支援センターの職員を対象に地域包括ケア推進指導者養成研修事業を実施している。看護職がそのリーダーとして期待されている。

（志田京子）

も住み続けることのできるバリアフリー住まいの整備である。

▶地域包括支援センター

市町村が設置主体となり，保健師，社会福祉士，主任ケアマネージャーを配置して，3職種のチームアプローチにより住民の健康の保持及び生活安定のために必要な援助を行うことで地域の保険医療福祉の向上を包括的に支援することを目的とする施設（介護保険法第115条の46第1項）

参考文献

厚生労働省「地域包括ケア推進指導者養成研修資料 地域包括ケアの理念と目指す姿について」http://www.mhlw.go.jp/stf/shingi/2r9852000000uivi-att/2r9852000000ujwt.pdf 2016年12月20日アクセス。

XII 経営課題

## 在宅看護

### 1 在宅看護とは

疾病または負傷により，居宅において継続して療養を受ける状態のある者に対し，住み慣れた地域や家庭でその人らしく療養生活を送れるよう，看護師等が生活の場へ訪問し，療養上の世話または必要な診療の補助を行うことである。

主なサービス内容は健康状態の観察と助言，検査・治療促進のための看護，日常生活の看護，療養環境改善の助言，在宅リハビリテーション看護，介護者相談，社会資源の活用相談，メンタルサポート，認知症看護，終末期看護などである。

### 2 在宅看護の変遷

1982年に老人保健法が制定され，自治体が行う「訪問指導」や医療機関が退院患者を対象に行う訪問看護に対して，老人診療報酬「退院患者継続看護・指導料」が算定されるようになった。以前は，医療機関や保健師が福祉事業として先駆的に実施しており，法的位置づけはされていなかった。その後1992年に老人保健法が改正され，65歳以上の高齢者を対象とした老人訪問看護制度が創設され，老人訪問看護ステーションが誕生した。1994年には，訪問対象を老人に限定せず在宅療養者に拡大されるよう，健康保険法及び医療法が改正された。2000年には介護保険法が施行され，訪問看護を医療保険，介護保険双方に対応するしくみができた。厚生労働省によれば，2014年現在において全国の訪問看護ステーションの数はほぼ7000である。

### 3 訪問看護サービスの利用方法

介護保険を用いる場合，**ケアマネジャー**により要支援，要介護認定を受ける必要がある。これは，対象者が要支援，要介護のいずれの段階にあるのかの調査をケアマネジャーが訪問審査によって行う。要介護認定評価は，コンピュータによる1次判定の後，主治医からの意見書も参考に，介護認定審査会による2次判定によって決定する。ケアマネジャーがケアプランを作成し，かかりつけ医に渡される。その後かかりつけ医から訪問看護ステーションへ訪問看護指示書が出される。基本利用料の1〜2割が自己負担となり，残りは介護保険でまかなわれる。

医療保険を用いる場合，介護保険の対象外，末期の悪性腫瘍・難病，人工呼

▷1 医療保険と介護保険：保険局医療課と，介護給付費実態調査（2015）によれば2013（平成25）年では介護保険利用者が33万900人，医療保険利用者は12万4100人であり，増加の一途を辿っている。

▷2 うち24時間対応体制が確立されたステーションは約75％であった。一方，訪問看護利用者は約350万人である。

▷ケアマネジャー
介護支援専門員ともいい，2000年の介護保険制度導入とともに生まれた職種である。介護認定を受け介護保険サービスを利用する人の相談に応じ，在宅や施設での適切なサービスが受けられるようにケアプランを立案したり関係機関との連絡調整を行う。

吸器装着など，厚生労働大臣が定める疾病にある者でかかりつけ医より必要と判断された者と対象者は限定される。かかりつけ医より訪問看護指示書が交付され，サービス業者と個別契約をする。

## ❹ 介護認定基準

介護保険適用を受けるためには，ケアマネジャーの認定審査を受ける必要がある。認定基準は以下の通りである。

自立（非該当）：「自分の身の周りのことがすべて自分で行うことができ，人の手を必要としない」という状態。

要支援1：「身の周りのことはほとんどすべて自分で行うことができるけれども，要介護状態にならないための支援が必要」とされる状態。

要支援2：「日常生活をする上で手助けが必要となることもあるけれど，基本的な身の周りの世話は自分でできることが多く，介護は必要としない」という状態。

要介護1：入浴時などに，「全面的な介助は必要ないものの，ところどころで手助けが必要となる」という状態。末期のガン患者などもこちらに分類。

要介護2：立ち上がりなどを自分の力だけで行うことが難しい状態。要介護2の場合は，「部分的，もしくはすべて」と，その介護範囲が拡大。

要介護3：自力での立ち上がりが不可能である，という状態。この場合，介助の範囲は，「すべて」となる。また，入浴などのような力がいる行動だけでなく，着替えなどの身の周りの行動にも介助が必要。

要介護4：日常生活にかかる能力が全体的に低下しており，すべての動作において，介護が必要となった状態。

要介護5：「意思の伝達自体が難しくなる」という段階。寝たきりになっていたりして，人の手がなければ，日常生活が送れない，という段階。

## ❺ 在宅看護の課題

訪問看護事業の特徴として，小規模事業主が多く，利用者が地域に限定される上，人手を要し効率が悪いという制約がある。規模拡大のための雇用対策や顧客拡大に向けてコンサルタントなどの経営相談資源を活用したいが財源確保が困難であること，病院看護師に比べ低賃金であることや24時間対応へのスタッフ配置困難といった安定した事業運営に対する課題をもつステーションが多いことが挙げられる。また，山間部や離島など立地条件は訪問報酬に考慮されないため，移動コストで経営難に陥りやすい地域も存在する。現に，多くの訪問看護ステーションは地域での訪問ニーズは拡大しているにもかかわらず経営悪化により閉鎖を余儀なくされている。経営知識やスキルの獲得は訪問看護ステーション長にとっては必須の学習内容となっている。

（志田京子）

### 参考文献

厚生労働省アフターサービス推進室「アフターサービス推進室活動報告書」2014年　http://www.mhlw.go.jp/iken/after-service-vol15/dl/after-service-vol15.pdf

## XII 経営課題

# 看護職員需給見通し

## 1 看護職員需給見通しとは

わが国では，医療ニーズの変化や技術の進歩に応じるために必要な，看護師需給計画を政策的に取り組んできた。看護職員確保に資する基本的資料としておおむね5年ごとに厚生労働省の諮問機関である「看護職員需給見通しに関する検討会」において，看護職員需要と供給のバランスに関する5年間の見通しについて2年ほどをかけて審議され，報告されている。需給見通しをもとに，その数値目標を達成するための施策として，養成校の増加や外国人看護師の導入等が国策として検討されてきたほか，勤務者の充足のための看護体制加算を新設するなど，看護政策に大きな影響を及ぼしてきた。

## 2 需給見通しの経緯

1974年から1979年にかけて，第1次看護婦受給計画が作成された。これは慢性的な看護師不足の現状を明らかにし，5年間で11万人の増員計画とした上で処遇の改善や再雇用支援を対策として講じたものであった。

1979年から1985年は第2次看護婦受給計画で，10万人の増員目標を掲げ，養成校を増やすなど対策を行った。

1989年から1995年では第3次看護職員需給見通し（このときより看護師だけでなく，保健師，助産師，看護師を含むという意味で看護職員と変更された）として，1987年の医療法改正による駆け込み増床から病院勤務看護師の需要が大幅に伸びたことに対応し，養成校を増設した。

1992年から2000年の第4次看護職員需給計画では，1992年の看護師等の人材確保の促進に関する法律制定と相まって，さらに養成校の増加，労働条件の改善，再就職促進を図った。

2001年から2005年の第5次看護職員需給見通し（このときより見通しという表現に変更され，5年間での看護職員の需要と供給の予測値と実績を出すようになった）では，2000年の介護保険法制定及び看護職員配置基準の見直しに伴い，看護職の配置を十分に行うといった勤務条件の改善や離職予防対策が強調された。

2006年から2010年の第6次看護職員需給見通しでは，2003年の医療提供体制の改革ビジョンをふまえ，再就業者支援と離職予防策が講じられた。

2011年から2015年の第7次看護職員需給見通しは2010年に提出された。看護

▶1 外国人看護師導入の流れ
2008年　日・インドネシア経済連携協定／日・フィリピン経済連携協定
2012年　日・ベトナム経済連携協定
が発効され，それぞれ2008年，2009年，2014年より外国人看護師，介護福祉士候補者の受け入れがスタートしている。

▶2　勤務者の充足のための看護体制加算
入院基本料における算定要件として，7対1入院基本料など，看護師数と入院患者数の割合を定めたものの他，「急性期看護補助体制加算」のように看護業務を適正に配分し，人材を確保するための加算もある。

▶3　厚生労働省「第七次看護職員需給見通しに関する検討会報告書」2010年
http://www.mhlw.go.jp/topics/2011/01/dl/tp0119-1_35.pdf

職員需要見通しは2011年の134万8000人から2015年には150万1000人に増加すると見込まれ，うち病院看護師は90万人から96万6000人，診療所では23万2000人から24万2000人，訪問看護ステーションでは2万8000人から3万3000人と見込まれた。看護職員供給見通しは2011年134万8000人から148万6000人で，新卒就業者は5万人から5万3000人，再就業者は12万3000人から13万7000人と見込まれた。

### 3 近年の動向

2016年から2017年に向けての第8次看護職員需給見通しに関する検討会が2014年12月より開始された。2015年に医療介護総合確保推進法が制定されたことに影響を受け，今回の需給見通しは2年をめどに策定することとなった。看護師等人材確保促進法改正により看護師等の免許保持者は，病院等を離職と同時に連絡先を**都道府県ナースセンター**に届け出る（努力義務）届け出制度が2015年より開始となった。これにより，潜在看護師に関する精度の高い情報を収集し，地域ベースの需給見通しの貴重な情報源として活用することが可能となった。

▶都道府県ナースセンター
⇨ⅩⅢ-5「医療介護総合確保推進法」

### 4 長期的見通し推計

2025年の看護師の供給見通しは179万8659人となり，需要見通しに関しては，いくつかのシナリオを想定しシナリオごとに試算した結果，225万人から183万人という結果になり，全てのシナリオにおいて供給見込みは需要を満たさないという結果になった。[4]

### 5 今後の課題：供給源となる看護教育背景や実践力の多様性

看護職員の新卒就業者は様々な教育背景をもつ。2008年の看護師就業者は4年制大学168校より1万3193人，養成期間3年の養成所（短大を含む）539校2万6037人，5年一貫校69校3510人，養成期間2年の養成所249校1万3869人という結果であった。看護師は看護師国家試験を受験し合格しているという点で質が担保されているが，教育背景は一律ではない。また，再就職者に関しては退職後の潜在化期間（看護職から離れていた期間）の長さにより，看護実践力には大きな開きがある。したがって，地域包括ケア構想において自治体レベルで検討していくためには，全体の数字のみで論じるのではなく，看護師の背景についても層化した分析が必要となるであろう。

（志田京子）

▶4 厚生労働省資料。伏見清秀「長期的看護職員需給見通しの推計」www.dsecchi.mext.go.jp/1508nsecchi/pdf/himejidokyo_1508nsecchi_syushi4.pdf　2017年1月16日アクセス

# コラム-7

# 看護・介護とロボット

### ○介護ロボットへの期待と課題

　高齢化の進行により，将来の介護マンパワー不足の問題が叫ばれて久しい。内閣府の「高齢社会対策大綱」（2012年）では，介護予防策を推進し，将来の要介護者の増加を抑制する方針が打ち出されているが，2016年の『高齢社会白書』（内閣府）によれば，2035年には高齢者人口（65歳以上の人口）が3人に1人となり，2060年には2.5人に1人となると見込まれている。現役世代（15～64歳の者）との比較であれば，2015年では現役世代2.3人に対し高齢者1人であったが，2060年には1.3人に1人という比率になる。つまり，要介護人口に比較して介護サービス提供人口は圧倒的に少なくなることが予想される。

　このような将来展望を受け，介護ロボット開発事業は国をあげて推進されるようになった。2015年には日本医療研究開発機構（Japan Agency for Medical Research and Development）が設立され，介護ロボット機器開発・導入推進事業において，移乗介助（装着型・非装着型），移動支援（屋内型・屋外型），排せつ支援，認知症見守り支援（在宅介護型・介護施設型），入浴支援の5つが重点分野として開発が推進されている。

　現在さまざまな介護ロボットが開発されており，その一覧を掲載するサイトもある（http://www.kaigo-robot-kanafuku.jp/article/13975190.html）ので，関心のある方は参照されたい。このコラムでは，そうしたロボット技術が今後普及されていく上でどのような課題があるのか，看護の視点から述べることとしたい。

### ○看護のモニタリング機能低下の懸念

　排せつといった極度のプライバシーに関する介助行為は，他者に介護支援を受けることへの抵抗が大きい。ロボットにより安全かつ遺漏なく処

理してもらえるのであれば人にお願いするよりも心的負担が少ないといえよう。半面，排せつ介助を看護行為としてとらえるならば，生活援助の視点だけでなく，排泄物の性状や頻度，身体機能や認知状況の変化といった重要なサインを見逃さないことも重要である。特にロボットを必要とする人々は，容易にホメオスターシス（恒常性）の不調和をきたしやすい人たちでもある。ロボット技術の進歩と普及は推進されることではあるが，患者の安全を守ることが看護師の最も重要な使命であることを忘れてはならない。ロボットが行うか，プロの看護師が行うべきなのかは対象者の状況をみて判断を必要とする。

### ○チーム医療のさらなる拡大

医療や施設で介護を目的としたロボットが普及するということは，そのロボットをメンテナンスする人材が必要となることでもある。現在さまざまな手術器具や医療機器をメンテナンスする専門職としては，病院施設では国家資格を有する臨床工学技士（Clinical Engineer または Medical Engineer）であるが，介護施設では医療機器がほとんど設置されていないため，こうした職種が雇用されることはない。今後ロボットによるサービスが普及し，ロボットによる介護力を加味した上での業務フローを保証するためには，故障時の対応とメンテナンスを実施するエンジニアの育成を検討すべきであろう。

### ○個々の志向性への配慮

たとえ優秀な介護ロボットであったとしても，実際に介護される立場の人たちがそれをどうとらえるかは個別性がある。ロボットによる省人化により，「人に気を使わなくてすむ」ということよりも「人との交流の機会を奪われる」ことに失望感を感じるものもいることを忘れてはならない。

（志田京子）

第4部　経営管理

## XIII　看護と法

### 1　保健師助産師看護師法，看護師等の人材の確保に関する法律

#### 1 保健師助産師看護師法とは

この法律は，看護職にある者の定義や免許取得の要件，試験の受験資格，業務等について定めている。

#### 2 保健師助産師看護師法の成り立ち

1948年7月30日保健婦助産婦看護婦法（以下，保助看法）が成立した（法律第203号）。同法では，①看護婦は甲種看護婦と乙種看護婦の2種類，②保健婦・助産婦・甲種看護婦は国家試験に合格した上で免許を付与，③看護婦規則（1915〔大正4〕年）で資格を取った者（ここでは旧規則看護婦と呼ぶこととする）は，この法律による看護婦ではない，④旧規則看護婦が看護婦の資格を取るには看護婦国家試験に合格すること，とされた。甲種看護婦のレベルが高すぎて看護婦のなり手がいなくなるなどの懸念が出され，衆参両院の厚生委員会では，①看護教育を2年とする，②看護婦の他に准看護婦を設けるなどの法案を作成し，GHQに了解を求めた。公衆衛生福祉局長のC. F. サムスは，厚生委員会に看護教育を3年にすること，国家試験を残すことを要請し，サムスの要望を取り入れて，甲種・乙種は廃止され，看護婦と准看護婦の制度が成立した（1951年4月14日法律第147号）。

准看護婦（師）制度はその後，存続と廃止を巡って争われてきたが，1950年の女子の高校進学率は38％弱であった時代に，高校卒業後3年の教育を制度化できたのは，画期的なことであった。

#### 3 保助看法の主な改正

1948年に保助看法が成立して以来，常に看護婦（師）不足が懸念され，それが様々な養成制度を成立させてきた。

1968年6月，これまで男性の看護婦は「看護人」と呼ばれていたものが「看護士」「准看護士」へ，1993年11月，男性でも保健婦の資格が取得できることとなり，名称は保健士へと改正された。背景には，男性の看護学生からの強い要望があった。同時に，日本看護協会も免許の性差別撤廃を訴え，看護系の国会議員も法改正に動いたことが法改正につながった。2001年，6月には保健師，看護師，准看護師の守秘義務が法に盛り込まれ，同年12月の改正によって，男

▶GHQ
General Headquaters（連合軍総司令部）の略語で，第二次世界大戦後日本を占領したアメリカ軍は連合国総司令官SCAPと米太平洋軍USAFPACから成っていた。連合軍総司令官は，ダグラス・マッカーサー元帥。日本ではGHQを"占領軍"や"進駐軍"などと呼んでいた。看護に関しては公衆衛生福祉局の看護課が担当した。

▶特定認証制度
保助看法第37条の2において，特定行為を手順書により行う看護師は，指定研修機関において，当該特定行為の特定行為区分に係る特定行為研修を受けなければならないとされ，研修によって看護師が実施できる診療補助行為の範囲を広げた。特定行為区分は，平成27年3月現在で，38行為21区分で，創部ドレーンの抜去，気管カニューレの交換，

女の区別なく保健師，助産師（女性のみ），看護師，准看護師となった。2009年の改正では，看護師国会試験受験資格に「大学卒業者」が明記され，保健師・助産師の教育年限を6カ月から1年に延長，養成所や大学の卒業後の卒後教育を本人，事業所（病院など）の努力義務とした。2014年の改正では，**特定認証制度**が加わった。

### 4 看護師等の人材確保の推進に関する法律

この法律は，看護師等の確保を促進するための措置に関する基本指針，看護師等の資質の向上，就業の促進などを図り高度な専門知識と技能を有する看護師等を確保し国民の保健医療の向上に資することを目的としている。

### 5 看護師等の人材確保の推進に関する法律の成り立ち

保助看法制定以来，看護要員の不足は常に看護問題の中心課題であった。1960年代高度成長期においても看護力の増強につながるような効果的な政策は打ち出されなかった。そうした中，1968年新潟県立病院で始まった**ニッパチ闘争**は全国に広まった。1971年に看護職である石本茂氏が参議院議員に当選し，看護政策を展開するために看護技術者対策議員連盟（看護議連）を自民党につくり，それが医療・看護に関する党内での理解を深めることにつながった。1985年の医療法改正では各都道府県は**医療計画**を策定することとなった。それによって1987年頃より駆け込み増床が社会問題となり看護婦不足はさらに悪化した。その上，1989年に政府は**高齢者保健福祉推進十か年戦略（ゴールドプラン）**を策定し，保健婦や看護婦等の在宅介護要員を2万人確保することが必要となり，看護職員確保は政治的問題になっていった。

1990年8月，政府は厚生省に保健医療福祉マンパワー対策本部を設置し，立法化が進められた。1992年3月7日，内閣から参議院議長に法案が提出された。

### 6 立法直後における看護系大学の増加

1992年3月31日，衆議院本会議の法案説明において山下徳夫厚生大臣は，看護サービスが診療報酬上適切に評価されるようにすること，看護婦等養成所への助成を大幅に増額したことなどを説明した。鳩山邦夫文部大臣は，指導者育成のために看護系大学が必要であること，国立大学に看護系の大学の設置に必要な予算を計上していること，公立大学については地方公共団体が看護系の大学を設置する際に整備費として起債を認め，その償還を交付金で処理すること，私立大学については設置認可申請において積極的に指導をしていくことを説明した。これらによって，1992年に14校だったのが，1997年には52校，2003年には106校と急激に看護系大学は増加した（医学書院SP調べ，2011年）。

（田中幸子）

---

褥瘡等の壊死組織の除去，動脈血採血などが含まれる。

▶2 ⇒ⅩⅢ-5「医療介護総合確保推進法」を参照。

▶ニッパチ闘争
当時，多くの病院の病棟夜勤は1人で行っていた。ニッパチ闘争とは，病棟の夜勤を2人以上の複数で行うこと，1人の看護婦が行う夜勤を月に8回以内とすることを要求する看護婦の運動。

▶1985年医療法改正における医療計画の策定
医療計画の策定によって，都道府県は必要病床数（現行法では基準病床数）を定めなければならなくなった。それによって病院経営者は自由に病床数を増やすことができなくなった。法が施行され必要病床数が策定される前に，病床数を増やす，いわゆる"駆け込み増床"が発生した。

▶高齢者保健福祉推進十か年戦略（ゴールドプラン）
1990年から10年間の高齢者の保健福祉基盤を計画的に整備する政策。計画に際し看護職の人材確保が課題となった。

▶3 看護系大学の増加
2016年4月現在看護系大学は246校となっており今後も増加が予想される。しかし，現在の看護系大学の増加傾向，特に私立大学の看護系学部・学科の増加は立法化の影響というよりも高齢化による社会全体の看護職に対するニーズ，各大学の経営戦略が影響していると思われる。

# XIII 看護と法

## 各種衛生法規

▷1 ⇨ XIII-5「医療介護総合確保推進法」

▶特定機能病院
400人以上の患者を入院させるための施設があり、診療科名中に、内科・外科・精神科・小児科・皮膚科・泌尿器科・産婦人科（産科・婦人科）・眼科・耳鼻咽喉科・放射線科・救急科・歯科の診療科を含み、厚生労働省令で定める人員数及び施設をもち、高度の医療技術の開発及び評価を行う能力、高度の医療に関する研修を行わせる能力を有するもので、厚生労働大臣の承認を得た病院。

▶療養型病床群
病院の一般病床（当時）のうち一群であって、主として長期にわたり療養を必要とする患者を収容するための病床（『国民衛生の動向2016／2017年』63(9)，188頁）

▶地域医療支援病院
国、都道府県、市町村、社会医療法人その他厚生労働大臣の定める者の開設する病院であって、200床以上の患者を入院させる施設があり、地域医療確保のために他の病院や診療所からの首魁患者に医療を提供すること、建物・設備・器械または器具を当該病院以外の医師・医療従事者の診療・

### 1 医療法（1948〔昭和23〕年制定）

わが国の医療提供体制の基本となる法律であり、医療施設の基準などを定めている。これまでに数回にわたる重要な改正を行ってきた。

1985（昭和60）年の第1次法改正では、医療資源の地域偏在の是正と医療施設の連携推進を目指し、都道府県医療計画の導入などを行った。第2次改正（1992〔平成4〕年）は、医療施設機能の体系化（**特定機能病院、療養型病床群**）の制度化、医療に関する適切な情報提供（広告規制の緩和など）、医療の目指すべき方向の明示などが行われた。第3次改正（1997〔平成9〕年）には、医療提供者が適切な説明を行い、医療の受けての同意を得るよう努めること、療養型病床群の診療所への拡大、**地域医療支援病院**の創設などが行われた。第4次改正（2000〔平成12〕年）には、病院の病床を療養病床と一般病床に区分し、病院等の必置施設の規制を緩和した。第5次改正（2006〔平成18〕年）では、医療計画の見直し等を通じた医療機能の分化・連携、医師不足問題の対応、医療安全の確保、医療従事者の資質の向上などが行われた。第6次改正は、**医療介護総合確保推進法**の中で説明したので参照されたい。

### 2 医薬品、医療機器等の品質、有効性及び安全性の確保等に関する法律（医薬品医療機器等法　旧称：薬事法　1960〔昭和35〕年）

薬事法は、医薬品、医薬部外品、化粧品及び医療機器に関する品質、有効性、安全性を確保するために必要な規制を行ってきた。それまでは医薬品と同じ条文で医療機器の規制を行ってきたが、2013（平成25）年に医薬品と医療機器とを分けて規定し、法律の名称も医薬品医療機器等法に変更された。

同法は、医薬品の製造販売の承認・許可、新医薬品の承認審査、医薬品の安全対策として医薬品の副作用等情報の収集を規定している。医薬品の副作用情報については、2002（平成14）年に薬事法（現・医薬品医療機器等法）を改正し、医師・薬剤師等の医療関係者から厚生労働省へ直接副作用等の情報の報告（医薬品・医療機器等安全性情報報告制度）が義務化され、副作用・感染症に関する情報収集が強化された。これらの情報は世界保健機関（WHO）国際医薬品モニタリングセンターに報告され、さらにWHOでは各国からの情報を解析し参加国にフィードバックされる。

表XⅢ-1　感染症の種類

| 1類感染症 | 2類感染症 | 3類感染症 | 4類感染症 | 5類感染症 | 新型インフルエンザ等感染症 | 指定感染症 | 新感染症 |
|---|---|---|---|---|---|---|---|
| エボラ出血熱<br>クリミア・コンゴ出血熱<br>痘そう<br>南米出血熱<br>ペスト<br>マールブルグ病<br>ラッサ熱 | 急性灰白髄炎<br>結核<br>ジフテリア<br>重症急性呼吸器症候群（SARS）<br>中東呼吸器症候群（MERS）<br>鳥インフルエンザ（H5N1）<br>鳥インフルエンザ（H7N9） | コレラ<br>細菌性赤痢<br>腸管出血性大腸菌感染症<br>腸チフス<br>パラチフス | E型肝炎<br>A型肝炎<br>黄熱<br>Q熱<br>狂犬病<br>炭疽<br>鳥インフルエンザ（H5N1, H7N9を除く。）<br>ボツリヌス症<br>マラリア<br>野兎病<br>その他政令で定めるもの | インフルエンザ（鳥インフルエンザ及び新型インフルエンザ等感染症を除く。）<br>ウイルス性肝炎（E型肝炎及びA型肝炎を除く。）<br>クリプトスポリジウム症<br>後天性免疫不全症候群<br>性器クラミジア感染症<br>梅毒<br>麻しん<br>メチシリン耐性黄色ブドウ球菌感染症<br>その他省令で定めるもの | 新型インフルエンザ<br>再興型インフルエンザ | 政令で1年間に限定して指定される感染症 | 人から人に伝染すると認められる疾病で、当該疾病にかかった場合の病状の程度が重篤であり、かつ、当該疾病のまん延により国民の生命及び健康に重大な影響を与えるおそれがあると認められるもの |

出所：感染症法を参考に筆者作成。

## 3　感染症の予防及び感染症の患者に対する医療に関する法律（感染症法　1998〔平成10〕年）

同法の前文には人類が感染症によって多大の苦難を経験してきたこと、感染症の根絶は人類の悲願であるが、医療の進歩、衛生水準の向上によりある感染症を克服してもまた新たな感染症の発生や既知の感染症の再興によって、今もって感染症が人類の脅威となっていることが説明されている。また、わが国においては**ハンセン病**等でいわれのない差別・偏見が存在したことを重く受け止め、これを教訓とすることの重要性が指摘されている。

従来は集団の感染症予防に重点を置いてきたが、個々の国民の予防と良質かつ適切な医療の積み重ねによる社会全体の感染症の予防の推進という考え方に転換した。具体的には、事後対応型行政から、普段から感染症の発生・拡大を防止するために、①感染症発生動向調査の法定化、②国による基本指針の策定と予防計画の策定をはかること、さらに感染力やり患した場合の症状の重篤性に基づいた感染症類型として1類感染症から5類感染症に分類するとともに、新型インフルエンザ等感染症、指定感染症、新感染症の制度を設けている（表XⅢ-1）。医療体制の構築として、厚生労働大臣が指定する特定感染症指定医療機関、都道府県知事が指定する第1種感染症指定医療機関と第2種感染症指定医療機関を法定化している。

患者の人権に配慮した入院手続きの整備として、医師からの十分な説明に対する同意に基づいた入院勧告制度が設置され、説明に応じない場合に入院措置が講じられるようになった。また、都道府県知事が72時間に限って入院勧告を行う応急入院制度を取り入れ、72時間を超える入院や10日毎の入院継続に対しては感染症の診査に関する協議会の意見を聞いた上で行わなければならない。

（田中幸子）

▶研究または研修に利用させる体制が整備されていること、地域の医療従事者の資質の向上をはかるための研修を行わせる能力、救急医療の提供能力などを有し、都道府県知事の承認を得たもの。

▶医療介護総合確保推進法
⇨ XⅢ-5 「医療介護総合確保推進法」

▶ハンセン病
日本では「らい」「らい病」などと呼ばれ、1907年にらい予防に関する件が可決・承認され、それ以降長い間隔離政策を行った。1943年にプロミンが開発され、不治の病ではなくなったにもかかわらず隔離政策は続き、1948年には断種と人工妊娠中絶の対象としてハンセン病患者を明記し、戦後も偏見、誤解が長く続いた。

## XIII 看護と法

# 3 労働基準法，労働契約法

### 1 なぜ労働者保護が必要か？

　私たちが生活する自由資本主義の社会においては，違法な取引でなければ契約自由の原則が適応される。例えば，Ａさんがりんごを持っていたとする。それをＢさんにいくらで売るかはＡさんとＢさんとの話し合いで取引きされる。
　これを労働に当てはめたらどうなるだろうか。資産家のＡさんは大きな工場を持ち，たくさんの従業員を抱えている。そこへＢさんが働きたいと申し入れた場合，ＡさんとＢさんの力関係は明白で，資産を持たず，日々の労働力で賃金を得なければならないＢさんは一方的に弱い立場に立たされる。そこで，法律により力の弱い労働者を保護して，使用者（雇う側）と労働者（雇われる側）が対等の立場に立てるようにするために労働法制がつくられた。

### 2 労働基準法とは

　労働基準法（194〔昭和22〕年制定）は，労働者が働くに当たって必要となる賃金や労働時間，休日など労働条件の最低条件を定めている。これらの労働条件は看護職が活き活きと働き続けるために極めて重要な法律である。
　同法の適応範囲は，正社員だけでなく，学生のアルバイトやパート嘱託社員外国人労働者などあらゆる労働者に適応され，その労働条件は労働者と使用者が対等の立場で決定しなければならない（同法第２条）。使用者は国籍や信条，性別などで待遇を差別してはならない（同法第３条，４条）。また，労働者の意思に反して労働を強制させること，使用者でなくても誰であっても，人の労働に介入し，利益を得てはいけない（同法第５条，６条）。例えば，戦前は仕事をあっせんしていた口入屋が横行し，労働者の賃金から紹介料を中間搾取することがあった。労働基準法は労働者保護の目的でこうした中間搾取を禁じている。
　○解雇：労働者を解雇しょうとする場合は，30日前に予告しなければならない。予告しなければ30日分以上の平均賃金を支払わなければならない（同法第20条）。ただし，解雇には合理的な理由が必要であり，そうでない場合は，解雇権の濫用（労働契約法参照）となり無効になる。
　○賃金の支払い：賃金は，ａ．通貨で，ｂ．直接労働者に，ｃ．全額を支払わなければならない。例外として銀行口座への振り込み，積み立て貯金の天引きなどが許されている（同法第24条）。

○労働時間と休憩時間：使用者は労働者に休憩時間を除き，1週間に40時間，1日に8時間を超えて労働させてはいけない（同法第32条）。ただし，労働組合，もしくは労働者の過半数を代表する者との書面による協定により**三六協定**を締結し，時間外労働をすることができる。使用者は，労働時間が6時間を超える場合においては少くとも45分，8時間を超える場合においては少くとも1時間の休憩時間を労働時間の途中に与えなければならない（同法第34条）。

○年次有給休暇：使用者は，6カ月間継続勤務し全労働日の8割以上出勤した労働者に対して，10日の有給休暇を与えなければならない（同法第39条）。年次有給休暇は労働者が何日で自由に取得できるが，繁忙期などの場合，使用者は**時季変更権**を行使できる。

○いじめやハラスメント：職員間のいじめやハラスメントは個人の問題では済まされなくなっている。使用者にはa．労務の提供に関して良好な職場環境の維持確保に配慮すべき義務，b．職場環境を侵害する事件が発生した場合，誠実かつ適切な事後措置をとり，迅速正確に調査，対処する義務などの職場環境配慮義務があり，適切に対処することが求められている。

## 3 労働契約法の成立の背景と意義

国境を越えた経済のグローバル化・情報化によって，日本の労働環境が著しく変化している。これまでの**集団的労使関係**の機能が低下し，**個別的紛争**が増加している。さらに少子高齢化によって，毎年定期的に新卒者を安定的に確保することが難しくなってきており終身雇用・年功序列・新卒定期採用・定年という雇用サイクルが続かなくなってきている。その上，組織への忠誠心がなくなったわけではないが，滅私奉公的な忠誠心は薄れ，自分の時間を大切にする**ワークライフバランス**の考えやキャリアアップに関心をもつ人が増えており働く人々の意識が変化している。こうして個々人の価値観の多様化に対応できる雇用政策が必要となってきた。このような状況において**労働契約**の全てを労使の自由な交渉に委ねていると労働者が不利になってしまう。労働契約法は，使用者と労働者との格差を是正し，両者の実質的な対等性を確保し，個別の労働関係を安定したものにすることを目的としている。

労働契約において使用者と労働者は対等な立場で労働契約を結ばなくてはならない（同法第3条）。労働基準法では，労働条件について，使用者と労働者の立場の対等性を規定しているが（労働基準法第2条），労働契約そのものの対等性を規定しているのが，労働契約法である。

（田中幸子）

▷**三六協定（さぶろくきょうてい）**
時間外労働の割増賃金，休日労働，60時間を超える時間外労働の代替休暇などを労働組合，もしくは労働者の過半数を代表する労働者と使用者（経営者：病院長など）とで書面による協定を締結し，労働基準監督署に届け出ること。労働基準法の36条に規定されていることから三六協定といわれる。

▷**時季変更権**
繁忙期など労働者に休暇を与えれば事業に支障をきたす場合に，使用者は，労働者に休暇の日程を変更してもらうことができる。

▷**集団的労使関係**
個々の労働者の地位や立場の弱さを克服して団結力を背景に集団的に交渉し，使用者側も団体の代表者として交渉に臨むような関係。

▷**個別的紛争**
人事労務管理の個別化や雇用形態の多様化によって，個々の労働者と使用者との紛争（個別労働紛争）が増加している。都道府県労働局において個別労働紛争の解決援助サービスを行っている。

▷**ワークライフバランス**
⇨ⅧI-6「ワークライフバランス支援」

▷**労働契約**
⇨ⅧI-1「採用と配属」

# XIII 看護と法

## 4 労使関係

### 1 労使関係とは

　労使関係とは，労働者と使用者との関係，通常「労働組合と経営者との間の組織的な人間関係」をいう。

　労働者とは，職業の種類を問わず，事業または事務所に使用される者で，賃金を支払われる者である（労働基準法第9条）。一方使用者とは，事業主または事業の経営担当者その他の事業の労働者に関する事項について事業主のために行為をする全ての者である（労働基準法第10条）。労使関係の代わりに「雇用関係」という用語が使われることが多くなっている。いずれも労働者と使用者との労働契約・雇用契約の締結・継続・解消の関係を意味し，個別の労使関係を雇用契約と呼ぶことが多く，集団的な関係を示す場合に「労使関係」という場合が多い。

　組織の集団が，労働契約の内容の変更を希望する場合には，労働組合の代表者または労働組合の委任を受けた者が，使用者と交渉することができる（労働組合法第6条）。労働契約に関する内容は，使用者と労働組合もしくは労働者の代表で，労働協約を締結する。労働協約は，使用者と労働者とが交渉を行い合意に達したことを書面にし，両代表者が署名捺印したものである。両当事者の署名捺印がないと労働協約としての効力はない

　また，使用者は勝手に労働契約の内容を変更することは許されず，残業時間や休日出勤などについては事前に労働組合，もしくは労働者の過半数を代表する者と協定を結ばなくてはならない。これを**三六協定**という。

### 2 なぜ労使関係が重要なのか

　自由資本主義においては契約自由の原則で社会が動いている。その中で労働者は日々，労働力を提供しそれと引き換えに賃金を得て生活をしている。そのためにはまず，どのような労働をどのような条件で行うのか，賃金はいくらかなど使用者と労働契約を締結することが必要となる。この労働契約の内容は，生活がかかっている労働者にとっても，生産性や経営の責任を担っている使用者にとっても極めて重要になってくる。

　前節「労働基準法，労働契約法」でも述べたように，労働契約がそのまま，契約自由の原則の下で締結されてしまうと，個々の労働者は一方的に弱い立場

---

▷1　生産性労働情報センター編『新版　労使関係擁護の手引き』財団法人社会経済生産性本部，2000年，137頁。

▷2　久本憲夫「労使関係と雇用関係」『日本労働研究雑誌』No. 675, April, 2015年，24頁。

▷三六協定（さぶろくきょうてい）
⇨ XIII-3 「労働基準法，労働契約法」

に立ってしまう。そこで労働関係法規で労働者を保護し，使用者と対等の立場で交渉できるようにすることが必要になってくるのだが，それでも個々の労働者が使用者のところへ乗り込んでいって交渉するのは困難である。そこで労働者が団結して労働組合などの組織をつくり，使用者とより対等な立場で交渉することができるようになる。一方で，経営者側も対抗手段を取り団結し，使用者団体や経営者団体をつくってこれに対抗しようとする。労使関係は個別的な関係であると同時に集団的な関係でもある。さらに，自分たちに有利な労使関係を導くためにそれぞれの団体は自分たちの利益をくみ取ってくれる政治家，政治団体に働きかけて自分たちに有利な政策を誘導しようとする。労使関係のあり方は，長年の労使関係のあり方，国家による労働政策や労働法制，社会文化などによって，独特なものになっていく。

## 3 日本的労使関係

わが国の労使関係は**オイル・ショック**の打撃を素早く克服したことから「日本的労使関係」と呼ばれ，世界的に注目の的となった。その特徴はａ．終身雇用制度（新規学卒者を定期採用し特別の事情がない限り定年まで確実に雇用するという慣行），ｂ．年功序列制度（年功によって昇進，昇格，昇給などが行われる制度），ｃ．企業別組合の３つに代表される。

終身雇用制度においては，男性である夫が働き，妻は家庭を守るという構図で，夫は年功的に昇給し，厚生年金に入っている夫の下で妻は**第三号被保険者**として守られてきた。こうした日本的な社会保障制度は急激な少子高齢化によって社会保障制度が立ち行かなくなっており次第にゆらぎ始めている。

## 4 近年の日本的労使関係の変容

**バブル景気**の収縮，経済のグローバリゼーションによって外資系企業が日本に参入し，日本的な労使関係は縮小，変化しつつある。外資系企業といえども日本の現行法が適応され，合理的理由のない解雇は無効となる。しかし，多国籍展開する企業にとって国ごとに異なる法制度は障壁になりやすいことが指摘されており（「グローバル企業　法と衝突」『朝日新聞』2016年5月3日付），日本的労使関係を現状のまま維持し外資系企業の参入を阻害するのか，労使関係のあり方を変えて対応するのか，方向性が迫られている。このように国民の権利を守る立憲主義や労働法制とは無縁の経済合理性が日本社会に迫ってきているのも現実である。さらに近年問題なっている**ブラック企業**は日本型雇用が変質したもので，諸外国と比較した日本の企業の特徴は命令権の強さはそのままで手厚い福祉や雇用保障を切り捨てたもの（「日本型雇用　深まる議論」『朝日新聞』2014年9月15日付）とする考え方も出ている。

（田中幸子）

▷**オイル・ショック**
1973年に第四次中東戦争が勃発し，ペルシャ湾岸産油国6カ国は原油価格を引き上げ，国際的な経済混乱を引き起こした（第1次オイルショック）。1978年はイラン革命によって，イランでの石油生産が中断，1979年には対日原油供給の削減を通告され，日本の石油需給がひっ迫した（第2次オイルショック）。

▷3　生産性労働情報センター，2000。

▷**第三号被保険者**
民間企業や公務員等の第二号被保険者に扶養されている配偶者をいう。これらの人々は保険料を支払わなくても，第二号被保険者が支払う厚生年金などで一括して支払うので国民年金を受け取ることができる。一方で国民年金は夫婦共々，支払いが必要であり不平等が指摘されてきた。

▷**バブル景気**
1986年12月から1991年2月までに起きた日本の資産価値の上昇。株や土地が，適正な経済水準よりも大幅に上昇した。

▷**ブラック企業**
採用した労働者を劣悪な環境・条件（長時間労働やサービス残業，労働に見合わない低賃金など）で働かせる企業。

# XIII 看護と法

## 5 医療介護総合確保推進法

### 1 医療介護総合確保推進法制定とは

医療介護総合確保推進法（2014〔平成26〕年6月25日公布。医療及び介護の総合的な確保を推進するための関係法律の整備に関する法律）は，医療法をはじめとする医療・介護に関する諸法を一括して改正し整備した法律である。

医療介護総合確保推進法の趣旨は，効率的かつ質の高い医療提供体制と**地域包括ケアシステム**の構築を通じて，地域における医療及び介護の総合的な確保を推進するものである。これによって，医療法，地域における医療及び介護の総合的な確保の促進に関する法律，介護保険法，保健師助産師看護師法，歯科衛生士法，診療放射線技師法，歯科技工士法，臨床検査技師法，看護師等の人材確保の推進に関する法律などが改正された。

### 2 医療介護総合確保推進法の概要

医療介護総合確保推進法の概要を**表XIII-2**に示した。

> **▷1 医療介護総合確保推進法と紛らわしい法律**
> 1989（平成元）年に制定された，旧「地域における公的介護施設等の計画的な整備等の促進に関する法律」は，「地域における医療及び介護の総合的な確保の促進に関する法律」に改められており，これは「医療介護総合確保法」（下線筆者）と略されているので注意されたい。
>
> **▷地域包括ケアシステム**
> ⇨ XII-4「地域医療連携と地域包括ケアシステム」

**表XIII-2 医療介護総合確保推進法の概要**

| |
|---|
| **1．新たな基金の創設と医療・介護の連携強化** |
| ①都道府県の事業計画に記載した医療・介護の事業（病床の機能分化・連携，在宅医療・介護の推進等）のため，消費税増税分を活用した新たな基金を都道府県に設置 |
| ②医療と介護の連携を強化するため，厚生労働大臣が基本的な方針を策定 |
| **2．地域における効率的かつ効果的な医療提供体制の確保** |
| ①医療機関が都道府県知事に病床の医療機能（高度急性期，急性期，回復期，慢性期）等を報告し，都道府県は，それをもとに地域医療構想（ビジョン）（地域の医療提供体制の将来のあるべき姿）を医療計画において策定 |
| ②医師確保支援を行う地域医療支援センターの機能を法律に位置付け |
| **3．地域包括ケアシステムの構築と費用負担の公平化** |
| ①在宅医療・介護連携の推進などの地域支援事業の充実とあわせ，全国一律の予防給付（訪問介護・通所介護）を地域支援事業に移し，多様化 |
| ＊地域支援事業：介護保険財源で市町村が取り組む事業 |
| ②特別養護老人ホームについて，在宅での生活が困難な中重度の要介護者を支える機能に重点化 |
| ③低所得者の保険料軽減を拡充 |
| ④一定以上の所得のある利用者の自己負担を2割へ引き上げ（ただし，月額上限あり） |
| ⑤低所得の施設利用者の食費・居住費を補填する「補足給付」の要件に資産などを追加 |
| **4．その他** |
| ①診療の補助のうち特定行為を明確化し，それを手順書により行う看護師の研修制度を新設 |
| ②医療事故に係る調査の仕組みを位置づけ |
| ③医療法人社団と医療法人財団の合併，持分なし医療法人への移行促進策を措置 |
| ④介護人材確保対策の検討（介護福祉士の資格取得方法見直しの施行時期を27年度から28年度に延期） |

出所：『国民衛生の動向』63(9)。

**表XIII-3　医療機能**

| 区　分 | 定　　　　義 |
|---|---|
| 1．高度急性期機能 | 急性期の患者に対し，当該患者の状態の早期安定化に向けて，診療密度の特に高い医療を提供するもの |
| 2．急性期機能 | 急性期の患者に対し，当該患者の状態の早期安定化に向けて，医療を提供するもの（1．に該当するものを除く） |
| 3．回復期機能 | 急性期を経過した患者に対し，在宅復帰に向けた医療またはリハビリテーションの提供を行うもの（急性期を経過した脳血管疾患，大腿骨頸部骨折その他の疾患の患者に対し，ADL〈日常生活における基本的動作を行う能力をいう〉の向上及び在宅復帰を目的としたリハビリテーションの提供を集中的に行うものを含む） |
| 4．慢性期機能 | 長期にわたり療養が必要な患者（長期にわたり療養が必要な重度の障害者〈重度の意識障害者を含む〉，筋ジストロフィー患者，難病患者，その他の疾患患者を含む）を入院させるもの |

出所：岩渕豊『日本の医療：その仕組みと新たな展開』中央法規出版，2015年，181頁。

### ③ 病床機能報告制度と地域医療構想（ビジョン）

医療介護総合確保推進法において医療法を改正して実施されるのが，病床機能報告制度と地域医療構想（ビジョン）である。

病床機能報告制度は，病院（**一般病床・療養病床**）及び有床診療所が，病床の担っている「医療機能」（表XIII-3）の今後の方向を選択し，病棟単位で報告する制度である。

医療法上の一般病床は，病院の全病床の6割弱を占めているが，その機能は明示されず，多様な患者を受け入れている現状がある。一方診療報酬上は，一般病床に関して看護体制によって区分はされているが，7対1などの手厚い看護体制のほうに病床が集中してしまい，患者の状態に見合った体制とはいいがたいものであった。そこで医療法を改正し，医療機能の分化・連携を推進するにあたり，地域において各医療機関が担っている医療機能の情報を把握・分析することとなった。

この報告を受けて，都道府県知事は，**医療計画**の一部として将来の医療提供体制に関する構想（**地域医療構想**）を策定することとなった。

### ④ 看護職者に関連する改正

保健師助産師看護師法第37条の2において，**特定行為**を診療補助行為として手順書により行う看護師について規定している。

また，看護師等の人材確保法第16条の3において，離職した看護師等の都道府県センターへの届け出が努力義務となった。

### ⑤ 医療従事者の勤務環境改善

医療法では，病院・診療所の管理者の医療従事者の勤務環境の改善，都道府県ごとに医療勤務環境改善支援センターを設置することなどが規定された。

（田中幸子）

▷**一般病床・療養病床**
医療法では病床の種別を，①一般病床，②療養病床，③精神病床，④感染症病床，⑤結核病床に分けている。

▷**医療計画**
医療法第30条4において都道府県は医療提供体制の確保を図るための計画（以下「医療計画」という）を定めるものとするとされ，医療圏の設定，基準病床数の策定が実施されている。さらに，5疾病（がん，脳卒中，急性心筋梗塞，糖尿病，精神疾患）5事業（救急医療，災害時における医療，へき地の医療，周産期医療および小児医療），在宅医療について達成すべき目標，医療連携体制を計画に記載し，具体的な数値目標を設定しPDCAサイクルを推進している。

▷**地域医療構想**
地域医療構想の具体的な内容としては，①2025年の医療需要と病床の必要量，②目指すべき医療提供体制を実施するための施策について定めることとされている。

▷**特定行為**
⇨ XIII-1 「保健師助産師看護師法，看護師等の人材の確保に関する法律」

## XIII 看護と法

# 個人情報保護法

### 1 情報化社会の進展と個人情報の保護の歴史的経緯

　個人情報の保護という概念は印刷技術やマスコミの発展に伴って形成されてきた。1800年代のアメリカではプライバシー権（right of privacy）とは「ひとりにしておかれる権利（right to be let alone）」と理解された。日本では1961年，三島由紀夫氏の小説『宴のあと』をめぐってプライバシー侵害として訴訟に発展した。裁判では，マスコミの発展との関係においてこの権利を認めることの必要性が指摘され，プライバシー権とは「私的生活をみだりに公開されないという法的保障ないし権利」とされた（1964年9月26日東京地裁判決，『判例時報』385号）。現代のネットワーク情報化社会においてプライバシー問題はさらに進展し，伝統的な「ひとりにしておかれる権利」から「自己に関する情報の流れをコントロールする個人の権利（individual's right to control the circulation of information relating to oneself）」，すなわち「自己情報コントロール権」という積極的な権利へと発展してきた。

### 2 インターネット社会と「忘れられる権利」

　2014年5月インターネット上の不都合な個人情報を消す「忘れられる権利」が欧州連合（EU）の司法裁判所により認められた。具体的事件の概要は自分の名前を検索した際に10年以上前の社会保険料滞納の情報が表示されることについて，裁判所は，検索サイト側には検索結果の削除義務があると判断したのである。この事件がきっかけで「忘れられる権利」は国際社会の注目を浴びた。それによって検索サイト側は「忘れられる権利」についてあらゆる次元からケース・バイ・ケースで検討を始めた。日本でも2014年10月に，名前の検索で犯罪に関与しているような結果が出るとして削除を求めた仮処分申し立てで，東京地裁は削除を命じた。ところが，2016年にはこうした削除命令を一部取り消す事例も見受けられ，まだ日本では「忘れられる権利」について判断は定まっていない。

### 3 国際社会における個人情報保護

　1980年9月23日，OECD（経済協力開発機構）の理事会で「プライバシー保護と個人データの国際流通についての勧告」（OECD 8原則）が採択された。

OECD 8原則（国内適応における基本原則）では，①収集制限の原則（個人データの収集には制限を設けるべきであり，いかなる個人データも，適法かつ公正な手段によって，かつ適当な場合には，データ主体に知らしめまたは同意を得た上で，収集されるべきである），②データ内容の原則（個人データは，その利用目的に沿ったものであるべきであり，かつ利用目的に必要な範囲内で正確，完全であり最新なものに保たれなければならない），③目的明確化の原則（個人データの収集目的は，収集時よりも遅くない時点において明確化されなければならず，その後のデータの利用は，当該収集目的の達成または当該収集目的に矛盾しないでかつ，目的の変更毎に明確化された他の目的の達成に限定されるべきである），④利用制限の原則（個人データは，明確化された目的以外の目的のために開示利用その他の使用に供されるべきではないが，次の場合はこの限りではない。データ主体の同意がある場合，または法律の規定による場合），⑤安全保護の原則（個人データは，その紛失もしくは不当なアクセス，破壊，使用，修正，開示等の危険に対し，合理的な安全保護措置により保護されなければならない），⑥公開の原則（個人データに係わる開発，運用及び政策については，一般的な公開の政策が取られなければならない。個人データの存在，性質及びその主要な利用目的とともにデータ管理者の識別，通常の住所をはっきりさせるための手段が容易に利用できなければならない），⑦個人参加の原則（データ主体に対し，自己に関するデータの所在及び内容を確認させ，または異議申し立てを保証すべきである），⑧責任の原則（データ管理者は，上記の諸原則を実施するための措置に従う責任を有する）。

## ❹ 個人情報保護法と医療

同法の目的は，個人情報の有用性に配慮しつつ，個人の権利利益を保護する（第1条）ことである。そして法律でいう個人情報とは，生存する個人の情報である（第2条）が，厚生労働省ガイドライン（以下ガイドライン）では，当該患者・利用者が死亡した後においても医療・介護関係事業者がそれらの情報を保存している場合には生存する個人の情報と同等の安全管理措置を行うこととしている。また，個人情報取扱事業者についても法律では，国の機関等，法で適用除外となっている事業所（第2条3項）や，小規模事業者（識別される個人の数が6カ月で5000人を超えない事業者）も，ガイドラインを遵守する努力を求めている。

個人情報を取り扱うに当たっては，利用目的をできる限り特定しなければならない（第15条）。そしてあらかじめ本人の同意を必要とする（第16条）ことから，病状説明を行う場合などは本人に対しあらかじめ同意を得ることが望ましいとされている。学術研究の目的で個人情報を取り扱う場合は**適応除外事項**（第66条）とされているが，ガイドラインでは医療・介護関係機関等は自主的に個人情報の適正な取扱いを確保することが期待されているとしている。

（田中幸子）

▶**適応除外事項**

以下については個人情報保護の適用除外としている（第66条）

一　放送機関，新聞社，通信社その他の報道機関（報道を業として行う個人を含む。）報道の用に供する目的

二　著述を業として行う者　著述の用に供する目的

三　大学その他の学術研究を目的とする機関若しくは団体又はそれらに属する者　学術研究の用に供する目的

四　宗教団体　宗教活動（これに付随する活動を含む。）の用に供する目的

五　政治団体　政治活動（これに付随する活動を含む。）の用に供する目的

**参考文献**

Samuel, D. W. & Louis, D. B. "Privacy & confidentiality perspective, archivists & archival records," Chicago Society of America Archivists C 2005.

外務省 http://www.mofa.go.jp/mofaj/gaiko/oecd/privacy.html

厚生労働省 http://www.mhlw.go.jp/topics/bukyoku/seisaku/kojin/index.html

「忘れられる権利」『朝日新聞』2016年8月24日付。

三島由紀夫『宴のあと』新潮文庫，2006年。

# 第 5 部 リスクマネジメント

## guidance

　ヒトは誤りを犯す生きものである。能力，意欲の高い人であっても100％はありえない。この意味で「間違いは誰にでもある」とすまされる場合もあるが，医療の分野では，人の命に関わるだけに，そうはいかない。また，人為的ミスがなかったとしても，病院などでは，常に感染や被曝などの危険にさらされている。医療の現場はリスクと隣り合わせの環境であるといえるだろう。リスクマネジメントとは，リスクを避ける，あるいはリスクによる影響を最小限にとどめるために，組織として十分な備えをしておくことである。例えば，万全を期しても人為的ミスが避けられないとすれば，1人のミスが事故に結びつかぬよう，2重，3重のチェック体制を講じておくことが必要となる。

　第5部では，まず，看護現場のハザードとして，感染や薬品などの物理的なハザードから組織などの人為的なハザードまで，潜在的な危険因子について紹介されている。それを受けて次の章では，このようなハザードに対して医療の現場では，どのような対策が講じられているのか，リスクマネジメントの現状について解説が加えられている。

第5部　リスクマネジメント

## XIV　看護現場のハザード

# ハザードとは

▶リスクマネジメント
日本看護協会が1999年に策定した「組織で取り組む医療事故防止：看護管理者のためのリスクマネジメントガイドライン」では，医療におけるリスクマネジメントの目的を「事故防止活動などを通じて，組織の損失を最小に抑え，医療の質を保証すること」と定義している。看護におけるリスクマネジメントは「関連部署と連携をしながら，リスクマネジメントの手法を用いて，患者・家族，来院者および職員の安全と安楽を確保すること」とし，その結果「看護の質を保証し，医療の質保証に貢献すること」と述べている。

### 1　リスクマネジメントとハザードの関係

　安全な医療サービスを提供することは，医療の最も基本的な要件の1つである。このため，看護師等養成施設や医療機関においては，学生や職員の医療安全に対する知識，技術，態度を養うとともに，組織で医療事故防止に取り組む**リスクマネジメント**が重要となる。リスクマネジメントとは，リスクを把握し，そのリスクを分析して発生頻度や影響度の観点から評価するリスクアセスメントと，**リスクレベル**に応じて対策を講じるリスク対応を網羅する一連のプロセスを指す（図XIV-1）。リスクマネジメントにおいては，まずリスクを把握する段階で現場の状況からリスクの先行要因，すなわちハザードを特定できるかどうかが鍵となる。

### 2　ハザードとは

　日々患者に看護援助を提供する中で，危険だと感じたことはないだろうか。この危険という日本語は「あぶないこと」や「悪い結果につながる可能性」を示す。一方，英語では danger, peril, hazard, risk など複数の表現がある。ハザード (hazard) は「偶然」や「運」といった意味ももつことから，必ずしも悪い結果につながるとは言い切れないけれども，その可能性をはらんでいる状態をいう。ラリー (Lalley, E. P.) はリスク (risk) を「損害発生の可能性」，ペリル (peril) を「損害を生じさせる作用」，ハザード (hazard) を「損害発生の可能性を高める条件」と定義している (Lalley, 1982)。なお，デンジャー (danger) はペリルと同義と考えてよい。つまり，ハザードとは医療の中で事故発生の可能性を高める環境，事象，要因を指す。医療分野では聞き慣れない用語であるが，危険の源を明確かつ具体的に特定するためには重要な概念である。

### 3　ハザードとリスク

　看護現場において何をハザードとみなすか。例えば，病棟で患者が手すりにつかまりながら歩行訓練をしているとする。前方の進路上に車椅子が放置してあったり，見通しの悪い曲がり角から急に他

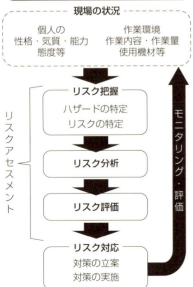

図XIV-1　リスクマネジメントのプロセス

者が出てきたりした場合，患者がそれらに衝突するかもしれない。また，床が水で濡れている場合は滑りやすくなる。ここでは「車椅子」や「見通しの悪い曲がり角」「他者」「濡れた床」「歩行が不安定である患者状態」といったことがハザードである。このようなハザードはもしかしたら患者の転倒を招き，その後，腰部を床で強打して大腿部を骨折，という悪い結果につながるかもしれない。しかし，患者がうまく避けたり，転倒したとしても手をつく程度で済んだりした場合は悪い結果にはつながらない。骨折などという悪い結果が発生するか否かは不確実であり，確率的な出来事である。

　こういったハザードが要因で転倒がどのくらいの確率で起こるのか，また転倒した際に生じる患者へのダメージの大きさはどのくらいかといったように，悪い結果につながる可能性や危険性を示すものをリスクという。つまり，リスクという用語は危険に対して確率的な要素が伴うときに用いられる。看護現場で問題に気づいたときはそのハザードが引き起こす結果の発生頻度と影響度（重大さ）に注目し，頻度が高く影響度が重大な問題から優先して対応する必要がある。しかし，人間は「気づいたことにしか対応することができない」ため，ハザードやリスクを意識し，まずは「気づくこと」が重要となる。

## 4　ハザードの特定

　ハザードの特定は個人の直感だけに頼ることは困難で，リスクを見落とす可能性がある。ハザードを特定する方法は様々あるが，一般的には過去に発生した事例（インシデント・アクシデント報告など）を分析したり，現場における**医療安全ラウンド**や **KY 活動**を行ったりしながら情報を得ている。それらの情報を診療科別，業務別または事故の種類別などに分類，整理しておくことでハザードを特定するだけではなく，ハザード対策や管理，評価においても大いに役立つ。

　また，現場にハザードがあるか，そのハザードで影響を受けるのは誰か，どのようにして事故につながるのかといったハザードの特性を明らかにすることが重要である。リスクアセスメントのためにそのハザードにより事故が発生する可能性と結果の重大性を明らかにしておくこともハザードの特定に含まれる。しかし，例えば同じハザードであっても成人期や乳幼児期といったような患者特性によって考えられるリスクの大きさは違ってくる。ハザードを列挙するだけではなく，その患者にとってハザードがもたらすリスクがどのようなものかを見極め，対処しなければならないものかどうかを判断することも重要となる。

（笠原康代）

▶**リスクレベル**
「発生確率」と「発生した場合に悪い結果が発生する確率」「悪い結果の重大さ」を組み合わせて考えるリスクの大きさ。対策の優先度を検討する際，この3つをかけ合わせるなどして点数化したものをリスクレベルとし，高得点のものから対処する方法がある。

▷1　Lalley, E. P., *Corporate uncertainty and risk management*, Risk Management Society Publishing, 1982.

▶**医療安全ラウンド**
定期的な院内巡回活動。医療安全パトロールとも呼ばれる。現場の現状把握や職員とのコミュニケーションを図りながら問題点を見出し，安全対策の立案や対策の実施，周知につなげることを目的としている。その実施形態や頻度，メンバー，方法は施設によって様々な工夫がなされている。

▶**KY 活動**
危険予知活動。危険（キケン）のK，予知（ヨチ）のYをとってKY活動という。作業を行う前やミーティングなどで看護場面や作業に潜む危険を短時間で話し合い，危険に気づき，対策を決め，行動目標を立て，一人ひとりが実践するといった活動である。

第5部 リスクマネジメント

## XIV 看護現場のハザード

# 2 ハザード知覚の特徴

### 1 ハザード知覚とは

　ハザード知覚とは，ある状況の中で事故発生の可能性を高めるような環境，事象，条件，要因といったハザードを発見する過程をいう。すなわち，その状況において事故に結びつくかもしれない個々の対象や事象を判別し把握する心的過程がハザード知覚である。一方，その状況において事故が発生する可能性や影響度（重大さ）がどの程度あるかを評価する心的過程を**リスク知覚**という。

### 2 看護現場におけるハザード知覚

　看護職者は今までの経験や知識を頼りに，患者状態や現場の状況の変化を観察し，予測しながら業務を遂行している。看護の対象となる人々は，新生児から高齢者と**成長・発達段階**が様々で，疾患や治療の内容によって重症度も異なる。状況が時々刻々と変化するものもあれば，急変する場合もある。

　蓮花一己による**ハザードの分類**を参考に，看護現場について考えると，絡まったカテーテルや濡れた床のように具体的に目に見える事象で，かつ誰にとっても危険性が明白であるものは顕在的ハザード，そして移送する際の廊下の死角や，病原体のように危険性が見えづらく隠れている可能性のあるものは潜在的ハザードといえる。また，患者状態と薬剤の作用，医療器材の設置場所といったように様々な条件の相互関係でリスクレベルが変化する場合がある。このように顕在的ハザードと潜在的ハザードの両方の要素を備えつつ，変化する可能性があるものは間接的ハザードといえる。目の前にある状況や事物そのものは，今は危険ではないが，今後の状況次第では危険なものになりうるという意味で危険が潜在化しているものが看護では数多く存在する。

　また，看護業務は，観察や監督のみではなく，様々な患者や周辺環境へ直接的に介入することが多い。同じような状況下であっても，患者の状態や介入の方法によって考えられるハザードやリスクの大きさも異なってくるため，その判断は非常に複雑となる。判断する段階で要求されるのは，目の前にある状況から予測に応じて重要な事象を見つけることである。これがハザード知覚の基礎であり知覚技能である。看護学生や国家資格を取得して間もない看護職者にとってこうした技能の習得は不可欠であり，医療安全教育の大きなテーマの1つとなっている。

▷リスク知覚
リスク知覚は，事故の発生する可能性や影響度がどの程度あるかを評価する過程において「以前もたいしたことにはならなかった」「自分なら大丈夫だろう」といった過去の記憶や知識・技能面に対する自己評価（主観的評価）が影響する。

▷成長・発達段階
⇨ XIV-4「患者要因によるハザード」

▷ハザードの分類
蓮花はドイツの交通危険学に基づき，交通状況の中の外的危険（ハザード）をまず見える危険（顕在的危険）と見えない危険（潜在的危険）に分けている。さらにこの2つを交通状況によって直接的危険，間接的危険，死角的危険の3つに分類し説明している（蓮花, 1996）。

▷1 ⇨ XV-3「医療安全教育と学習支援」

## 3 看護学生のハザード知覚

学年によるハザード知覚の傾向を一般化するには限界があるが、多くの場合、学年が上がるほどハザードを指摘する数は多く、発見するスピードも早くなる。低学年になるほど明確な理由もなく直感でハザードを指摘する傾向がある。また、転倒・転落や輸液ラインの管理といった顕在的ハザードは気づきやすいが、薬剤の作用といった間接的ハザードは気づきにくい。

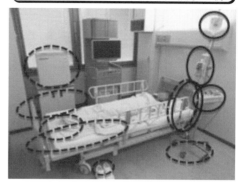

図XIV-2 学生と看護師の指摘箇所の傾向の一例

（注）学生＝点線、看護師＝実線

学生は、患者の状態を勘案しどのような状況が看護上重要なハザードであるかの判断が不十分であることが多い。一方、療養上の世話に関連する患者周辺の環境については意識が向きやすい（図XIV-2）。これは学内や実習施設における学習内容や経験の差が影響している可能性がある。学生は卒業後、看護師として施設で働き始めると同時に、安全に対する技術や行動を実践することが求められるようになる。そのため看護基礎教育においても早期から段階的な教育支援を行い、様々な場面におけるハザード知覚を育成する必要がある。

## 4 看護師のハザード知覚

患者の状態や環境などによって**リスクレベル**が変化する可能性が低く、状況が複雑ではない場面は初心者レベルの看護師（以下、若手看護師）もハザードを特定しやすい。しかし、患者の疾患や症状、薬剤などが多岐にわたり、多くの専門知識や判断を要するような間接的ハザードや潜在的ハザードについて、若手看護師はハザードを特定しづらい傾向がある。

熟練看護師は、長年にわたって蓄積してきた知識や経験によってハザードを的確に特定し対応できるようになる。一方で、慣れや過信によりリスクレベルを低く見積もり、ハザードを見逃すことがある。また、知覚や判断力、反応時間といった能力は加齢に伴い低下する傾向にあることを、熟練看護師や管理者は留意する必要がある。

医療は日々進歩し、新しい知識や経験を要する。最新の技術に遅れをとらないようにすることは、**認定看護師、専門看護師**以外、特に資格更新制度のない現状においては、基本的に看護職者個人の裁量に任されている。ハザード知覚は、単に経験年数によるものだけではなく、個人が蓄積してきた知識や経験によるものが大きい。つまり、日々刷新され、蓄積される知識や経験の増大でハザードの知覚技能も向上すると考える。よって、管理者は看護職者のハザード知覚を向上させるために様々な知識や経験を共有する機会を設けることが大切である。

（笠原康代）

▶リスクレベル
⇨ XIV-1 「ハザードとは」

▶認定看護師・専門看護師
⇨ V-6 「認定看護師・専門看護師・認定看護管理者・特定行為に係る看護師の研修修了生」

参考文献
蓮花一己『交通危険学』啓正社、1996年。

第5部　リスクマネジメント

## XIV　看護現場のハザード

 有害事象とハザード

### 1　看護と有害事象

　保健師助産師看護師法上，看護職の業務は"療養上の世話"と"診療の補助"の2つに大別される。前者は患者の症状等の観察，環境整備，食事や清拭，排泄の介助等といった日常生活を援助するものであり，看護職者の主体的な判断と技術をもって行う業務である。後者は，点滴，医療機器の操作，消毒といった限定的な処置など，身体的侵襲が比較的軽微な医療行為の一部について補助するものである。

　療養上の世話に関する**有害事象**としては，食事の誤配膳によるアナフィラキシーショックや食事介助時の誤嚥・窒息，ベッドからの転落による外傷といった患者への日常生活援助の中で起こったものが該当する。診療の補助に関するものは，不適切な薬剤投与や予定外のチューブ抜去といったものが該当する。後者は，療養上の世話と比べるとその機会は少なく思われるが，近年の患者の重症化や疾病構造の複雑化に伴い，発生頻度や影響度が高くなってきている。

　わが国では，看護職者が関与した有害事象の内容や発生件数について全国的に正確に把握する方法が確立されていない。よって，以降の項では世界的に主要な有害事象とされる薬剤関連のものと院内感染に焦点を当てて述べる。

### 2　誤薬による薬剤有害事象

　誤薬に起因する患者の健康状態の悪化は深刻な問題である。有害事象を引き起こしやすい薬剤の種類としては，抗生物質や抗凝固薬，β遮断薬，ジゴキシン，利尿剤，血糖降下薬などがあげられる。一般的に，薬剤が患者に投与されるまでには，医師による処方，薬剤師による調剤，そして看護師による投与といったプロセスを踏む。一連のプロセスには多数の段階があり，誤薬につながる可能性のあるハザードもそれだけ存在する。また，患者の特性によって薬剤の種類や量，作用も異なるため，ハザードはより複雑となる。

　薬剤の投与に際しては，処方箋の指示内容，患者名（IDや生年月日等），薬剤名，投与量，投与時機はもちろん，投与方法や副作用，アレルギー，医療器具の操作など留意すべき箇所が多々ある。多くの施設では現在も手書きの処方箋を使用しており，書き間違いや読み間違い，見逃しなどが生じやすく，情報の伝達や共有がタイムリーかつ適切に行いづらい環境にある。電子化されたオー

▶**有害事象**
治療や処置に際して見られる好ましくない徴候，症状など，医療に関連して何らかの被害が発生した場合をいう。過失の有無は問わない。同様の意味合いで「医療事故」が用いられるが，有害事象は院内感染や不可避の合併症なども含める。

▶**PTP包装シート**
錠剤やカプセルをアルミとプラスチックではさみシート状に包装したもの。PTPとはPress through Packの略である。

▶**リスクテイキング**
リスク敢行性（risk taking）。危険と知りながら（よく知らない場合もありうるが），事故発生の可能性のある行動を実行する，あるいはあえて危険な行動をとること。

▶**院内感染**
入院中の患者が病院内で新

ダーエントリーシステムを導入することで誤薬の発生率は減少することから早期の導入が望まれる。また，外観や名称（薬剤の略号含め）の類似した薬剤が多種類存在している状況は薬剤の取り違えにつながりやすいため，保管場所に留意が必要である。なお，同じ薬剤名であっても患者によって用量や薬効，形態が異なっている場合もある。類似した氏名の患者の存在も患者間違いのハザードとなる。また処方箋や薬剤に表記されている文字や単位（記号）が小さく読み取りにくく，読み間違いや見逃しによる誤薬の要因になる。さらには**PTP包装シート**の硬い材質や形状もハザードとなりうる。シートごと飲み込み，消化器粘膜を損傷する患者がいるため患者や家族へ与薬時にハサミで1つずつ切り離さないよう説明したり，一包化したりといった対応が必要になる。

看護職者の多種多様な業務による時間的切迫感や作業中断といった，1つの業務に集中できない環境も誤薬発生率の上昇につながるハザードとなる。日常的に行われる業務であることから生じる「慣れ」の状況も，薬剤や患者への注意が低下し，誤薬につながるハザードの1つである。看護職者の薬剤に関する知識や与薬技術不足，**リスクテイキング**傾向も注意すべきである。患者や家族が薬剤を管理している場合は，理解力や記憶力，薬剤を取り扱う緻密動作能力にも留意が必要となる。

## 3 院内感染

**院内感染**は，入院患者において高い頻度で見られる合併症である。チャールズ・ビンセントは，院内感染の約80％はカテーテル関連の尿路感染症，手術部位感染，血管内留置器具関連の血流感染症，肺炎の4種類であり，感染経路は1つのこともあれば複数のこともあり，起炎菌も1種類とは限らないと述べている（Vincent, 2010）。感染源は人間であることもあれば，周辺環境の場合もある。病原体の定着や感染は，重度の基礎疾患を有する患者や手術を受けたばかりの患者，カテーテルやチューブといった医療器具を留置している患者に起こりやすい。院内感染に関係する主なハザードを**表XIV-1**に示す。

感染防止のためには，まず看護職者自身が感染の媒介になることや自身も感染する危険性があることを自覚する必要がある。また，**スタンダードプリコーション**の実施を徹底することが重要である。感染管理では，感染の種類や経路を慎重に特定するとともに，アウトブレイクへの迅速対応と標準的な調査，モニタリングを実施し，感染防止に取り組むことが重要となる。　（笠原康代）

表XIV-1 院内感染に関する主なハザード

| | 状況・条件 |
|---|---|
| 患者 | ・免疫機能の低下（感染しやすく，発病しやすい）<br>・耐性菌（抗菌薬の効かない菌）が出現しやすい<br>・感染症あり，保菌者，予防接種歴なし<br>・咳やくしゃみ，出血，浸出液，排泄物，傷がある場合<br>・スタンダードプリコーションの知識・技術力不足，不遵守 |
| 医療従事者<br>面会者 | ・保菌者及び体液（血液等）に触れ汚染した手指，器具<br>・予防接種や罹患歴なし<br>・咳やくしゃみ，傷がある場合<br>・スタンダードプリコーションの知識・技術力不足，不遵守 |
| 設備・環境<br>管理 | ・部屋の構造（大部屋），空調の不備<br>・入浴場やトイレの汚染<br>・マスク，ゴーグル，エプロン，手洗い場などの設置不備<br>・感染症廃棄物の不適切な処理<br>・汚染された寝具，寝衣，リネンの不適切な取扱い<br>・感染防止に関する教育や訓練不足<br>・感染管理不足 |

たな感染症にかかることをいう。医療関連感染とも呼ばれる。入院中に発病した場合，病原微生物に病院外で感染し，潜伏期間中に入院したものは含まない。

▶1　Vincent, C., *Patient Safety 2nd Edition*, Blackwell Publishing Limited, 2010.

▶スタンダードプリコーション
全ての患者に対して標準的に講じる感染対策。患者の血液，体液（唾液，胸水など），汗を除く分泌物，排泄物，あるいは粘膜や傷のある皮膚を感染の可能性があるものとみなし対応することで，患者と医療従事者双方における感染のリスクを減らす予防策。具体的には，手指衛生の徹底，手袋やマスク，ガウン，ゴーグル，フェイスシールドの適切な使用，注射針や血液などの汚染物の適切な取扱い，血液や体液などで汚染された寝具や寝衣・リネンなどの適切な取扱い，感染性廃棄物の適切な処理がある。

第5部　リスクマネジメント

## XIV　看護現場のハザード

# 患者要因によるハザード

### 1　患者要因と有害事象

医療・看護は，医療従事者及び医療機器や器具を介して対象者に提供される。看護の対象である人間は，**成長・発達段階**によって運動機能，精神機能，生理機能などが異なる。なかでも，子どもは成長・発達の発達途上であるとともに，様々な機能が未熟な状態にあり，危険に対する認知も不十分である。一方，高齢者は様々な機能が徐々に衰え，複数の疾患を抱えていたり，虚弱であったりすることで重症化しやすい。そして，自ら危険回避行動をとることも困難になってくる。

子どもや高齢者においては，こういった特徴そのものが有害事象につながる要因，すなわちハザードとしてとらえられる場合が多々あるため，両者の安全には大きな関心を払うべきである。

### 2　子どもの特徴と有害事象

成長・発達は子どもの大きな特性であるとともに，有害事象との関係が強い。子どもの有害事象については，年齢や発達の程度により発生頻度や内容が異なってくる。子どもの成長・発達段階別の特徴と施設内で起こりやすい有害事象については**表XIV-2**のようなものがある。

▷成長・発達段階
成長とは，身体が形態的に大きくなることであり，発達とは，運動，精神，生理機能が成熟することをいう。また，小児においては，小児保健上の特性に基づき，出生から1カ月未満を新生児期，1カ月から1年未満を乳児期，1歳から小学校就学児前までを幼児期，小学生を学童期としている。

**表XIV-2　子どもの特徴と起こりやすい事象**

| | 特　徴 | 起こりやすい事象 |
|---|---|---|
| 乳児期 | ・身体的・知的能力が未発達（危険回避能力も未熟）<br>・嚥下や呼吸機能が未発達<br>・何でも口に入れる<br>・免疫機能が未熟<br>・四肢を活発に動かすようになる<br>・寝返りやつかまり立ち，歩行ができるようになる | ・添い寝や吐乳，異物による窒息<br>・うつぶせ寝による窒息<br>・ミルクなどによる熱傷<br>・院内感染<br>・ベッドからの転落<br>・皮膚損傷 |
| 幼児期 | ・身体的，知的能力が低い（危険回避能力が乏しい）<br>・1人歩きができるようになる<br>・関心の向いた事象に衝動的に行動しやすい<br>・行動範囲や興味の対象が拡大<br>・いたずらや挑戦を好むようになる<br>・全身の運動能力が急激に向上する | ・歩行中の転倒，衝突<br>・ベッドや椅子からの転落<br>・皮膚損傷<br>・点滴，チューブ類の抜去<br>・院内感染 |
| 学童期 | ・危険回避能力が備わってくる<br>・周囲の影響を受けやすく，エスカレートしやすい<br>・好奇心が旺盛<br>・危険な行動に挑戦しやすい | ・皮膚損傷<br>・転倒，転落 |

子どもの成長速度は一定ではなく，個人差がある。例えば，寝返りのようにこれまでできなかった行動が急にできるようになり，ベッドからの転落につながる場合がある。また，子どもは感染しやすい状態にあり，感染すると重篤化しやすい。これは感染防御機能が未熟であるという特徴

によるものである。こういった発達と様々な環境との相互作用の結果，条件が重なり，不幸にも有害事象につながってしまう。

看護職者は子どもの成長・発達段階における特徴をふまえ，ハザードやリスクを把握し，起こりうる有害事象の発生確率や被害を最小限に抑える努力をすべきである。予防策としては，口に入れそうなモノを子どものそばに置かない，ベッド柵をする，できる限り目を離さない，感染源を近づけないなど，子どもにとって安全な環境を整えることが重要となる。また，子どもの理解度に合わせて，やってはいけないことなどに関する安全教育を実施したり，保護者には有害事象につながりやすい状況や対処法を教示することが大切である。

表XIV-3 高齢者の特徴と起こりやすい事象

| 特徴 | | 起こりやすい事象 |
|---|---|---|
| 身体・生理機能 | ・筋力の低下<br>・骨粗鬆症<br>・躯幹や四肢の変形や拘縮<br>・諸機能（感覚，免疫，栄養代謝，呼吸，循環，排泄等）の低下<br>・平衡バランスの障害<br>・皮膚の加齢変化，皮下組織の萎縮 | ・転倒，転落<br>・低栄養<br>・脱水<br>・院内感染<br>・皮膚損傷<br>・合併症，廃用性症候群<br>・点滴，チューブ類の抜去<br>・痰や食事による窒息<br>・薬剤の副作用，過剰投与<br>・薬剤の過少投与 |
| 精神・認知 | ・認知機能障害<br>・抑うつ，せん妄<br>・意識障害 | |
| 疾患 | ・複数の疾患（多剤併用，多科受診）<br>・慢性疾患（長期服用）<br>・非定型的な症状 | |

## 3 高齢者の特徴と有害事象

高齢化社会の進展に伴い，入院患者の大多数は65歳以上の高齢者である。そして，その多くが身体的に虚弱であり，ある程度の認知機能の低下が見られる。このような高齢者の特徴と施設内で起こりやすい有害事象を**表XIV-3**に示す。

機能的側面では，加齢に伴い視覚や聴覚といった感覚機能や，**見当識**や注意力といった認知機能の低下が見られる。自宅とは異なる不慣れな入院生活においては周囲の環境への適応が困難なことが多く，転倒・転落のリスクが高くなる。また，筋力が低下することで活動量が減少し，骨量も低下するため骨折のリスクが増大し，さらには**廃用症候群**につながる可能性が高くなる。栄養・代謝機能の低下は低栄養や脱水につながりやすく，身体的に虚弱な状態になると感染のリスクも高まり，重症化しやすい。

疾患の側面では，高齢者は複数の疾患を抱え，複数の治療を受けている場合が多い。そのため，入院が長期化し様々な合併症に罹るリスクが高くなる。また，高齢者は生理機能が低下しているため，睡眠導入剤などの薬剤が体内に蓄積されやすく，作用が強く現れ，ふらつきなどが生じることある。加えて，身体機能，認知機能の低下に伴って適切に服薬できない場合もある。このように，高齢者は様々な要因を抱えているため，薬物関連の有害事象が起きやすい。

高齢者の有害事象は，様々な特徴と入院生活そのものの環境や治療から誘発されやすい。看護職者は，有害事象につながる要因間の関連性を考慮し，医師や薬剤師，患者や家族と話し合いながら発生防止に努めなければならない。

（笠原康代）

▶見当識

時間や場所，またこれに関連して周囲の状況を正しく認識する機能。

▶廃用症候群

局所的には筋萎縮や関節拘縮，筋力低下，褥瘡，全身的には起立性低血圧，沈下性肺炎，心肺機能の低下，精神的には意欲・感情の鈍麻，うつ状態，認知症などの症状が出現する。特に，高齢者において起こりやすく，ADL（日常生活動作）の低下につながる。

第5部 リスクマネジメント

XIV 看護現場のハザード

# 組織のハザード

 組織のハザード

　組織のハザードとは，労働環境や危険物などハードウェア的な事故発生要因とは違い，組織の人間関係やルール，あるいは組織文化など組織のソフトウェアに源をもつハザードの総称である。ここでは，「集団思考」と「ハラスメント」という2つのハザードについて説明する。ここで取り上げられるのは医療組織の事例ではないが，医療組織においても十分注意を払うべきハザードである。

## 2 集団思考

　例えば，会合にカジュアルな服装で出かけたところ，自分以外は皆フォーマルな服装だったとしたら，どう思うだろうか。なかには，「目立っていいじゃないか」と思う"強気"の人もいるだろうが，ほとんどの人は後悔とともに居心地の悪さを感じるだろう。この例に端的に示されるように，私たちには集団内のメンバーと同じ行動をとろうとする傾向がある。逆の言い方をすれば，集団にはそのメンバーの行動や態度を斉一化する圧力が存在する。この圧力の結果，人の行動や態度が変化することを**同調**（conformity）と呼ぶ。

　皆が協力して何かを成し遂げようとするとき，同調への圧力が組織の和を保つように働くことは想像に難くない。しかし，まわりに自分を合わせるという行動が，時として組織を誤った方向に導くことがある。1961年，ケネディ大統領とそのスタッフはキューバの**ピッグス湾侵攻計画**を満場一致で決定した。記録的な敗北に終わったこの侵攻計画は歴史上最悪の政策決定の1つに数えられる。なぜケネディ以下有能なスタッフたちが，このような愚かな計画の実施を決定するに至ったのだろうか。ジャニス（Janis, I. L.）は，この決定過程を分析し，彼らが「**集団思考**（groupthink）」と呼ばれるものにとらわれていたことを見いだした。

　集団思考とは，能力が高く，まとまりのよい（したがって優れた）組織が意思決定を行う際に陥りやすい行動傾向である。その特徴として，自らの組織への過大評価，情報分析の偏り，そして同調圧力をあげることができる。自らの組織への過信が，「不敗の幻想」と呼ばれる常識を逸脱した楽観論を生む（「ケネディ大統領の手は触れるものを"金"に変えてしまう」）。そして，この楽観論を支

▶同調

同調圧力の存在は，アッシュ（Asch, S.）の古典的な研究により実証されている。実験に用いられた課題はいたって簡単なもので，被験者は長さの違う3本の線分の中から，その隣に提示される1本の線分と同じ長さのものを回答する（長さの違いは明らかで，間違いようのない課題である）。実験室には8人の被験者が着席しているが，実は，1人を除いて残りは実験者が手配したサクラであり，7人のサクラは打ち合わせ通りに全員そろって誤った回答をする。その結果，決して間違いようのない課題にも関わらず，実に70％以上

持する情報は過大に評価される。例えば、「敵のリーダーは合理的判断のできない異常者だ」などという根も葉もない信念が共有されたりする反面、不利な情報は誤った、あるいは不正確なものとして排除される。この一連の過程の中で、「満場一致の幻想」と呼ばれる同調圧力が、メンバーの賛同を促す。さらに異議を唱えるものに対して、「集団の盛り上がった雰囲気に水をさす」として、直接的な制裁が加えられることもある。いったん、この集団思考の過程に陥った集団は、何の裏づけもなく、リスクを伴った「愚かな」決定を下してしまう。自他ともに認める優れた組織が陥る意思決定の裏に潜むハザードである。

## 3 ハラスメント

近年、組織のハザードとしての認識が高まってきているのが、セクシャルハラスメント、パワーハラスメントなど、組織内での地位や人間関係などの優位性を背景に、精神的、身体的苦痛を与える行為である。これらの行為は、ハラスメントを受けた個人への影響にとどまらず、組織全体の問題へと発展するリスクをはらんでいる。

組織がハラスメントの常態化を放置したことに対して払う代償の大きさを強く印象づけるきっかけとなったのが、1990年代に起こった米国三菱自動車製造の事例である。この事例では、訴えられた三菱自動車が、セクシャルハラスメント被害を受けたとする27人の原告女性に総額10億円を超える和解金を支払っている。三菱自動車が多額の和解金を支払った背景には、裁判で争い続けても勝訴する見込みが立たなかったことに加えて、マスコミが報道し続けることで、ブランド価値が毀損することへの憂慮があったとされている。ハラスメントは、当事者だけの問題ではなく、組織の存続に関わるハザードなのである。

2012年に厚生労働省の委託事業として実施された「職場のパワーハラスメントに関する実態調査」では、従業員1000人以上の企業の94％が社内に従業員の悩みを受け付けるための相談窓口を設置していることが報告されている。しかし反面、同調査では、過去3年間にパワーハラスメントを受けた経験のある人のうち、社内の担当部署や相談窓口を利用したとする人は10％にも満たないことが報告されている。この落差は何に起因するのだろうか。

社内でのもめ事は自分の無能さを示すことになりはしないか、相手や上司から人事や処遇で仕返しされるのではないか、おそらく、こういった懸念がぬぐい切れず、相談をためらうという構図が背景にあるのではないだろうか。現状では、相談窓口は、調停、和解など問題の解決に資する部分はあっても、ハラスメントを防止する効果は薄いといわざるをえない。一人ひとりが組織内に"まかり通っている"ルール、メンバー間のやりとりに感受性をもつことが何よりも重要だといえよう。ハラスメントが常態化している組織では、こういった日々のルーティンへの批判能力が失われているのである。　　　　（久保真人）

の被験者がサクラの答に同調して誤った回答をしたのである（Asch, S. E., "Effects of group pressure on the modification and distortion of judgments," Guetzkow, H. ed., *Groups, leadership and men*, Carnegie Press, 1951, pp. 177-190.）。

▶ピッグス湾侵攻計画
米国と旧ソビエト連邦をそれぞれの旗頭とする東西冷戦の時代、米国は、フロリダ半島から150kmほどしか離れていないキューバで起こった革命に危機感を募らせていた。1961年、ケネディ大統領は、キューバ革命政府の転覆をはかり、米国に亡命したキューバ人から編成した部隊によるキューバ本土への上陸作戦を実行したが、記録的な惨敗に終わった。

▶集団思考
groupとthinkをつなぎあわせたジャニスの造語。著書では、本文で取り上げたピッグス湾侵攻計画以外にも、ニクソン大統領を辞職に追い込んだウォーターゲート事件への対応など、失政を招いた意思決定過程が分析されている（Janis, Irving L., *Groupthink : Psychological studies of foreign-policy decisions and fiascoes*, Mifflin, 1982.）。

# XV リスクマネジメント

## 医療事故

### 1 医療事故

厚生省（当時）が国立病院等に示した「リスクマネージメントマニュアル作成指針」（2000年）において、医療事故とは「医療に関わる場所で、医療の全過程において発生するすべての人身事故で、以下の場合を含む。なお、医療従事者の過誤、過失の有無を問わない。ア　死亡、生命の危険、病状の悪化等の身体的被害及び苦痛、不安等の精神的被害が生じた場合。イ　患者が廊下で転倒し、負傷した事例のように、医療行為とは直接関係しない場合。ウ　患者についてだけでなく、注射針の誤刺のように、医療従事者に被害が生じた場合。」と定義している。

医療事故および医療事故になりそうな状況が発生した際、その状況を把握するために、被害者の健康障害の程度により8段階に分類される（表XV-1）。

医療事故には、医療者による過失がある場合とない場合がある。このうち、医療者による過失がある場合を医療過誤（ミス）という。過失とは、事前に計画した行動を予定通りに実施できない、もしくは不適切な計画を実施することと世界保健機関（WHO）は定義している。

### 2 責任追及から再発防止へ

米国医学研究所（Institute of Medicine）による医療事故に関する報告書"To Err is Human"（邦題『人は誰でも間違える』）は、医療事故に対する考え方を大きく転換させた。それまでは、医療事故は医療者の不注意により起こるものであり、注意深く行動していれば防げるというように、個人の問題として捉えられることが多かった。しかし、この報告書は、人は誰でも間違えるがゆえに、医療事故を発生させないシステム構築の重要性を指摘した。

### 3 ヒューマンエラー

医療過誤の約7割がヒューマンエラー、すなわち人による間違いで起こると報告されている。つまり、このヒューマンエラーがなぜ発生するのかを理解することが、医療安全に向けた組織的なシステム構築に必要である。ヒューマンエラーは、人間の特性が環境と不整合を起こした際に発生すると考えられる。

エラーと関連する人間の特性には、生理学的特性、認知的特性、そして社会

---

▷1　医療施設における暴言、暴力やセクシャルハラスメントを医療事故として捉えることもある。

▷ "To Err is Human"
1999年米国 Institute of Medicine が発行した報告書。全米で医療事故による死亡者数は、交通事故のそれよりも多いと推計した。人は誰でも間違えるが、それを防ぐことができるとし、組織としての対策の重要性を指摘した。（コーン, L.・コリガン, J.・ドナルドソン, M. 編・米国医学の質委員会医学研究所著／医学ジャーナリスト協会訳『人は誰でも間違える』日本評論社，2000年）

▷ヒヤリ・ハット
重大な事故にはならなかったが、「ヒヤリ」「ハット」と感じた事例をいう。その事例を検証することが、重大事故防止に必要となる。

▷インシデント
ヒヤリ・ハットをインシデントと呼ぶのは、日本固有である。海外ではヒヤリ・ハットとアクシデントを含めてインシデントと捉えられている。なお、ヒヤリ・ハットは海外ではニア・ミスと呼ばれる。

▷チーム医療
医療が高度化したがゆえに、医師、看護師、薬剤師など多くの医療専門職が誕生した。その専門職が、それぞれの職能を発揮した上で連

表XV-1 患者影響度分類

| | レベル | 障害の継続性 | 障害の程度 | 障害の内容 |
|---|---|---|---|---|
| 有害事象（アクシデント） | レベル5 | 死亡 | | 死亡（原疾患の自然経過によるものを除く） |
| | レベル4b | 永続的 | 中等度～高度 | 永続的な障害や後遺症が残り，有意な機能障害や美容上の問題を伴う |
| | レベル4a | 永続的 | 軽度～中等度 | 永続的な障害や後遺症が残ったが，有意な機能障害や美容上の問題は伴わない |
| | レベル3b | 一過性 | 高度 | 濃厚な処置や治療を要した（バイタルサインの高度変化，人工呼吸器の装着，手術，入院日数の延長，外来患者の入院，骨折など） |
| ヒヤリ・ハット（インシデント） | レベル3a | 一過性 | 中等度 | 簡単な処置や治療を要した（消毒，湿布，皮膚の縫合，鎮痛剤の投与など） |
| | レベル2 | 一過性 | 軽度 | 処置や治療は行わなかった（患者観察の強化，バイタルサインの軽度変化，安全確認のための検査などの必要性が生じた） |
| | レベル1 | なし | | 患者への実害はなかった（何らかの影響を与えた可能性は否定できない） |
| | レベル0 | - | | エラーや医薬品・医療用具の不具合が見られたが，患者には実施されなかった |

出所：「国立大学附属病院における医療上の事故等の公表に関する指針（改訂版）」掲載のインシデント影響分類より一部加筆変更の上，著者が作成した（引用：http://www.univ-hosp.net/guide_cat_04_15.pdf）。

心理学的特性がある。生理学的特性とは，サーカディアンリズムや加齢，そして疲労により人間の行動が影響を受けることである。認知的特性とは，人間は物事を自分に都合よく解釈する傾向や，人間の記憶は時間とともに急激に失われることなどを指す。社会心理学的特性とは，人間関係における傾向性であり，人に良く思われたいとか，上司には逆らえないというようなことである。自分がおかしいと思っても，上司が問題ないと考えているときに，それを指摘するのは難しい。また，**チーム医療**において，医師に対して他の医療職から異論が出しにくいというようなこともある。

## ④ 人間の特性を踏まえた環境整備

医療安全を構築する観点からは，人間の特性を前提とした上で仕組みや機械の操作性等の環境を整備することが望まれる。なぜなら，人は誰でも間違えるものであり，それがまさに人間の特性であるからだ。今日では，人間の特性は，教育研修を実施しても変えることは難しいと考えられている。人間の特性を理解した上で，医療事故を防ぐ環境を整備することが，医療安全を目指す組織として取り組む課題である。

例えば，疲労という人間の生理学的特性を踏まえた上で，一定の時間ごとに休憩を必ず取る仕組みや，認知的特性を踏まえ，同時に複数の作業を行わない仕組みを整備することが考えられる。また，社会心理的特性から考えれば，チーム医療においてリーダー的立場の人は，まずは自分の意見を表明せずに，メンバーの意見を尋ねる仕組みにするなどがありえよう。このような特性を踏まえたうえで，**フェイルセーフ**と呼ばれる間違えても致命的な事故につながらないことや，**フールプルーフ**と呼ばれる機械等の操作や方法を間違えないようにする考え方を取り入れることが求められる。

（加藤　憲）

携し，患者の抱える医療的な問題を中心にチームとして対応する。今日の高齢社会では，福祉系専門職との連携も必要である。

▶フェイルセーフ
失敗（フェイル）しても，安全（セーフ）であること。人が失敗や間違いを犯しても，また機械等が誤作動しても，すぐに重大な事故にはつながらないような仕組みを構築することである。手術室の電源が落ちても，すぐに非常電源に切り替わる仕組みなどがある。

▶フールプルーフ
人は間違えるという前提のもと，間違えない構造や仕組みを取り入れることである。医師が電子カルテ上で処方を入力する際に，一般的な用量以上の処方は原則として入力できない仕組みなどがある。

（参考文献）

河野龍太郎『医療におけるヒューマンエラー　なぜ間違える　どう防ぐ（第2版）』医学書院，2014年。

# XV リスクマネジメント

## 2 インシデント・アクシデント報告の活用

### 1 わが国における報告体制

医療安全に対する社会の関心の高まりを受け，厚生労働省は2001年に医療事故の発生及び再発防止を目的とした医療安全対策ネットワーク整備事業（ヒヤリ・ハット事例収集事業），2004年からは医療事故情報等の報告制度を開始した。2014年の医療法改正では**医療事故調査制度**が法制化され，2015年10月からは全ての医療機関において，事故の発生時には遅滞なく**医療事故調査・支援センター**に報告することが義務づけられた。

各施設においては，2006年の医療法改正より院内のインシデント・アクシデント報告制度の整備を進めてきた。特定機能病院や国立病院機構等の病院には医療事故の報告義務が課せられ，現在までに日本医療機能評価機構によって数多くのインシデント・アクシデント事例が収集，蓄積されている。

### 2 インシデント・アクシデント報告の目的

なぜ，**インシデント・アクシデント報告**を集めるのか。その理由は，すでに起こった事象から好ましくない結果につながる可能性やつながった事象，それらに共通する要因を分析し，予防策を提供するとともに，放置すれば安全上のリスクを招く可能性があるハザードを事前に特定するためである。すなわち，医療事故のリスクを把握し，再発防止を図る目的がある。報告者の責務を追求するものではない。

### 3 報告の収集と分析

**インシデント・アクシデント**が丁寧に報告される組織風土があれば，報告が組織内の安全のモニターとして活用できる。そういった意味でも，インシデント・アクシデント報告を提出する文化は重要であり，管理者は報告のオンライン化や匿名化，簡略化といったような職員が報告しやすい環境を整える必要がある。世界保健機関（The World Health Organization：以下，WHO）は，医療に関する報告システムは「学習を目的としたシステム」と「説明責任を目的としたシステム」に大別されると述べている。わが国における医療事故調査制度や施設のインシデント・アクシデント報告制度は，主に前者に該当する。学習を目的とした報告システムでは，懲罰を伴わず，患者や報告者，施設が特定され

---

▶医療事故調査制度

医療事故調査制度の目的は「医療の安全を確保するために，医療事故の再発防止を行うこと」として医療法「第3章 医療の安全の確保」にて位置づけられている。⇨ XV-5 「医療事故調査制度」

▶医療事故調査・支援センター

一般社団法人日本医療安全調査機構が，医療事故調査制度の中で，厚生労働省から指定を受け「医療事故調査・支援センター」として様々な業務を担っている。中立・公正性，専門性，透明性のもと，医療法第6条の10に規定する医療事故についての情報の収集・調査・検証，研修等の業務を通して，医療事故の防止のための適切な対応策の作成に役立つ知見を蓄積し，普及啓発することにより，医療の安全の確保と質の向上を図ることを目的としている。⇨ XV-5 「医療事故調査制度」も参照。

▶インシデント・アクシデント報告

「インシデントレポート」

ず，報告者や医療機関を処罰する権力を有するいずれの官庁からも独立していることが必要である。

しかし，報告はあくまでも職員の自発的な行動によるものであり，実際に発生している内容のほんの一部しか把握できていない可能性がある。よって，インシデント・アクシデント報告は安全を確立するための手段の1つに過ぎない。しかし，収集した以上はデータを迅速に分析し，問題を理解し，情報を共有することが求められる。管理者は，報告システムを活用し，リスクマネジメントの観点から部署別，事故の種類別といった傾向を把握することが必要である。傾向をとらえた上で，影響度の高い事象から根本原因分析などの分析手法を使って，対策を検討することが重要である。また，報告内容を理解するためには，発生経緯を十分把握し，実務を担う職員に解釈してもらう必要がある。報告をより価値のあるものにするためには，看護職者だけではなく，医師や薬剤師といった他職種はもちろん，組織的な問題に詳しい人物やヒューマンファクター（人間工学），心理学といった専門家にも報告内容を分析，評価してもらうとよい。

対策を講じた後，それが効果的だったのかを評価する際にもインシデント・アクシデント報告は活用できる。具体的には，対策実施後の報告件数の増減や内容の傾向をモニタリングするといった方法がある。例えば，某薬剤の取り間違えによるアクシデントが多く発生したため，薬剤の配置場所や表記方法を変更したとする。その後の報告件数が減少した場合は，対策は一定の効果があったと評価できる。

## 4 現場へのフィードバック

分析後はどのようにフィードバックし，対策を講じるかが重要となる。最近発生した事象に関して，定期的に広く現場に報告する形でフィードバックを行う必要がある。場合によっては，職場全体だけではなく，報告した本人に情報をフィードバックし，予防策につなげる。その際は，時宜を得た有効なフィードバックが重要となる。その中では，発生した経緯や要因だけではなく，安全を強化するための具体的な手段を伝達することが大切である。不十分なフィードバックは，同じようなインシデント・アクシデントを繰り返したり，職員が報告活動に消極的になったりする要因につながる。

即時のフィードバックと対応は，分析結果や対策といった情報を現場に提供するだけではない。危険予知訓練などに活用し，職員の学習をサポートすることも含む。それらは職員の意識を高め，安全文化を醸成していく上で重要な機能を果たす。以上のことから，インシデント・アクシデント報告は，分析，評価，フィードバック，対策，学習に活用されるシステムであるといえる。

（笠原康代）

「ヒヤリ・ハット報告」「事故報告」などとも呼ばれる。

▶インシデントとアクシデント
医療においてはインシデント・アクシデントの捉え方が国や医療機関，各団体において少しずつ異なる。患者への影響度別に区分している施設もある。厚生労働省によると，インシデントは「日常診療の場で，誤った医療行為などが患者に実施される前に発見されたもの，あるいは誤った医療行為などが実施されたが，結果として患者に影響を及ぼすに至らなかったもの。ヒヤリ・ハットと同義」としている。一方，アクシデントは「医療事故に相当する」とされ，過失の有無にかかわらず患者に行った医療行為が目的に反して心身に障害を及ぼしたものを指す。

# XV リスクマネジメント

## 医療安全教育と学習支援

### 1 医療安全を確保するために必要な技能

医療安全に関する教育内容としては，厚生労働省の「医療安全管理者の業務指針および養成のための研修プログラム作成指針」や The Australian Council for Safety and Quality in Health Care（以下，ACSQHC）の「National Patient Safety Education Framework」[1]，WHO の「WHO Patient Safety Curriculum Guide：Multi-professional Edition」[2] などで提案されている。ACSQHC と WHO が提案するものを表XV-2，XV-3 に示す。わが国においても，これらを参考に研修を行っている施設が多い。医療安全教育ではこのような内容について認知レベルで教育するとともに，業務を安全に遂行する実践レベルで修得できるような学習支援が必要となる。医療従事者に対する質の高い効果的な教育プログラムがなければ，安全を保つことは困難である。

### 2 エラーに対する理解と危険認識

医療事故の多くは様々なエラーの連鎖によって生じている。医療従事者はまず事故の背景にあるエラーを理解するために，人間特性やヒューマンエラーの発生メカニズムについて学習する必要がある。そして，エラーや危険には多数の発生源があることを理解しなければならない。

### 3 テクニカルスキルとノンテクニカルスキル

看護は，観察，判断，看護問題の明確化，問題解決に向けた看護介入，評価，修正と様々な技能を必要とし，どの過程においても安全を最優先にしなければならない。また，看護職者は医師や薬剤師といった多職種や，患者，家族らと協同しながら医療に携わっている。そこで重要となるものが，安全に直結する技能や行動であるテクニカルスキルとノンテクニカルスキルである（表XV-4）。

ノンテクニカルスキルは，人と人との関係性を主軸とした認知的・社会的スキルである。このスキルは，投薬

▶1 http://www.safetyandquality.gov.au/wp-content/uploads/2012/01/framework0705.pdf
▶2 http://www.who.int/patientsafety/education/curriculum/tools-download/en/
▶KYT
危険（K），予知（Y），トレーニング（T）を意味する。日本の産業界で作業者の事故や災害を防ぐことを目的に開発された安全教育の手法。イラストや写真，動画を用いて，そこに潜んでいる危険な要因に気づく，知覚能力を養う訓練。

**表XV-2　ACSQHCによる学習項目**

| 学習項目 |
|---|
| ① 効果的なコミュニケーション |
| ② 有害事象とインシデントの発見・予防・管理 |
| ③ エビデンスと情報の活用 |
| ④ 安全な業務の遂行 |
| ⑤ 倫理的な行動 |
| ⑥ 継続的な学習 |
| ⑦ 具体的なその他の問題（患者・部位などの間違い，投薬の安全性，感染管理など） |

**表XV-3　WHOによる学習項目**

| 学習項目 |
|---|
| ① 患者安全とは |
| ② 患者安全におけるヒューマンファクターズの重要性 |
| ③ システムとその複雑さが患者管理にもたらす影響 |
| ④ 有能なチームの一員であること |
| ⑤ エラーに学び，害を予防する |
| ⑥ 臨床におけるリスク管理とマネジメント |
| ⑦ 品質改善の手法を用いて医療を改善する |
| ⑧ 患者や介護者と協同する |
| ⑨ 感染予防と管理 |
| ⑩ 患者安全の侵襲的処置 |
| ⑪ 投薬の安全性を改善する |

などの臨床実践に必要なテクニカルスキルを補い，人為的なエラーを低減し，医療チーム全体のパフォーマンスを向上することが期待される。医療安全教育においては，安全を推進する両輪として，これらのスキルを育成することが重要である。

### 4 状況認識と共有

危険な業務プロセスは何か，エラーを起こしやすいのはどのような状況かといったことを直観的に把握し，リスクの発生確率や程度を敏感に感じ取る能力を危険感受性という。危険感受性を高めるためには，何が危険であるかを教育する必要がある。その方法として，インシデント・アクシデント報告を分析する取組みが有用である。事故の要因などの情報を共有し，個人の知識を向上させることが教育において重要であり，ひいてはエラーや危険の早期発見や事故防止につながる。危険感受性を高める訓練としてはKYTやCRMなどが多く用いられる。

医療はチームで提供するものである。安全で質の高い医療のためには，医療チームの形態や，チームが機能する仕組み，チームワークを促進または阻害する要因について教育することが必要である。医療チームはメンバーの技能，職種，役割，地位など様々な点で異なる。よって，チーム内で取り組んでいる業務や役割について，各自の共通理解が乖離しないようにメンバー間で認識を確認し合うことが重要である。技能的に優れた安全なチームは定期的にブリーフィングや情報交換を行っている。こういった技能を向上させる訓練としてはTeam STEPPS®がある。

### 5 効果的な教育と学習支援

管理者は，職員の職種，役割，地位といった様々な特性を勘案し，適切な教育プログラムを，適切な職員に提供することが大切である。また，教育方法は，座学といった講義形式だけではなく，グループワークや演習を取り入れたり，いつでもどこでも学習できるITを活用したりしながら学習しやすい環境を整え，支援する必要がある。そして，教育内容については教育の定着や効果を評価し，適宜見直すことが重要である。

（笠原康代）

**表XV-4 テクニカルスキルとノンテクニカルスキル**
- ○テクニカルスキル＝専門的知識，技術
- ○ノンテクニカルスキル
  ・状況認識（Situation Awareness）
  ・意思決定（Decision Making）
  ・コミュニケーション（Communication）
  ・チームワーク（Team Working）
  ・リーダーシップ（Leadership）
  ・ストレス管理（Stress Management）
  ・疲労対処（Coping with Fatigue）

出所：相馬孝博『患者安全のためのノンテクニカルスキル超入門』メディカ出版，2014年，11頁を基に作成。

▶ CRM（Crew Resource Management）

航空業界を発端としたチーム訓練を説明する際に用いる用語である。CRMには，ストレスに対する人間の脆弱性，ヒューマンエラーの性質，エラー対策などが含まれている。これらの目的は，チームワークの醸成，問題解決，効果的な情報伝達などがあり，重大なエラーを犯すリスクを低減することにある。

▶ Team STEPPS®（チームステップス）

Team Strategies and Tools to Enhance Performance and Patient Safety（医療のパフォーマンスと患者安全を高めるためのチームで取り組む戦略と方法）。米国のAHRQ（Agency for Healthcare Research & Quality：医療研究品質庁）が開発を担当し，国家的事業として普及啓発活動が行われているプログラムである。安全なチームとして活動するためには「リーダーシップ」「状況モニター」「相互支援」「コミュニケーション」という4つの技能が必要であり，チームのパフォーマンス・知識・態度と，双方向性の相互作用があることを示すものである。

## XV リスクマネジメント

### 4 組織的対策：各種委員会，リスクマネジャー

#### 1 医療安全に向けた組織的対応への要請

1999年の横浜市立大学病院の患者取違い事故や都立広尾病院の薬剤取違い事故は社会に大きな衝撃を与え，一般市民の医療安全への関心を高めた。これを受け，厚生労働省は2001年を患者安全推進年と定め，「**患者の安全を守るための医療関係者の共同行動（PSA）**」を推進した。2002年には，同省に設置された医療安全対策検討会議が「医療安全推進総合対策」を策定し，医療安全を確保するための関係者の責務が示された。医療施設における安全対策として，①管理者の指導力の発揮，②安全管理体制の整備，③医療安全管理者の配置と活用，④内部評価活動の推進や外部評価の活用，⑤医療安全に関する情報の管理，⑥他機関等との連携の6点の重要性が指摘された。

これにより，**医療法施行規則**が改正され，病院等（病院，診療所又は助産所）の管理者は，安全管理体制を確保することが求められた。有床施設については，委員会の設置を求め，医療安全に関する重大な問題が発生した場合には，原因究明のための調査及び分析を速やかに行う，さらに，職員研修や安全確保のための改善策を講じることなどを求めている。また，医療の安全の確保に向けた医療事故調査制度の運用のために，病院等の管理者は当該病院等における死亡及び死産の把握できる体制を確保するよう求めている。

#### 2 リスクマネジメント

医療安全の構築を組織で行うことは，ヒューマンエラーを防ぐための環境整備という点から重要であり，医療安全の構築を，組織として行うリスクマネジメントとして捉えることができる。リスクとは「目的に対する不確かさの影響」で，リスクマネジメントとは「リスクについて，組織を指揮統制するための調整された活動」とそれぞれ JIS Q31000 において定義されている。つまり，リスクマネジメントとは，リスクを特定，評価し，それへの対応を講じる組織的な活動であるといえる。

#### 3 医療施設におけるリスクマネジメント

リスクマネジメントを構造面から見ると，有床医療施設においては医療安全のための管理委員会の設置が求められている。一般的に医療安全管理委員会が

---

▶横浜市立大学病院の患者取違い事故

1999年横浜市立大学病院において，2人の患者を取り違えて手術を実施した医療事故である。手術室への患者受け渡しの際に患者の取り違いが起こり，その後も見逃されたまま麻酔や手術が行われた。

▶都立広尾病院の薬剤取違い事故

1999年東京都立広尾病院の入院患者に対して，ヘパリン加生理食塩液が点滴されるべきところ，消毒液が点滴された医療事故である。医療安全におけるシステム上の問題が指摘されたが，担当した看護師2名は業務上過失致死罪により有罪が確定した。

▶患者の安全を守るための医療関係者の共同行動（Patient Safety Action：PSA）

2001年，厚生労働省が多くの関係者とともに，患者安全のための体系的かつ広範な取組みを推進することとした。医療安全対策検討会議において，多分野の専門家により中長期的な医療安全対策の構想を構築し，また厚生労働省内に医療安全推進室を設置するなどした。医療関係者の安全に対する

管理者（病院長等）の下に設置される。この委員会の長は病院長や副病院長が務めることが多く，委員として各部門から選ばれた委員，**医療安全管理者**（ゼネラルリスクマネジャー：GRM）や事務部長等から構成される。その委員会の下に医療安全管理室が設けられ，医療安全管理室長と複数名の医療安全管理者が配置される。また，看護部など各部署・部門においては，**医療安全推進担当者**（リスクマネージャー：RM）が選任される。この医療安全推進担当者は，各部署・部門の安全管理を統括する。医療安全管理委員会の役割は，医療安全管理の検討及び研究，医療事故の分析や再発防止策の検討，医療安全管理のための職員への指示などがあり，月1回程度の開催が想定されている。

医療安全管理室は，この委員会において決定された方針に沿って，運営される。医療安全に関する日常活動に関することとして，医療安全に関する現場の情報収集やマニュアルの作成・見直し，ヒヤリ・ハット報告の収集や分析とその現場へのフィードバックや改善策の提案，医療安全に関する職員への啓発や教育研修の企画・運営等を行う。また，医療事故発生時には，関係者へ必要な指示を行う。

## 4 医療事故への対応としてのクライシスマネジメント

リスクマネジメントとして組織的に医療安全に取り組んだにもかかわらず，不幸にして医療事故が発生することはある。そのような危機（クライシス）への対処法が**クライシスマネジメント**である。クライシスマネジメントでは，損失を最小限に抑えることに主眼が置かれる。医療事故の場合には，患者の健康被害を最小限に抑えることが最優先されるが，医療施設の損失を最小限に抑えることも重要となる。医療施設は被害者以外の患者へ医療提供を継続することも社会的責務であり，そのためには損失を最小限に抑えることが望ましいからである。

具体的には，医療事故が発生した場合には，まずは被害者の健康被害を最小限に抑えるよう，治療に必要な医療スタッフを招集する。院内放送の内容など招集のための方法を，組織として事前に決めておくことが望ましい。あわせて，事前に定めた医療安全の責任者（医療安全管理者）等が，情報をできるだけ正確に把握する。その上で，被害者・家族が納得できるような説明を組織として行うことが求められる。被害者・家族の了承が得られれば，記者会見を開くことにより社会的責務を果たすことも考えられる。そして，医療事故調査委員会を設置し，調査を開始する。その経過や結果を適時被害者・家族に説明した上で，必要に応じて再度記者会見を開く。このようなクライシスマネジメントは医療事故調査制度において求められているような，自律的活動として重要である。

（加藤　憲）

意識向上や，これら取組みを国民に広報することにより国民の医療への信頼が回復することを目指した。

▷**医療法施行規則**
医療法を運用するに当たり，基準等を厚生労働省が定めた省令である。内閣が定めた政令である医療法施行令とともに運用される。

▷**JIS Q31000**
国際標準規格（ISO）であるISO31000は，リスクマネジメントに関する原則と指針を示す規格であり，2009年に発行された。これを日本語に翻訳したものが，日本工業規格（JIS）であるJIS Q31000である。

▷**医療安全管理者**
医療安全管理者は医療機関の管理者の指名により選任され，各部門・部署にいる医療安全推進担当者を指導し，連携・協同の上で組織横断的な活動を行うことが求められ，専従で配置できることが望ましい。

▷**医療安全推進担当者**
医療安全推進担当者は，各部門・部署における安全対策を推進する役割を担い，医療安全に関する情報の収集や提供等を行う。

▷**クライシスマネジメント**
クライシスマネジメントをリスクマネジメントの一環として捉えることもある。

参考文献
厚生労働省Webページ「主な医療安全関連の経緯」（2016年10月12日アクセス）

# XV リスクマネジメント

 医療事故調査制度

▷**医療法改正（2014年）**
「地域における医療及び介護の総合的な確保を推進するための関係法律の整備等に関する法律」（医療介護総合推進法）において改正された19本の法律の1つ。医療法としては第六次改正となり，2014年6月に成立した。病床機能報告制度の創設，在宅医療の推進，病院・有床診療所等の役割，勤務環境改善，地域医療支援センターの機能の位置づけ，医療事故の調査に係る仕組みなどが改正された。
⇨ XⅢ-5「医療介護総合促進法」

▷1 医療事故調査等支援団体の支援内容：
1. 医療事故の判断に関する相談
2. 調査手法に関する相談・助言
3. 報告書作成に関する相談・助言（医療事故に関する情報の収集・整理，報告書の記載方法など）
4. 院内事故調査委員会の設置・運営に関する支援（委員会の開催など）
5. 解剖，死亡時画像診断に関する支援（施設・設備等の提供を含む）
6. 院内調査に必要な専門家の派遣　など

▷**公益財団法人日本医療機能評価機構**
「国民の健康と福祉の向上に寄与することを目的とし，中立的・科学的な第三者機

## 1 医療事故調査制度の目的

医療事故調査制度は，2014年の**医療法改正**により作られた制度であり，2015年10月より施行させている。

制度の目的は，医療安全の確保であり，当事者を罰することではない。これは，「医療における有害事象の報告システムに関するWHOドラフトガイドライン」が示す「学習を目的とするシステム」と「説明責任を目的とするシステム」のうち，「学習を目的とするシステム」に当たる。そのためには，非懲罰性，秘匿性，独立性が必要とされる。つまり，懲罰を伴わず，医療施設や患者等が特定されず，また懲罰を実行できる機関から独立していることが，報告システムに求められる。

## 2 医療事故調査制度の実際

規模を問わず医療施設は，死亡事例が発生した際に遺族等へ，状況等を説明することが求められる。これは，医療事故調査制度に関わらず，実施されるべきものである。その後，その死亡事例が医療事故に該当するかを医療施設の管理者が判断し，医療事故と判断された場合には，遺族に説明した上で，管理者は医療事故調査・支援センター（以下，センター）に報告することが，医療法において義務づけられた。医療事故か否かの判断基準には2つあり，①管理者が当該死亡または死産を予期しなかったもの，かつ②医療に起因し，又は起因すると疑われる死亡又は死産と判断した場合には，本制度における医療事故として取り扱われることとなる。遺族への説明後に，センターへ報告し，院内医療事故調査が実施される。その際には，医療事故調査等支援団体に専門家の派遣や調査方法の助言などの必要な支援を求めることもできる。その結果は遺族へ報告され，またセンターへ報告されるが，報告書は個人を特定できない状態にて提出される。センターは医療事故調査報告の結果を収集し，整理分析することにより再発防止につながる普及啓発を行う。また，報告された医療事故について，センターに対し医療施設や遺族から依頼があった場合には，センターによる医療事故調査（センター調査）が行われる。

### ③ 医療事故調査・支援センター

医療事故調査・支援センターの役割は，医療法により以下のように規定されている。

1. 医療施設の院内事故調査の報告により収集した情報の整理及び分析を行うこと。
2. 院内事故調査の報告をした病院等の管理者に対し，情報の整理及び分析の結果の報告を行うこと。
3. 医療施設の管理者が「医療事故」に該当するものとして医療事故調査・支援センターに報告した事例について，医療施設の管理者又は遺族から調査の依頼があった場合に，調査を行うとともに，その結果を医療施設の管理者及び遺族に報告すること。
4. 医療事故調査に従事する者に対し医療事故調査に係る知識及び技能に関する研修を行うこと。
5. 医療事故調査の実施に関する相談に応じ，必要な情報の提供及び支援を行うこと。
6. 医療事故の再発の防止に関する普及啓発を行うこと。
7. その他医療の安全の確保を図るために必要な業務を行うこと。

なお，第三者機関が医療事故調査・支援センターを運営することとなっており，現在は一般社団法人日本医療安全調査機構が指定され，運営している。

### ④ 医療事故調査等支援団体

医療施設は医療事故調査等支援団体に必要な支援を求めるものとすると，医療法に定められている。

医療法において医療事故調査等支援団体は，「医学医術に関する学術団体その他の厚生労働大臣が定める団体」と規定されており，実際には日本医師会や都道府県医師会などの職能団体，日本病院会などの病院団体等，国立病院機構等の病院事業者，そして日本医学会に属する学会などの学術団体が，厚生労働省の告示により支援団体として構成されている。

### ⑤ 医療事故調査制度の課題

2015年10月に開始してから2016年7月までの10カ月において，317件の医療事故報告があった。これは当初年間1300～2000件と見込まれていたことからすると，少ないといえる。ただし，これは予測値を算出する際に用いた**公益財団法人日本医療機能評価機構**による**医療事故情報収集等事業**などと，医療事故調査制度における医療事故の定義が異なる等の理由が考えられる。

医療事故調査報告制度は2014年の医療法改正により制度化され，その2年後である2016年までに見直しを行うことが付則として記載された。それによる運用の見直しとして，医療事故に該当するかの判断や院内調査の方法等の標準化に関し，医療事故調査等支援団体や医療事故調査・支援センターの間で意見交換を行う場として支援団体等連絡協議会の設置や，遺族から医療事故調査・支援センターへ相談があった場合に，その内容を遺族の求めに応じてセンターから当該医療施設へ伝達できることが明確化された。

(加藤 憲)

関として医療の質の向上と信頼できる医療の確保に関する事業を行う公益財団法人」として，病院機能評価事業，認定病院患者安全推進事業，産科医療補償制度運営事業，EBM医療情報事業，医療事故情報収集等事業，薬局ヒヤリ・ハット事例収集・分析事業を行っている。⇒ XI-6「ガバナンス」も参照。

▶医療事故情報収集等事業
医療施設から報告されたヒヤリ・ハット事例や医療事故情報を収集し，総合的に分析した上で結果を医療施設などに提供する事業である。医療施設はその情報を活用し，医療安全対策に役立てる。医療法施行規則により，特定機能病院や事故等報告病院の管理者は該当する事例が発生した際には，その情報を提出することが求められている。

▶2 医療事故が否かを判断するのが医療施設の管理者であることから，医療施設からの死亡に対する説明に対し遺族が納得できない場合には，その判断への疑念も生じる可能性がある。つまり遺族が本制度により報告が必要な医療事故と考えていても，医療施設の管理者がそのような判断をしなかった場合には，本制度による医療事故調査は行われないこととなる。そのような状況に対する運用面の対応である。ただし，本制度は「説明責任を目的とするシステム」ではないことに留意する必要がある。

**参考文献**
厚生労働省Webページ「医療事故調査制度について」(2016年10月12日アクセス)

## XV リスクマネジメント

# 6 メディエーション

### 1 医療事故被害者の願い

　医療事故に遭遇した患者（家族）は，①原状回復，②真相究明，③反省謝罪，④再発防止，⑤損害賠償の「5つの願い」があるといわれている。示談交渉がもつれた末に民事裁判となると，そこでは損害賠償責任があるか否かが争点となり，もしある場合には金額として損害賠償の大きさが表されることとなる。また，裁判では過失の有無が問われるために，個人の責任を追求する傾向になるが，医療事故において再発防止の観点からは組織や体制の改善点が検証されるべきである。

　つまり，5つの願いを叶えるのに，裁判という制度は必ずしも適してはいない。実際に，医療事故裁判を経験した被害者のおよそ7割が裁判に納得していないという調査結果がある。また，医療事故に関係した医療関係者の多くも，自責の念に駆られており謝罪を表明したい，また再発防止に向けて取り組みたいという気持ちがあるものの，それを裁判という場において表明することは難しいのが現状である。

### 2 裁判外紛争処理（ADR）

　医療事故被害者の5つの願いを達成できるような試みとして，裁判外紛争処理（Alternative Dispute Resolution：ADR）の活用が提案されている。医療事故におけるADRには，裁判準拠型ADRと対話自律型ADRという2つの方法がある。

　裁判準拠型ADRは，裁判を含む法的手段による解決が望まれるが，患者・家族の経済的負担等を考えると難しいために，手続きを裁判よりも簡単にしたものであり，方法は裁判に準拠したものである。一方，対話自律型ADRは，当事者の望む解決方法を志向するものであり，例えば反省謝罪と再発防止方法を協議することも可能となる。このようなことを議論することは，裁判や裁判準拠型ADRでは一般的には難しく，5つの願いを考慮すると，医療事故における紛争の解決には対話自律型ADRがより望ましいと考えられる。対話自律型ADRにおいては，当事者間が限られた争点を議論するのではなく，自律的に対話をすることにより両者が納得する解決方法を見つけることを目指すものである。そして，その際に使われるメディエーション・スキル，ならびにそれ

▶1　医療事故を依頼した弁護士に関して，2000年に実施されたメディオ弁護士満足度調査（有効回答数69）によると，訴訟結果について65％がとても不満足，6％がやや不満と回答した。医療事故市民オンブズマン・メディオの会報（2001年2月号）に，調査結果が報告されている。

を実践するメディエーターが注目されている。

## 3 メディエーション

メディエーション（mediation）とは，問題に直面する人を支援するプロセスといえる。メディエーター（mediator）と呼ばれる第三者が，問題に直接対応するのではなく，直面する人を支援する。つまり，メディエーターが問題解決に直接的に関与するのではなく，当事者（医療関係者や患者・家族など）の問題解決に向けた行動を支援することが，メディエーションといえる。これはADRのみではなく，医療施設内にて自律的に患者等との紛争解決を試みる際にも有効と考えられる。

医療事故などの紛争が医療施設において発生した場合は，医療施設にある相談窓口に患者・家族から相談があることも多い。そのような場合において，メディエーターの役割を果たすのは医療施設内の職員となるが，この場合は純粋な第三者ではないことに留意する必要がある。医療施設内の職員が第三者として関与することを強調するのは，反って患者や家族の反感を買う可能性もある。医療施設における問題解決のためのメディエーションに求められているのは，第三者性そのものではなく，医療関係者あるいは患者・家族のどちらかの立場に偏らない不偏性が求められていると理解するべきである。医療施設内の職員という立場においては，患者に意識的に寄り添うことにより，ようやく不偏的であると患者・家族から認識されるかもしれない。そのように気をつけるべきことがある一方で，医療施設の職員がだからこそ，当事者が問題を解決できるよう現実的な支援を行うことができるという利点を，医療施設内のメディエーションでは活用するとよいであろう。

## 4 メディエーションのスキル

メディエーターは，紛争を理解し，当事者との間に信頼関係を構築し，問題解決へ導くよう当事者に気づきを促し，そのために対話を円滑に行うというスキルが求められる。紛争を理解するために，Issue（争点），Position（立場）そしてInterest（要求）に焦点を当て，紛争を理解し，解決への道筋を見つけ出すIPI分析が用いられることが多い。また，PositionやInterestは，気づきを促すことにより当事者が当初考えていたこととは変わることも多いので，それを促しつつ，当事者双方が同じInterestであることに気づくことが大切である。ただし，そのような気づきは対話から生まれるので，それを促進させるためには，メディエーターは当事者との間に信頼関係を構築することが求められる。そのためには，当事者の話しにじっくりと耳を傾ける行動が大切となり，そのスキルの一つが傾聴である。

（加藤　憲）

▶傾聴
相手の話すことを聴き，さらに相手の行為（しぐさなど）に注意を払うことにより，相手をありのまま受け入れて共感する。そのために，あいづち，相手の言ったことを繰り返すなどの技法を用いる。ただし，傾聴を小手先の技法として捉えると，当事者からそれを見抜かれて，不信感につながることもあるので，専門的トレーニングを受ける必要がある。

参考文献
加藤良夫・後藤克幸編『医療事故から学ぶ事故調査の意義と実践』中央法規出版，2005年。
和田仁孝・中西淑美『医療コンフリクト・マネジメント：メディエーションの理論と技法』有限会社シーニュ，2006年。

# さくいん

## あ行

IHN　171
ISO（国際標準化機構）　181, 194
　　——9001　194
　　——14001　194
　　——15189　194
IOM（米国医学研究所）の報告書　143
IPI分析　251
アクシデント　241
アメニティ　183
アルダーファー，C. P.　46
アントレプレナー　92
暗黙知　191
ERG理論　47
EBM（根拠に基づく医療）　151, 179
意思決定の垂直分業　7
いじめ　221
5つの競争要因　182
一般医（GP）　173, 197
『イノベーションのジレンマ』　12
医の倫理　64
医薬品，医療機器等の品質，有効性及び安全性の確保等に関する法律（旧称：薬事法）　218
医療安全管理者（ゼネラルリスクマネージャー）　247
医療安全推進担当者（リスクマネージャー）　247
医療安全ラウンド　231
医療介護総合確保推進法（医療及び介護の総合的な確保を推進するための関係法律の整備に関する法律）　30, 224, 248
医療勤務環境改善マネジメントシステム　198
医療勤務環境支援センター　199
医療計画　217
医療事故　240
医療事故情報収集等事業　249
医療事故調査・支援センター　242, 248
医療事故調査制度　248
医療事故調査等支援団体　248
医療提供体制　224
医療法　23, 24, 32, 218
医療保険　26
医療労務管理アドバイザー　198
インシデント　241
院内感染　235
院内暴力　165
インフォーマル・グループ　45
インフォームド・アセント　65
インフォームド・コンセント　16, 65, 167, 179, 205
ウェーバー，M.　4
内田・クレペリンテスト　128
ヴルーム，V. H.　50
AI（Appreciative Inquiry）　162
ADR　→裁判外紛争処理
ADL　→日常生活機能
『エクセレントカンパニー』　13
SL理論　116
NHS　173
NDNQI（全米規模看護質指標データベース）　148
エビデンス　143, 150, 205
M字構造　136
遠隔医療　186
エンドオブライフ（期）　28
エンパワーメント　122
オイル・ショック　223
往診　30
OECD（経済協力開発機構）　226
　　——8原則　226
OJT　79, 82, 130
オーダーエントリ　186
オハイオ州立大学の研究　115
Off-JT　79, 82

## か行

解雇　126, 220
外国人患者受け入れ医療機関認証制度（JMIP）　146
解雇権の濫用　220
介護認定基準　211
介護保険事業計画　31
外傷後ストレス障害（PTSD）　104
改善　13
ガイドライン　143, 153
回復期　28
外来医療　30
科学的管理法　44
駆け込み増床　217
過程理論　50
ガバナンス　180
　　——の逆機能　5
環境適合理論（コンティンジェンシー理論）　170
看護基礎教育　78
看護行政　32
看護業務規準　35
看護計画　188
看護系技官　33
看護師　24
看護実践能力　63
看護師等の人材確保の促進に関する法律　32, 217
　　——の倫理規定　60
看護者の倫理綱領　60
看護職員需給見通し　212
「看護職のワークライフバランス推進ガイドブック」　137
看護制度　32
看護組織　122
看護単位　20
看護婦　216
　　乙種——　216
　　甲種——　216
看護婦規則　216
看護部門　20
患者経験（PX）　196
患者満足度評価（PS）　196
患者要因　236
緩衝要因　100
感染症法（感染症の予防及び感染症の患者に対する医療に関する法律）　219
管理栄養士　24
管理会計　184
管理者　23
官僚制　4

さくいん

緩和ケア加算 59
機会主義 16
機械的組織 5
起業 28
危険感受性 245
期待理論 50
機能別組織 6
キャッシュ・フロー計算書 184
キャリア 68
キャリア・アンカー 70
キャリア・サバイバル 72
キャリア開発 74
キャリア機能 86
キャリアコーン 75
キャリアコンサルタント 71
キャリアデザイン 68, 72
キャリアパス 171
キャリアラダー 88
QOL（生活の質） 32, 176
QCサークル 192
急性期 28
業務独占（資格） 19, 36
勤務環境改善 137, 225
勤務環境チェックリスト 199
クライシスマネジメント 247
グリーフケア 93
クリニカル・インディケータ 150, 203
クリニカルパス 179, 188, 204
クリニカルラダー 35, 88
クロスSWOT分析 189
ケアマネジャー 210
経営戦略 170
経営組織 170
経営分析 185
継続教育 78
傾聴 251
契約自由の原則 222
KJ法 189
KY活動 231
KYT（危険・予知・トレーニング） 245
欠陥ベースの変革 163
健康保険法 30
現任教育 78, 79
権利
　ひとりにしておかれる―― 226
　忘れられる―― 226

コア・コンピタンス 90
後期高齢者 170
後期高齢者医療制度 172
公衆衛生 24
厚生年金 223
厚生労働技官 33
厚生労働省ガイドライン 227
厚生労働大臣 26
構造 144
行動規範 60
高年齢者雇用安定法 139
公平原理 132
公平理論 50
高齢者保健福祉推進十か年戦略（ゴールドプラン） 217
コーチング 86, 135
コーピング 96-99
国際看護師協会 34
国際助産師連盟 34
国際標準化機構 →ISO
国民皆保険制度 172
個人情報取扱事業者 227
個人情報保護 226
国家資格 22
個別的紛争 221
コ・メディカル 56
雇用形態 138
雇用契約 222
コンパッション 107
コンピテンシー 90, 131
コンピテンシー・ラーニング 91

さ行

サーチ・インサイド・ユアセルフ 107
サーバントリーダーシップ 119
サービス 143
　――を受ける側の満足（CS） 142
サービス経済化 18
最高経営責任者 4
在宅医療 30
在宅看護 210
裁判外紛争処理（ADR） 250
財務会計 184
作業療法士 24
3C分析 182
360度多面評価 131
三六協定 221, 222
CRM 245

GHQ（連合国軍総司令部） 20, 62, 216
GP →一般医
シェアド・リーダーシップ 120
JMIP →外国人患者受け入れ医療機関認証制度
JCI 147
JCAHO 146
JPCAT 197
ジェネラリスト 58
歯科医師 24
歯科衛生士 24
時季変更権 221
事業部制組織 10
事業部制組織 7
自己情報コントロール権 226
システマティック・レビュー 153
施設基準 36
指導管理料 30
社会的資本 180
社会的責任（SR） 67, 195
社会福祉士 24
自由資本主義 222
重症度，医療・看護必要度 175
終身雇用制 17, 221
集団（group） 2
集団思考 238
集団的労使関係 221
ジュネーブ宣言 64
守秘義務 216
受療率 38
准看護婦（師） 216
少子高齢化 38
使用者 220, 221
昇進，昇格 128
情報の非対称性 171
賞与 133
処遇制度 135
職業性ストレス簡易調査票 94
職能資格制度 91, 130
職能団体 34
職能別組織 22
職能要件書 131
職場環境 221
職場のメンタルヘルス対策 95
職場復帰支援 109
職務遂行能力 133, 134
職務設計 52

253

職務特性プロフィール 73
職務特性理論 52
職務満足 48
助産師 24
諸手当 133
ジョブ・クラフティング 53
自律性 66, 103
人口構造 38
人材アセスメント 128
人事考課制度 130
真正性・見読性・保存性 187
新卒定期採用 221
診断群分類 →DPC
人的資源 38
信頼（性） 120, 196
心理学的ストレスモデル 96
心理社会的機能 86
心理的デブリーフィング 105
診療ガイドライン 150, 152
診療放射線技師 24
診療報酬制度 25, 171
診療報酬明細書（レセプト） 174
SWOT分析 188
スキル 58
スタッフ機能 20
スタッフ部門 6
スタンダードプリコーション 235
ステークホルダー（利害関係者） 73, 180
ストレス 94
　惨事—— 104
　情動的な——反応 96
ストレスチェック 94, 95, 137
ストレスマネジメント 97, 99
スペシャリスト 58
成長・発達段階 236
セカンドオピニオン 16, 167
セクト主義 7
積極的関与（貢献力） 124
絶対評価 131
設置主体 23
説明責任 57
ゼネラルリスクマネージャー →医療安全管理者
専門看護師 59, 80, 188
専門職 22, 56, 60
専門職連携教育（IPE） 159
専門職連携実践（IPW） 158

総合看護 34
相対評価 131
ソーシャルサポート 100, 101
組織（organization） 2
組織化 20, 61, 66
組織デザイン 3
組織文化 12
卒後教育 78, 79
損益計算書 184

た行

退院支援 31
第三号被保険者 223
第三者評価事業 146
貸借対照表 184
対処ストラテジー 98
対処モード 98
ダイバーシティ 138
多職種連携 156
妥当性 196
団塊の世代 38
男性看護師委員会 139
地域医療構想 31, 225
地域医療支援病院 218
地域医療連携推進法人 171
地域包括ケアシステム 30, 38, 171, 186, 208, 224
地域保健法 32
地域連携クリニカルパス 160, 205
チーム医療 24, 36, 157
Team STEPPS® 245
チームビルディング 154
地方公共団体 33
中央社会保険医療協議会（中医協） 174
DRG 148, 178
DRG／PPS 148
TQC（活動） 192
DPC（診断群分類） 178
DPC／PDPS制度 204
定年 221
テイラー，F. W. 44
DiNQL（ディンクル：労働と看護のデータベース） 34, 149
テクニカルスキル 244
電子カルテ 186
To Err is Human 240
動機づけ—衛生理論 49
同調 238

独自の批評的思考 124
特定機能病院 218
特定行為 225
　——に係る看護師の研修修了生 81
特定認証制度 217
特定非営利活動法人 28
ドナベディアン・モデル 144
トラウマ症状 104
ドラッカー，P. F. 134
取引コスト 17
ドレイファスモデル 88

な行

ナースセンター 109
内容理論 46
7対1入院基本料 175
二次医療圏 206
2次的評価 96
2025年問題 170
日常生活機能（ADL） 177
ニッパチ闘争 217
日本医師会 34
日本医療機能評価機構 146
日本看護協会 34, 38
日本助産師会 34
日本精神科看護協会 34
日本薬剤師会 34
入院 30
入院基本料7対1加算 206
ニュルンベルク綱領 65
人間関係論 45
認知的評価 96
認定看護管理者 81
認定看護師 59, 80
年功序列 221
年次有給休暇 221
ノンテクニカルスキル 244

は行

ハーズバーグ，F. 48
バーンアウト 54, 102
配置基準 25
ハザード 230, 232, 236
ハザード知覚 232
パターナリズム 166
「はたさぽ ナースの働くサポートブック」 137
働く人の満足（ES） 142
ハラスメント 221
　セクシャル—— 239

254

さくいん

パワー　239
パラメディカル　56
バランス・スコアカード（BSC）　190
ハンセン病　219
PS　→患者満足度評価
BSC　→バランス・スコアカード
PX　→患者経験
PM理論　114
PTSD　→外傷後ストレス障害
PDCAサイクル　191
PDPS（1日当たりの包括払い制度）　178
非正規職員　126
ヒポクラテスの誓い　64
ヒヤリ・ハット　241
ヒューマンエラー　240, 244
ヒューマンサービス　18
ヒューマンサービス職　102
病院会計準則　185
病院管理者　199
病院機能評価　181, 192
病院組織　22
病床機能報告制度　206, 225
病棟機能の再編　177
平等原理　132
品質／質　142
フィードバック　243
フィードラーの状況モデル　117
フィッシュ（FISH）　164
フォロワーシップ　124
不確実性　10
福祉　28
復職支援　109
プライマリ・ケア　196
ブラック企業　223
ブランド（プロダクト）マネージャー　11
プリセプターシップ　84
プリンシパル・エージェント理論　172
ブレインストーミング法　189
プロフェッション　18, 66
ベナーの看護論　88
ヘルシンキ宣言　65
変革的リーダーシップ　118
ベンチマーク　149
包括医療　24
訪問看護　30

訪問看護ステーション　28
訪問診療　30
ホーソン研究　45
保健医療2035　39
保健医療機関　26
保険医療機関及び保険医療養担当規則　26
保健医療福祉マンパワー対策本部　217
保険外併用療養制度　27
保険給付　26
保健師　24
保健師助産師看護師学校養成所指定規則　62
保健師助産師看護師法　24, 32, 216
保険診療　26
保健婦助産婦看護婦法　216
ポジティブ・リーダー　163
ホランドの職業選択理論　74

## ま行

マーケティングの4P　183
マインドフルネス　106
マクドナルド化　11
マズロー，A. H.　46
マネジメント　113
慢性期　28
慢性疾患　160
慢性的なストレス反応　96
見える化　190
ミシガン大学の研究　115
ミッション　2
看取りケア　93
名称独占資格　19
メイヨー，E.　44
メディエーション　251
メディエーター　251
メディカル・オーディット　181
メンターシップ　84, 86
目標管理　134
目標設定理論　50
モチベーション　3, 44, 130
モデル・コア・カリキュラム　63
モラール　44

## や・ら・わ行

「夜勤・交代制勤務に関するガイドライン」　137
薬剤師　24
薬剤有害事象　234
役割葛藤　102, 103
有害事象　234, 241
有機的組織　5
ライン（部門）　6, 20
リアリティショック　127
リーダーシップ　112
利害関係者　→ステークホルダー
理学療法士　24
リスク知覚　232
リスクテイキング　235
リスクマネージャー　→医療安全推進担当者
リスクマネジメント　230, 246
リスクレベル　231
リスボン宣言　64
利他精神　165
リテンション・マネジメント　108
リハビリテーション　24
リフレクション　203
療養型病床群　218
療養生活支援　31
臨床検査技師　24
臨床工学技士　24
臨床倫理委員会　67
倫理　64
倫理原則　65
倫理綱領　35
倫理コンサルテーション　67
レスパイトケア　93
レセプト　→診療報酬明細書
レディネス　116
連合国軍総司令部　→GHQ
連絡会　11
労使関係　222
労働基準法　126, 132, 220
労働契約　126, 221
労働契約法　221
労働者保護　220
ワーカホリズム　55
ワークエンゲージメント　54
ワークシェアリング　136
ワークライフバランス　127, 136
YGテスト　128

**執筆者紹介** (氏名／よみがな／執筆担当／現職／主著／看護組織論を学ぶ読者へのメッセージ)　　＊50音順

**久保真人**（くぼ　まこと）**編者**　Ⅰ章，ⅩⅣ章-5，
　　　　　　　　　　　　　　　　　コラム1，2
同志社大学政策学部・総合政策科学研究科教授
『バーンアウトの心理学』（サイエンス社）
『感情マネジメントと癒しの心理学』（朝倉書店）
ヒトは組織を作る動物だといわれています。誰もが組織に所属し，組織の制約を受けるとともに，組織を通じて成長します。本書を通じて，身のまわりの様々な組織を評価する視点を養ってほしいと考えています。

**米本倉基**（よねもと　くらもと）**編者**　Ⅷ章-1～5，Ⅺ章，
　　　　　　　　　　　　　　　　　　　　コラム5，6
藤田保健衛生大学医療科学部教授
『人的資源管理』（日本医療企画）
『看護管理者の教科書』（共著，日総研）
病院で働くスタッフの6割が看護職です。すなわち，病院経営の成功の鍵は看護組織が握っています。ぜひ本書で，成功の扉を開けてみてはいかがでしょうか。

**勝山貴美子**（かつやま　きみこ）**編者**　Ⅳ章，Ⅸ章，
　　　　　　　　　　　　　　　　　　　　コラム3
横浜市立大学医学部教授
"Computer Analysis System of the Physician-Patient Consultation Process", joint paper, *International Journal of Health Care Quality Assurance*, 23(4)
看護を組織で提供するということは，一人で看護を提供するよりももっと大きな力を発揮します。本書で看護の組織の考え方，効果的に動かすコツを学んでください。

**志田京子**（しだ　きょうこ）**編者**　Ⅴ章，Ⅻ章，
　　　　　　　　　　　　　　　　　コラム4，7
大阪府立大学大学院看護学研究科教授
『マンガでわかる！看護聞き言葉使い方辞典』（編著，エクスナレッジ）
『Caring for People』（共著，センゲージラーニング）
看護の現場（ダンスフロア）をバルコニーから眺めてみる――本書はナースが俯瞰的に物事を見たり判断したりするためのエッセンスを精選，整理しました。

**大竹恵子**（おおたけ　けいこ）　Ⅲ章
同志社大学大学院総合政策科学研究科博士後期課程
「介護労働者の早期離職に関わる要因」『同志社政策科学研究』15(1)
「介護福祉士の介護分野での就業に関する現状と課題」『同志社政策科学研究』18(1)
理論は，実際の物事を理解するための便利な道具の1つです。ぜひ理論を味方にして，働く皆さんや患者さんにとって快適な看護組織作りに，本書をご活用ください。

**笠原康代**（かさはら　やすよ）　ⅩⅣ章-1～4，ⅩⅤ章-2，3
昭和大学保健医療学部講師
『医療安全管理辞典』（分担執筆，朝倉書院）
「看護師の内服与薬業務における誤薬発生要因の検討」（共著）『人間工学』49(2)
看護の組織について理解するための基礎的視点がここに網羅されています。本書を通じて理解を深め，より良い組織づくりにご活用いただければ幸いです。

**加藤　憲**（かとう　けん）　ⅩⅤ章-1，4～6
藤田保健衛生大学研究支援推進センター講師
"Factors relating to doctors' desire to change hospitals in Japan." joint paper, *International Journal of Health Care Quality Assurance*, 25(1)
『プライマリ・ケア看護学　基礎編』（共著，南山堂）
看護師も患者も何らかの組織に属しています。それゆえに，組織について考えることは，看護の提供において重要なことではないでしょうか。

**田中幸子**（たなか　さちこ）　Ⅷ章-6，7，ⅩⅢ章
東京慈恵会医科大学医学部教授
「占領期における労働政策と医療・看護労働運動」『神奈川法学会』48(1)
『日本の看護のあゆみ』（共著，日本看護協会出版会）
看護組織論の重要な事柄1つ1つを簡潔にまとめてありますので，看護管理を学ぶ方には身近な1冊になると思います。ちょっとわからないことが出てきたら，この本を広げて確認しながら学習を深めていただきたいと思います。

**中川裕美**（なかがわ　ひろみ）　Ⅵ章
神戸学院大学人文学部講師
『働く人たちのメンタルヘルス対策と実務』（共著，ナカニシヤ出版）
看護組織について学ぶうえで，患者や組織のメンバーと関わる際の自己理解や，職場のメンタルヘルス対策のあり方にも関心を持つきっかけになれば幸いです。

**西村千年**（にしむら　ちとせ）　Ⅹ章
森ノ宮医療大学保健医療学部准教授
「イギリスのコミュニティケアと我が国の在宅ケア」『森ノ宮医療大学紀要』2014.7.8号
「在宅ケアにおける介護支援専門員の現状と課題」『森ノ宮医療大学紀要』2014.7.8号
看護という集団を活かすには，初心者の段階からマネジメントを意識することだと思います。常に個と全体を見る能力を養って下さい。

## 執筆者紹介 （氏名／よみがな／執筆担当／現職／主著／看護組織論を学ぶ読者へのメッセージ） ＊50音順

**任　和子**（にん　かずこ）Ⅱ章
京都大学大学院医学研究科教授
『病棟マネジメントに役立つ！みんなの看護管理』（南江堂）
『証拠と事故防止からみた基礎・診療看護技術』（編著，医学書院）
看護は人と人との関係性によって成立します。その関係性が生まれる一瞬に大きな価値があり，その一瞬を創りだすために，組織立った活動が求められます。

**撫養真紀子**（むや　まきこ）Ⅶ章
兵庫県立大学看護学部教授
「一般病院に勤務する看護師の職務満足を構成する概念」（共著）『日本看護管理学会誌』15(1)
"Development of a scale measuring the job satisfaction of Japanese hospital nurses," joint paper, *Japan Journal of Nursing Science*, 11, 2014
本書では，組織の仕組みから組織における重要な課題や問題への改善策を提供してくれます。是非，ご活用いただき組織の面白さを実感してみてください。

---

やわらかアカデミズム・〈わかる〉シリーズ
**よくわかる看護組織論**

2017年5月10日　初版第1刷発行　　　〈検印省略〉

定価はカバーに表示しています

編著者　久保　真人
　　　　米本　倉基
　　　　勝山　貴美子
　　　　志田　京子
発行者　杉田　啓三
印刷者　藤森　英夫

発行所　株式会社　ミネルヴァ書房
607-8494　京都市山科区日ノ岡堤谷町1
電話代表（075）581-5191
振替口座　01020-0-8076

©久保・米本・勝山・志田ほか，2017　亜細亜印刷・新生製本

ISBN978-4-623-07892-9
Printed in Japan

## やわらかアカデミズム・〈わかる〉シリーズ

### 教育・保育

**よくわかる学びの技法**
田中共子編　本体　2200円

**よくわかる教育評価**
田中耕治編　本体　2500円

**よくわかる授業論**
田中耕治編　本体　2600円

**よくわかる教育課程**
田中耕治編　本体　2600円

**よくわかる生徒指導・キャリア教育**
小泉令三編著　本体　2400円

**よくわかる教育相談**
春日井敏之・伊藤美奈子編　本体　2400円

**よくわかる教育原理**
汐見稔幸ほか編著　本体　2800円

**よくわかる教育学原論**
安彦忠彦・児島邦宏・藤井千春・田中博之編著　本体　2600円

**よくわかる障害児教育**
石部元雄・上田征三・高橋　実・柳本雄次編　本体　2400円

**よくわかる障害児保育**
尾崎康子・小林　真・水内豊和・阿部美穂子編　本体　2500円

**よくわかる肢体不自由教育**
安藤隆男・藤田継道編著　本体　2500円

**よくわかる保育原理**
子どもと保育総合研究所　森上史朗・大豆生田啓友編　本体2200円

**よくわかる家庭支援論**
橋本真紀・山縣文治編　本体　2400円

**よくわかる子育て支援・家庭支援論**
大豆生田啓友・太田光洋・森上史朗編　本体　2400円

**よくわかる社会的養護**
山縣文治・林　浩康編　本体　2500円

**よくわかる社会的養護内容**
小木曽宏・宮本秀樹・鈴木崇之編　本体　2400円

**よくわかる小児栄養**
大谷貴美子編　本体　2400円

**よくわかる子どもの保健**
竹内義博・大矢紀昭編　本体　2600円

**よくわかる発達障害**
小野次朗・上野一彦・藤田継道編　本体　2200円

### 福祉

**よくわかる社会保障**
坂口正之・岡田忠克編　本体　2500円

**よくわかる社会福祉**
山縣文治・岡田忠克編　本体　2500円

**よくわかる子ども家庭福祉**
山縣文治編　本体　2400円

**よくわかる地域福祉**
上野谷加代子・松端克文・山縣文治編　本体　2200円

**よくわかる家族福祉**
畠中宗一編　本体　2200円

**よくわかるスクールソーシャルワーク**
山野則子・野田正人・半羽利美佳編著　本体　2500円

**よくわかるファミリーソーシャルワーク**
喜多祐荘・小林　理編著　本体　2500円

**よくわかる高齢者福祉**
直井道子・中野いく子編　本体　2500円

**よくわかる障害者福祉**
小澤　温編　本体　2200円

**よくわかる精神保健福祉**
藤本　豊・花澤佳代編　本体　2400円

**よくわかる医療福祉**
小西加保留・田中千枝子編　本体　2500円

**よくわかる司法福祉**
村尾泰弘・廣井亮一編　本体　2500円

**よくわかるリハビリテーション**
江藤文夫編　本体　2500円

### 論文

**よくわかる卒論の書き方**
白井利明・高橋一郎著　本体　2500円

### 心理

**よくわかる心理学**
無藤　隆・森　敏昭・池上知子・福丸由佳編　本体　3000円

**よくわかる心理統計**
山田剛史・村井潤一郎著　本体　2800円

**よくわかる保育心理学**
鯨岡　峻・鯨岡和子著　本体　2400円

**よくわかる臨床心理学　改訂新版**
下山晴彦編　本体　3000円

**よくわかる心理臨床**
皆藤　章編　本体　2200円

**よくわかる臨床発達心理学**
麻生　武・浜田寿美男編　本体　2800円

**よくわかるコミュニティ心理学**
植村勝彦・高畠克子・箕口雅博・原　裕視・久田　満編　本体　2500円

**よくわかる発達心理学**
無藤　隆・岡本祐子・大坪治彦編　本体　2500円

**よくわかる乳幼児心理学**
内田伸子編　本体　2400円

**よくわかる青年心理学**
白井利明編　本体　2500円

**よくわかる高齢者心理学**
佐藤眞一・権藤恭之編著　本体　2500円

**よくわかる教育心理学**
中澤　潤編　本体　2500円

**よくわかる学校教育心理学**
森　敏昭・青木多寿子・淵上克義編　本体　2600円

**よくわかる社会心理学**
山田一成・北村英哉・結城雅樹編著　本体　2500円

**よくわかる家族心理学**
柏木惠子編著　本体　2600円

**よくわかる言語発達**
岩立志津夫・小椋たみ子編　本体　2400円

**よくわかる認知発達とその支援**
子安増生編　本体　2400円

**よくわかる産業・組織心理学**
山口裕幸・金井篤子編　本体　2600円

**よくわかるスポーツ心理学**
中込四郎・伊藤豊彦・山本裕二編著　本体　2400円

### 統計

**よくわかる統計学　Ⅰ　基礎編　第2版**
金子治平・上藤一郎編　本体　2600円

**よくわかる統計学　Ⅱ　経済統計編　第2版**
御園謙吉・良永康平編　本体　2600円

—— ミネルヴァ書房 ——